改訂版

やるべきことがすぐわかる
今日から役立つ
保育園の保健のしごと

保育園における保健の仕事とは

堺眞由美
杉並区　元上水保育園

　保育園に勤務する私たち看護職（看護師・保健師）の仕事として、園児の健康管理・安全管理はとても重要です。子どもたちが安全に、かつ健康に毎日を楽しく過ごせる環境を提供していくことが第一です。私たちはまだ予防接種を受けられない産休明けの赤ちゃんや、抵抗力のない子どもたちを感染症から守る環境づくり、毎日の園児の健康状態や発育・発達の把握などをもとに、日々の保育を行う必要があります。また病気やけがの対応、園児への健康教育、健康の保持・増進への対応・情報の提供に加えて、安全対策としてＳＩＤＳ予防対策、園内外の環境整備、衛生管理、事故防止対策、安全教育、災害時対策も必要になります。

　健康状態の把握には、毎日の健康観察とともに、保育園で行う各種の健康診断・検査から情報を得、これらを記録・管理して指導に活用します。統計を取り、分析をして次年度の年間保健計画に役立てます。

　また保育園には、健康な子どもたちとともに、障がいを持った子どもや慢性疾患を持つ子どもも通っています。ときには突然アレルギー症状を起こす場合もあり、医療機関・療育機関・発達センター・保健センターとの連携が必要不可欠になります。特に嘱託医（本書では以降「園医」を用います）との連携はとても重要です。内科健診、園児の発育発達・病気に関しての報告や相談、職員の健康相談等、なんでも相談できる関係をつくっていくことが大切です。

　保護者との連携も大切です。病気やアレルギー等で個別の配慮を要する場合は、保護者と関係職員と面談して確認します。必要時は保護者を通して主治医と連携をとることもあります。園児の健康の保持・増進のために、保健だより等を通して保護者に協力のお願いや、病気・保健に関する情報の提供にも努めていきます。また、保護者からの相談にも対応します。

　保健に関する正しい知識や情報と対応策を全職員が共有し実行できるように、職員会議等を利用しての報告・確認や、新採用の職員オリエンテーション時にも伝えていきます。

　保育園は地域の中にあり地域とともに育ってきたともいえます。子どもたちが育つ環境は大きく変わり、かつての大家族から核家族での生育が中心になりました。家庭で子育てをしている保護者を支援すること、地域の子育て支援活動拠点であることも保育園の重要な役割となっています。体験保育や園庭開放など様々なプログラムを企

画して、子育てが孤立しないよう援助していきます。また育児講座や子育て相談を定期的に開き、情報提供や悩みごとの相談を受け入れます。
　最近は仕事を休めない保護者支援として、病児・病後児保育を行う医療機関・保育園や、就労援助として夜間、長時間保育をする保育園が増えてきました。このような子育て支援に対して、保健面での対応や援助、指導、健康教育等にも看護職としての役割があります。

　職員みんなが精神、身体ともに健康でなければよい保育は出来ません。園児に限らず、保育園に勤める職員一人一人の健康管理も大切な仕事です。ときには保育士からストレス等精神面での相談をされることもあります。また園児への感染源にならないよう職員への指導も必要です。

　保健室の設置がない保育園も多いでしょうが、保健室の有無に関わらず、けが等に備えての救急用の必要物品の準備や管理、安静や感染予防のための隔離保育の工夫やそれに代わる環境を整備しておきます。災害時用の必要物品も用意しておくと安心です。

　私立保育園の私たち看護職は、自園の各種マニュアル作りにも関わります。
　感染症マニュアルは必須ですが、感染症マニュアルだけでなく、保健と健康管理全般の保健衛生マニュアルも作成しておくと便利です。そうしたマニュアル作成にあたって、積極的に研修会や講演会に参加して、知識の収集に努めたり、必要に応じて管轄の自治体の保育課に相談したりするとよいでしょう。
　また、保健に関する年間計画を作成し、保育園全体ですすめていきます。

　いろいろな役割をあげましたが、私立保育園の規模や園の方針により、看護職のあり方も画一的ではありません。厚生労働省告示の保育所保育指針（2009年4月施行）第5章「健康及び安全」の中で、疾病等への対応として初めて「看護師等が配置されている場合には、その専門性を生かした対応を図ること」と記載され、また、厚生労働省発行の2012年改訂版「保育所における感染症対策ガイドライン」にも「看護師等の役割と責務」が明記されました。
　私立保育園看護職が集まる東社協保育士会保健部会（現：東京保育士会保健部会）の中で、なかなか保健業務の時間が取れないという悩みも多く出されます。そうした中でも看護職一人一人が子どもたちのために一番良い方法を考え、対応しようと努力しています。
　保育士と一緒に保育もしながら、専門的な視点からの観察を重視するのが看護職の役割です。ときに適切な判断と行動力が必要となる責任の重い仕事ですが、園児や保護者、職員に「保育園に看護職がいて良かった」という安心感を与えられることも、私たちが出来ることのひとつではないでしょうか。

目次

保育園における保健の仕事とは ……………………………………………… 2

本書について ………………………………………………………………… 20

第1期（4月〜6月） …………………………………………… 21

4月／健康管理　園児の健康状態の把握 …………………………… 22

① 日々の健康観察
② 新入園児健康診断からの情報
　● 子どもの症状を見るポイント
　● 入園児健康調査表
③ 園児の予防接種歴、既往歴の把握
④ 個人の健康記録表の作成と管理
⑤ 情緒の安定、環境の変化に対する配慮
⑥ 0歳児の発達の把握

4月／健康管理　園外保育　散歩時の事故とその対応 ………… 30

① 散歩時に起こりやすい事故
② 散歩用に備えておく救急用品
③ 事故発生時の対応

4月／健康管理　けが・事故の緊急時の対応 ……………………… 31

① 救急箱、救急バッグの準備
② 保育中のけが等で医療機関を受診する場合
③ 救急車の呼び方

④ 受診後の処理
- ●〈書式例〉事故報告書
- ● 教育・保育施設等　事故報告様式

4月／健康管理　身体計測 ……………………………………………… 38
① 計測の方法
② 評価
③ 低身長について

4月／保護者対応　0歳児保護者会 ……………………………………… 41
① 感染症と予防接種
② 集団保育による生活と感染症
③ 病気のとき
④ 薄着のすすめ
⑤ 健康観察を大切に
⑥ 乳幼児の事故
⑦ 丈夫で健康に育つために
⑧ 生活リズムを大切に
⑨ 保育園での薬について

4月／職員指導　食事の事故予防 ………………………………………… 46
① 食事前の予防対策
② 食事中の予防対策
③ 食事介助者の留意点

4月／職員指導　乳幼児突然死症候群（SIDS） ……………………… 47
① 乳幼児突然死症候群（SIDS）とは
② 睡眠中の配慮
③ 睡眠時の観察

4月／職員指導　職員健康診断 ……… 51

① 雇入時の健康診断（労働安全衛生規則第43条）
② 定期健康診断（労働安全衛生規則第44条）
③ パート・アルバイト職員に対する健康診断
④ 結核健康診断
⑤ 給食従事者の検便（労働安全衛生規則第47条）
⑥ その他の健康診断
⑦ 健康診断の事後処置
⑧ 衛生管理者と安全衛生推進者について
⑨ プライバシーの保護
⑩ ストレスチェック制度
⑪ その他

4月／職員指導　腸内細菌検査 ……… 56

① 検査項目
② 陽性となった場合

4月／職員指導　食物アレルギーの対応 ……… 57

① 原因物質
② 食物アレルギーの症状
③ 食物アレルギー児の対応
④ アナフィラキシーとは
　●食物アレルギーの症状
　●保育所におけるアレルギー疾患生活管理指導表
⑤ アナフィラキシーショックとは
⑥ 食物アレルギー緊急時の対応
⑦ 食物アレルギー緊急時対応マニュアル
　●緊急時個別対応表

4月／職員指導　けいれんの対応 …… 73
① 家族の既往歴と発症率
② 応急処置
③ 発作時の観察の要点
④ 発作中にしてはいけないこと
⑤ 熱性けいれんの既往がある場合
⑥ 救急車要請が必要なとき

4月／職員指導　保育園の環境衛生管理 …… 76
① 消毒に使用する薬品
② 温度・湿度の管理
③ 環境衛生管理の方法

5月／健康管理　定期健康診断（内科） …… 79
① 定期健康診断の実施
② 事後処理

5月／健康教育　手洗い …… 80
① 園児の手洗い
② 年齢や発達に合わせた手洗い方法

5月／健康教育　鼻のかみ方（基本編） …… 83
① 指導内容
② 注意する点
③ 指導上の工夫

5月／健康教育 トイレの使い方 ……………………………………………………… 84

① 2歳児クラス後半
② 3歳児クラス
③ 4歳児クラス
④ 5歳児クラス

6月／健康管理 プール前の耳鼻科健康診断・眼科健康診断 … 86

① 耳鼻科健診
② 眼科健診

6月／健康管理 歯科健康診断 ……………………………………………………………… 88

① 事前の準備
② 健診時
③ 健診終了後

6月／健康管理 食中毒 ……………………………………………………………………………… 90

① 食中毒の予防対策
② 健康管理を大切に
③ 食中毒発生時

6月／健康教育 むし歯予防 ……………………………………………………………………… 92

① 乳歯の特徴
② 歯みがき指導（対象3〜5歳児クラス）

6月／健康管理 うがい ……………………………………………………………………………… 94

① うがいの種類と効果
② うがいの指導
③ うがいの方法

第2期(7月〜9月) ... 95

7月/健康管理　夏のスキンケア ... 96
① 乳幼児の皮膚
② 汗をかいたら
③ 皮膚が乾燥している場合
④ 0歳児の沐浴

7月/健康管理　園外保育・お泊り保育 ... 99
① 事前準備
② 持参する救急バッグの内容
③ 当日
④ 終了時

7月/健康教育　熱中症 ... 101
① からだから水がなくなると
② どうしたらいいかな？

7月/健康教育　プールのお約束 ... 102

7月/職員指導　プール・水あそび ... 104
① 事前準備
② お知らせ
③ プールあそびでの病気・けがの予防
④ プール・水遊びの事故防止
⑤ 事故発生時の対応

7月／職員指導　プールの水質・衛生管理　……………… 106
① プール使用の条件
② 水質の管理（小型プール使用時）
③ ＤＰＤ法による遊離残留塩素濃度の測定法
④ プール日誌
⑤ 注意する点
⑥ 子どもの健康管理

7月／職員指導　夏の過ごし方　……………… 111
① 熱中症予防
② 紫外線
③ 夏の室内環境

7月／職員指導　夏に気をつけたい皮膚疾患　……………… 115
① 虫刺され
② とびひ（伝染性膿痂疹）
③ 水いぼ（伝染性軟属腫）

9月／健康管理　頭ジラミの対応　……………… 118
① 頭ジラミとは
② 日常的に伝える
③ 発見したら
④ 保育園では
　●ほけんだより　アタマジラミってなんだろう？

9月／健康管理　気管支喘息　……………… 122
① 喘息とは
② 乳幼児の気管支喘息の特徴

③ 喘息の発作の観察ポイント
④ 喘息発作が起きたとき
⑤ 喘息発作の予防

9月／健康教育 生活リズム 126

9月／健康教育 今日のうんちはどんなうんち？ 128

9月／保護者対応 保健だより 130
① 作成ポイント
② 保健だよりの月別テーマの例

9月／職員指導 救急救命・救命講習 139
① 救命講習
② 救命処置の流れ
③ 気道異物除去
④ ＡＥＤによる除細動

9月／職員指導 防災・災害時対応 143
① 防災対策
② 災害発生時
③ 子どもがパニックにならないために

9月／職員指導 不審者対応 145
① 防犯対策
② 不審者侵入時の対応

第3期（10月〜12月） ... 147

10月／健康管理　薬の管理 ... 148
① 薬を預かるときの注意事項
② 与薬をするにあたっての注意事項
③ 薬の保管
- 連絡票

10月／健康管理　園外保育・運動会 ... 151

10月／健康管理　視力測定 ... 152
① 視力の発達
② 準備
③ 測定方法
④ 眼科への受診を勧める場合
⑤ 配慮する点

10月／健康教育　目の大切さ ... 155

10月／保護者対応　足の成長と靴 ... 156
① 足の成長
② 子どもの歩行
③ 足の成長・発達のために
④ 足に適した靴

11月／健康管理　飼育動物の衛生管理 ... 159
① 飼育動物の健康管理
② 飼育動物と人との間の感染症の予防
③ 飼育動物が死んでしまったら

11月／健康管理 砂場の衛生管理 ……………………………………… 161

11月／健康教育 かぜ予防 …………………………………………………… 162
　① かぜをひくしくみ〜なぜ、かぜをひくのかな？〜
　② 手洗いの大切さ
　③ かぜに負けない体力づくりをしよう
　④ 咳エチケットって、知っていますか？

11月／保護者対応 秋・冬のスキンケア ……………………………… 166
　① 冬の皮膚
　② 子どもの皮膚とバリア機能
　③ 日頃のケア
　④ 皮膚の状態が悪いときは
　⑤ 保護者に対して

11月／職員指導 感染性胃腸炎 …………………………………………… 168
　① 嘔吐時の処理方法
　② 下痢便時のおむつ交換
　③ おもちゃが汚染されたら
　④ 食事中に嘔吐したら
　⑤ 職員が注意すること
　⑥ 保護者に対して
　⑦ 下痢便等でおしりがかぶれたら

12月／職員指導 インフルエンザ ……………………………………… 171
　① 職員への指導
　② 保護者対応について
　③ 保護者から電話連絡があったときの聞き取りのポイント

第4期（1月〜3月） ……………………………………… 173

1月／健康管理　冬期の保育室内の加湿 ……………………… 174
① 冬期の保育室内の湿度管理
② 湿度を60％程度にするための工夫

1月／健康教育　鼻のかみ方（年齢別目標） ………………… 175
① 年齢別の目標
② 方法
　● 鼻のかみ方

2月／保護者対応　冬の事故 ……………………………………… 178
① 豆まき時の誤嚥
② やけど

2月／健康教育　就学にむけて①　けがの対応 ……………… 180

2月／健康教育　就学にむけて②　小学1年生の生活リズム ……… 181

2月／健康教育　就学にむけて③　和式トイレの使い方 ……… 182
① 教えかた

3月／健康管理　就学にむけて④　小学校との連携 ………… 183
① 子どもの様子の把握と支援
② 看護職として

| 3月／健康管理 | 新入園児を迎える準備 | 185

① 新入園児の健康診査
② 新入園児の面接
③ 新入園児説明会
④ 職員間の情報共有

| 3月／健康管理 | 一年の総括 | 187

- 保健総括
- 年間保健計画（例）
- 年間安全計画（例）

| 3月／健康教育 | 耳の話 | 202

| 3月／健康教育 | からだの部位のなまえやはたらき | 203

① からだの部位のなまえ
② からだのしくみやはたらき

| 3月／健康教育 | 脳について | 204

① 脳の発達と構造
② 生活習慣と脳の発育
③ がまんができる脳へ
④ 五感クイズあたま～頭はどうして大事なの？～

| 3月／健康教育 | 幼児への性教育 | 209

① プライベート・ゾーン
② 自尊心を育てる

| 3月／職員教育 | 血液の取り扱い | 212

① 血液とは
② 気をつけなければいけない理由

③ 血液媒介感染症「B型肝炎」について
④ 保育園で気をつけなければいけないこと

3月／職員教育 応急処置 ……………………………………………… 215

3月／職員教育 創傷処置の方法 …………………………………… 217
① 処置方法
② 被覆材
③ 処置方法の注意点

3月／職員教育 冷凍母乳 ……………………………………………… 219
① 母乳の取り扱い
② 解凍と加温の方法
③ 飲ませるときの注意点
④ 冷凍母乳持参中の母親に
⑤ 冷凍母乳で使用した哺乳瓶の取り扱い
⑥ 育児支援
　　●冷凍母乳をご希望のお母様へ

3月／職員教育 調乳の方法 …………………………………………… 223
① 調乳するときの注意
② 調乳の手順
　　●調乳従事者等の衛生管理点検表（例）

3月／職員教育 乳首・哺乳瓶の消毒方法 ………………………… 227
① 消毒の手順

| 3月／職員教育 | 職員等の予防接種歴と感染症罹患歴の把握 ………… 229 |

資料 ……………………………………………………………… 231

新採用職員オリエンテーション プリント例①〜③ ……… 232
- 乳児保育〈小児の生理〉
- 注意したい病気・予防接種一覧表・感染症一覧表
- 保健衛生について

感染症対策について ……………………………………… 242

からだのしくみ …………………………………………… 252

これまで・これからの保健活動 ………………………… 256

東京保育士会保健部会の主な活動 ……………………… 262

索引 ………………………………………………………… 264

保健のしごと　早見表

健康管理

月	項目	ページ
4月	園児の健康状態の把握	22
	園外保育　散歩時の事故とその対応	30
	けが・事故の緊急時の対応	31
	身体計測	38
5月	定期健康診断（内科）	79
6月	プール前の耳鼻科健康診断・眼科健康診断	86
	歯科健康診断	88
	食中毒	90
7月	夏のスキンケア	96
	園外保育・お泊り保育	99
9月	頭ジラミの対応	118
	気管支喘息	122
10月	薬の管理	148
	園外保育　運動会	151
	視力測定	152
11月	飼育動物の衛生管理	159
	砂場の衛生管理	161
1月	冬期の保育室内の加湿	174
3月	就学に向けて④　小学校との連携	183
	新入園児を迎える準備	185
	一年の総括／次年度の年間保健計画	187

健康教育

月	項目	ページ
5月	手洗い	80
	鼻のかみ方（基本編）	84
	トイレの使い方	85
6月	むし歯予防	93
	うがい	94
7月	熱中症	101
	プールのお約束	102
9月	生活リズム	126
	きょうのうんちはどんなうんち？	128
10月	目の大切さ	155
11月	かぜ予防	162
1月	鼻のかみ方（年齢別目標）	175
2月	就学に向けて①　けがの対応	180
	就学に向けて②　小学校1年生の生活リズム	181
	就学に向けて③　和式トイレの使い方	182
3月	耳の話	202
	からだの部位のなまえやはたらき	203
	五感クイズ　あたま　〜頭はどうして大事なの？〜	206
	幼児への性教育	209

保護者対応

4月	0歳児保護者会	41
9月	保健だより	130
10月	足の成長と靴	156
11月	秋・冬のスキンケア	166
2月	冬の事故	178

職員指導

4月	食事の事故予防	46
	乳幼児突然死症候群（SIDS）	47
	職員健康診断	51
	腸内細菌検査	56
	食物アレルギーの対応	57
	けいれんの対応	73
	保育園の環境衛生管理	76
7月	プール・水あそび	104
	プールの水質・衛生管理	106
	夏の過ごし方	111
	夏に気をつけたい皮膚疾患	115
9月	救急救命・救命講習	139
	防災・災害時対応	143
	不審者対応	145
11月	感染性胃腸炎	168
12月	インフルエンザ	171
3月	血液の取り扱い	212
	応急処置	215
	創傷処置の方法	217
	冷凍母乳	219
	調乳の方法	223
	乳首・哺乳瓶の消毒方法	227
	職員等の予防接種歴と感染症罹患歴の把握	229

本書について

　本書は東京保育士会保健部会（旧：東社協保育士会保健部会）に参加する看護職からうまれ、現在の編集委員へ引き継がれています。入職して何をどうすればよいか戸惑うことも多かったので、保育園で行っている保健活動の実践を『今やることがすぐわかる』よう意識してまとめました。本書をたたき台として、それぞれの保育園や看護職のニーズに合わせ、アレンジして使っていただけたら幸いです。

　また、各項目の最後に参考文献として『保育園の健康教育』を多くあげさせていただいています。こちらの編集委員も東京保育士会保健部会に所属しています。健康教育に特化した書籍ですので、よろしければ参考にしてください。

〈特徴1〉
4月始まりです
　年度始まりから年度末へ向けて、看護職として行うべき仕事を、保育園の生活や行事の流れにそってまとめました
　1期　（4月、5月、6月ごろ）
　新入園児とその保護者への対応のほか、在園児・職員の健康診断等各種の検査、緊急時の対応、環境衛生
　2期　（7月、8月、9月ごろ）
　夏に多い皮膚疾患、熱中症や紫外線対策、プールの衛生管理
　3期　（10月、11月、12月ごろ）
　冬に注意したい病気の対応、運動会での注意点、季節を問わずに押さえておきたいポイント
　4期　（1月、2月、3月ごろ）
　卒園児が対象の「就学にむけて」、新年度を迎えるための準備や、一年の総括など年度末のまとめ

〈特徴2〉
4つのジャンルで構成されています
　子どもの健康の保持増進のため、また子どもを取り巻く環境を底上げしていくための保健の仕事を、4つのジャンルにまとめました。日々実際に行っている保健活動が、「誰のため」「何のため」なのかが一目でわかります
※ページの上方にある柱に、活動する月とともに「健康管理」「健康教育」「保護者対応」「職員指導」と明記されています。
健康管理………園児の健康管理のための保健のしごと（健康診断など）
健康教育………園児へ教えたい保健のしごと（手洗い、むし歯予防など）
保護者対応……保護者に伝えたい保健のしごと（保健だより、保護者会など）
職員指導………保育士やその他の職員へ伝えたい保健のしごと（感染症対策や応急処置、血液の扱いなど）

第1期

4月／健康管理

園児の健康状態の把握

　保育園の集団生活において、子どもたちがいきいきと輝き、快適に過ごすためには、「健康」がとても大切です。
　そのために、子どもの健康状態の把握は欠かせません。保護者からの報告や連絡帳、子どもの言動や心身の状態など子どもの生活のすべてが健康状態の把握につながることを認識しましょう。

① 日々の健康観察

　園児一人ひとりの日々の様子を観察し、健康な状態を把握することで、異常の早期発見につながります。また感染症の疑いや流行状況を把握し、蔓延の防止に役立てることができます。
●毎日の健康観察を保育士とともにおこなう
　日々の健康観察を通して園児個々の発育・発達をはじめ、子どもの異常に気づき、対応する必要があります。
●欠席理由を確認する
●家庭での様子を把握するため連絡帳を確認する
　乳児の場合は、連絡帳を通して家庭での様子（食事内容や睡眠時間など）や保護者の育児に対する考え方や不安に思っていることなどの情報が得られます。
●健康観察の結果、気になる園児に対して職員全体で情報を共有する
●保健日誌（出欠席数、病欠理由、傷病記録、登園許可事項、職員の病欠理由、与薬内容等を記載）に園児・職員の健康状態を記録する

② 新入園児健康診断からの情報

　心身ともに未発達な乳幼児の保育を行ううえで、長時間にわたる集団生活が始まる前に、園医による健康診断の情報は重要です。入園時健康調査表をもとに、不明な点を保護者から聞き取り、入園前の健康状態や家庭での生活状況、発育・発達に関する個々の子どもたちの健康状態を把握します。
　慢性疾患やアレルギー、障がいや発達のつまづきなどで経過観察や治療を受けている場合は、医療機関や発達センター、園医等と連携しながら保育士、栄養士、看護職を交え、保護者と十分に対応を話し合います。

健康管理／4月

子どもの症状を見るポイント

【顔・表情】
- 顔色がいつもとちがう
- 表情がぼんやりしている
- 視線が合わない
- 目つきがおかしい
- 無表情である

【目】
- 目やにがある
- 目が赤い
- まぶたが腫れぼったい
- まぶしがる

【鼻】
- 鼻水が出る
- 鼻づまりがある
- 小鼻がピクピクしている（鼻翼呼吸）

【耳】
- 痛がる
- 耳だれがある
- 耳をさわる

【口】
- 口唇の色が悪い（チアノーゼ）
- 唇、口の中に痛みがある
- 舌がいちごの様に赤い

【胸】
- 呼吸が苦しそう
- ゼーゼーする
- 胸がへこむ

【のど】
- 痛がる
- 赤くなっている
- 声がかれている
- 咳がでる

【皮膚】
- 赤く腫れている
- 湿疹がある
- カサカサしている
- 水疱、化膿、出血している
- 紫斑がある
- 肌の色が蒼白である
- 虫刺されで赤くはれている
- 打撲のあざがある
- 傷がある

【食欲】
- 普段より食欲がない

【睡眠】
- 泣いて目がさめる
- 目ざめが悪く機嫌が悪い

【尿】
- 回数、量、色、濃さ、においがいつもと違う
- 血尿が出る

【便】
- 回数、量、色の濃さ、固さ、においがいつもと違う
- 下痢、便秘
- 血便が出る
- 白色便が出る

【お腹】
- 張っていてさわると痛がる
- 股の付け根が腫れている

こども家庭庁『保育所における感染症対策ガイドライン（2018年改訂版）』（2023（令和5）年5月一部改訂）

4月／健康管理

入園時健康調査表

記入　年　月　日（記入時：　歳　カ月）

氏名 （しめい）		男女	生年月日	年　月　日（第　子）
妊娠中 分娩時の 経過	妊娠中　異常なし・あり（つわり・切迫流早産・貧血・妊娠高血圧症候群 妊娠期間　　週　　日　その他　　　　　　　　　　　　　　　　　　） 分娩時　異常なし・あり（帝王切開・鉗子・吸引・骨盤位 　　　　　　　その他　　　　　　　　　　　　　　　　　　　　　　　）			
出生時の状態	出生時　体重（　　　　　g）　　身長（　　　　　cm） 　　　　頭囲（　　　　cm）　　胸囲（　　　　cm） 新生児　（仮死、けいれん、黄疸　［光線療法の　有・無］）			
発達	首のすわり（　　　か月）　寝返り（　　　か月）　お座り（　　　か月） ハイハイ　（　　　か月）　つたい歩き（　　か月）　歩行開始（　　か月） 発語(有意語)（　　か月）　二語文（　　　か月）			
健診	１か月健診　　　（未・受けた　特記事項　　　　　　　　　　　　　　） ３～４か月健診　（未・受けた　特記事項　　　　　　　　　　　　　　） ６～７か月健診　（未・受けた　特記事項　　　　　　　　　　　　　　） ９～10か月健診　（未・受けた　特記事項　　　　　　　　　　　　　　） １歳６か月健診　（未・受けた　特記事項　　　　　　　　　　　　　　） ３歳児健診　　　（未・受けた　特記事項　　　　　　　　　　　　　　）			
既往歴	突発性発疹（・・）　　麻疹（・・）　　風疹（・・） 水痘（・・）　　流行性耳下腺炎（・・）　　中耳炎（・・） 肺炎（・・）　肘内障（右・左）　熱性けいれん（・・） その他（　　　　　　　　　　　　　　　　　　　　　　　　　　） ※慢性的な病気のことで相談している病院や施設はありますか 病院名・施設名 病　名　（　　　　　　　　　　　　　　　　　）			
予防接種	BCG（・・）　麻疹・風疹（・・）（・・）　流行性耳下腺炎（・・）（・・） 肺炎球菌（・・）（・・）（・・）（・・）　水痘（・・）（・・） Hib　　　（・・）（・・）（・・）（・・）　ロタウイルス（・・）（・・）（・・） 四種混合（・・）（・・）（・・）（・・）　B型肝炎（・・）（・・）（・・） 日本脳炎（・・）（・・）（・・）　インフルエンザ（・・）（・・）（・・） その他（　　　　　　　　　　　　　　　　　　　　　　　　　　　）			
体質	食物アレルギー　（原因食物　　　　　　　　　　　　　　　　　　　） アトピー性皮膚炎（湿疹部位：顔面・首・背・腹・肘・ひざ） 喘息・アレルギー性(鼻炎・結膜炎)・蕁麻疹・薬のアレルギー（　　　　） 家族の体質：アレルギーがある（　　　　　　　　　　　　　　　） 風邪をひきやすい　　熱が出やすい　　下痢しやすい　　吐きやすい 蜂に刺されたことがある その他（　　　　　　　　　　　　　　　　　　　　　　　　　　）			
入園にあたり、健康上、気になることがありますか？　保育で注意すべき点				

健康管理／4月

出産歴・兄弟の有無
第1子の場合は保護者にとって初めての集団生活（入園）なので不安などないか、丁寧な対応が必要になります。

ハイリスク因子と発育・発達状況
妊娠高血圧症候群（妊娠中毒症）・早産・低出生体重児については、発育、発達面で気になることはないか、確認します。

発育における病的因子の有無
運動発達・言語・認識、子どもの様子を聞きながら観察します。

既往歴・入院歴・健診状況等の把握
無記入の場合も、集団生活に入るとかぜや感染症に罹患しやすいことを話しておきます。けいれんがあった場合は、状況の把握と与薬の有無を確認します。保護者に熱性けいれんの既応の有無を確認しておきます。（P72参照）
肘内障：最終発症、左右、頻度

かかりつけ医の把握・現在の状況（経過・治療）
慢性疾患の対応（与薬・生活制限など）について確認します。

予防接種の接種状況の把握
入園までに済ませておきたい予防接種を伝え、体調のよい時に計画的に受けるように指導します。予防接種を受けたがらない親の対応も考えておきます。

家族歴・遺伝的疾患、個別配慮事項の把握
食物アレルギーがある場合は、除去食などの対応が必要であれば、入園までに生活管理指導表を提出してもらいます。

入園に対する不安・子育て観について把握
細かく記載している場合は、育児不安や入園に対する不安や要望があるので、丁寧な対応が必要です。

4月／健康管理

● **母子健康手帳の活用**

　母子健康手帳は、妊娠から出産・育児までの一貫した健康記録であり、行政からの保健や育児の情報などが記載されています。保育園で参考になるのは、妊娠・分娩、出産の状態、生まれてから保育園に入園するまでの園児の健康診査や予防接種歴などの記録です。

　母子健康手帳には個人情報が記載されているので、取扱いには保護者の同意が必要になります。

③ 園児の予防接種歴、既往歴の把握

　全園児の予防接種歴と既往歴を一覧表にし、感染症流行時に役立てます。

● **個人健康カードを活用する**

　毎月の身体計測や各種健康診断の結果を記入する「個人健康カード」は実施後その都度あるいは毎月、保護者に返却します。

　健康カードには予防接種と感染症罹患状況を記入する項目があります。入園時（入園までの状況）と入園後は、その都度記入していただくよう、保護者にお願いします。

● **連絡帳に記入してもらう**

　予防接種を受けたら、接種日と何を受けたかを記入してもらい、保育園での体調・副反応に注意します。

● **感染症の流行前や流行期には「保健だより」などで予防接種をすすめる**

● **接種の有無をクラス別で確認しておく（蔓延予防対策のため、接種者と罹患者および接種率と罹患率を把握する）**

④ 個人の健康記録表の作成と管理

　個人の健康記録は重要な個人情報です。取り扱い責任者は管理場所、保管期間、非常時の扱いなど確認しておきましょう。

● **各種健診結果を記録する**

　内科健診、耳鼻科・眼科健診、歯科健診などの結果を記録します。異常所見がみられた場合は、その後の経過も記録します。

● **アレルギーを記録する**

　食物アレルギーの原因食物、アレルギー体質、家族のアレルギー、あれば医師の診断の有無や配慮事項などを記録します。診断書、生活管理指導表、アレルギー検査結果などを添付しておくとよいでしょう。

● **けがや入院、手術などの受診状況を記録する**

● **健康状態を記録する**

欠席理由、健康状態、発育発達、保育中の体調に変化がみられた場合の対応や気になることなどを記載します。0歳児は特に、日々の健康観察をていねいに行い、記録することが大切です。

● **クラス別に一覧表にする**

　職員全体で把握できるように、園児の体質（慢性疾患、食物アレルギーの原因物質等）や個別に配慮が必要な事項（熱性けいれん時の指示等）をクラス別に一覧表にします。朝夕、延長保育時、緊急時、災害時など看護師や担任がいないとき、確実に対応できるようにするためです。

⑤ 情緒の安定、環境の変化に対する配慮

　新年度のスタートは、新入園児だけでなく進級児も、保育室や担任が替わるなどの環境の変化に、興奮したり、不安になったりします。落ち着かず、子ども同士のトラブルやけが、事故などが発生しやすい時期でもあります。安全面への配慮と環境整備を行い、予防に努めます。また、疲労により体調を崩しやすい時期ですので、情緒の安定を図り、体調の変化に注意していきます。

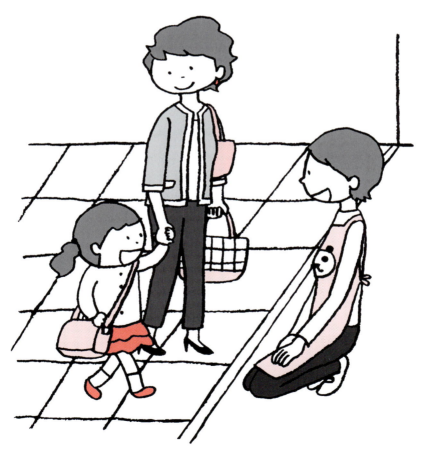

4月／健康管理

⑥ 0歳児の発達の把握（杉並さゆり保育園の例）

		1～2ヵ月	3～4ヵ月	5～6ヵ月
身体・機能の発達	体重	・1日30～40ｇの増加	・1日20ｇの増加（体重が出生時の2倍）	・1日10～15ｇの増加・カウプ指数、最も大きい
	発達		・首がすわる（5ヵ月には、ほぼ100％）	・寝返り、逆寝返りができるようになる
	反射	モロー反射 非対称性頸緊張反射 吸啜反射 原始反射 ・手の把握反射 ・足の把握反射	→なくなっていく →消失していく	→消失する
	視力	・固視 ・光に対して反応する	0.01～0.02 ・瞬目反射 ・180度追視（3ヵ月） ・上下に追視（4ヵ月）	0.04～0.08
	聴覚	・大きな音に閉瞼反射	・音のする方に向く	
	大脳の発達			・布かけテスト（顔にかけた布を取り払う）（遅くとも7ヵ月には可能）
	言語	・分化しない泣き声を出す ・話しかけると声を出す ・「クーイング」と呼ばれる母音を主とした「アーウ」「ウークン」といった声を出す	・声を出して笑う ・感情表現がでてくる ・人の声とただの物音を聞き分ける ・「ウックン」と声を出す	・喃語がでてくる（マー、アーウー）
		※大脳の発達の仕方　目（追視）→首（首座り）→腕・手（ハンドリガード）→腰（寝返り）		
咀嚼能力の発達		チュチュ期（舌飲み期）		パクパクゴックン期（口唇食べ期）
	咀嚼能力	・吸啜反射 ・舌の前後運動		・ドロドロのものを飲みこめる
		・咬合吸啜 ・液体を飲める		・上唇の形が変わらず、下口唇が内側に入る
	口唇	・半開き（舌を出す）		・あまり動かない
	口角	・三角形（への字）		・上下のみ
	顎	・前後（上下）のみ		
	歯			・歯が生え始める

健康管理／4月

乳児の発育・発達

乳幼児期は心身の発育・発達が著しく、乳児においては特に顕著です。個人差はありますが、この時期の発育・発達のポイントをおさえておくことが、健康状態の把握に重要なものとなります。

7～8ヵ月	9～10ヵ月	11ヵ月～12ヵ月	13ヵ月～18ヵ月
・1日5～10ｇの増加	・1日5～7ｇの増加	・1日5～7ｇの増加 ・体重は出生時の約3倍 ・身長は出生時の約1.5倍	・体重の増加が緩徐になる ・カウプ指数が乳児期に比して小さくなる
・ズリバイから高バイへ ・つかまり立ち	・つたい歩き、ひとり立ち	・大泉門が閉鎖する （2歳ごろまでに） ・歩き始め	
	▶9ヵ月頃消失		
			0.2～0.25（3歳で0.7～1.0） ・調節性内よせ （1歳半で完成） ・立体視機能 （3～5歳で完成） ・両眼視機能 （5～6歳で完成）
・少し離れたところからの呼びかけにも反応する	・リズムに合わせた動作が出てくる	・理解言語による発語	
		・三項関係（人、物、子）が芽生える	・自我の誕生
・喃語が増える ・二つの音節を繰り返す（バアバア、マンマン、ダーダー） ・生活に密着した物と物との関連が判る ・人見知りが始まる	・簡単な言葉の模倣や理解ができ喜ぶ（イナイイナイバアー、チョチチョチ） ・言葉を模倣し言葉と物との関係が判ってくる ・数語から十数語言える ・人に物を渡せる ・11～13ヵ月　指差しが始まる ・要求のため指差しをし、教えたり、物を欲しがる		〈16ヵ月～　〉 ・要求を言葉で言おうとする ・言葉を模倣する力がつく ・簡単な指示に従う ・生活に密着した言葉がわかるようになってくる ・動詞、形容詞を使う ・自分の物と他の子の物の区別がつくようになってくる

→骨盤（お座り）→膝（ハイハイ）→足首（つかまり立ち、立位歩行）

モグモグ期（舌食べ期）	カミカミ期（歯ぐき食べ期）		カチカチ期（歯食べ期）
・口唇を閉じて顎の上下運動 ・舌の上下運動	・口唇を閉じて咀嚼運動 ・舌の左右運動		・咀嚼運動完成
・数回、モグモグして舌で咀嚼する	・歯ぐきで咀嚼する		・歯が生えるにしたがって咀嚼運動が完成する
・上下口唇が、しっかり閉じて薄く見える	・上下口唇がねじれながら強調する		・意識的に自由に形が変えられる
・左右の口角が同時に伸縮する	・咀嚼側の口角が縮む		・咀嚼側の口角が縮む
・上下が主、時に左右	・上下左右		・自由に動く
・数本生えてくる	・上下で4～8本位 （個人差がある）	・上下で6～8本位 （個人差がある）	・10～12本前後生え、乳歯列が揃い始める （小臼歯が生え始める）

4月／健康管理

園外保育　散歩時の事故とその対応

　子どもたちは園外での活動や散歩が大好きです。園外保育を計画する際は、事前に経路や目的地の安全確保のための確認と園外保育の計画を立案し、交通ルールなどの安全教育も行います。当日は、職員体制や子どもの体調などを確認した上で出掛けましょう。園舎や園庭にはないさまざまな危険やリスクを想定し、救急用品や事故発生時の対応の確認などの備えも必要です。

① 散歩時に起こりやすい事故

　乳幼児は活発に未知のものを探究しようとします。その反面、危険に対する想像力や判断力、身体能力等は未熟なので、思わぬ事故が起こることがあります。
　起こりやすい事故は、①すり傷、切り傷、刺し傷　②打撲　③捻挫　④肘内障　⑤骨折　⑥鼻出血　⑦咬傷　⑧熱中症　⑨誤飲、誤嚥　です（P215参照）。

② 散歩用に備えておく救急用品

　散歩時に園児がけがをした場合、また体調が悪くなった場合は、迅速に応急手当てができるよう、救急バッグ（P31「けが・事故の緊急時の対応」参照）・散歩用バッグを持参します。

③ 事故発生時の対応

●軽いけがの場合
　その場で保育士が応急手当てをし、保育園に帰ってから看護職が配置されていれば看護職が再度観察や手当てをします。
●重大なけが、体調不良の場合
①気がついた保育士は、けがをした（体調が悪くなった）園児のそばにつき、応急手当てをします。同時にもう一人の保育士に報告します。
②もう一人の保育士は保育園に連絡し、応援を頼むとともに、他の園児の安全を図ります（必要時救急車を呼ぶ）。
③連絡を受けた園長は職員に対応を指示し、同時に保護者に連絡します。看護職は現場に急行して応急手当てをし、必要と判断したら園長に連絡し、受診をします。

参考：厚生労働省『保育所等における園外活動時の安全管理に関する留意事項』
https://www.mhlw.go.jp/content/000521319.pdf

健康管理／4月

けが・事故の緊急時の対応

　子どもは、発達途上にあるという特性から、小さなことが思わぬけがにつながります。大きな事故につながらないよう環境整備、遊具の点検などの安全対策とともに、事故発生時の対応も整えておきましょう。
　とくに重大な事故や傷害があった場合、重症度や緊急性を素早く判断し、行動に移すことが求められます。園長をはじめ、全職員が対応できるよう、日常的な備えが重要です。

① 救急箱、救急バッグの準備

ある保育園の例です。使用後の補充を忘れないようにします。

救急バッグ——園外保育時に使用します。
救急絆創膏　ガーゼ　包帯　テープ　三角巾　ハサミ　綿棒　とげ抜き
体温計　ティッシュ　ビニール袋　使い捨ての手袋　ペンライト　保冷剤
・水の入ったペットボトル（傷を洗うため）や消毒薬。
・外出時、携帯電話や歯牙保存液（ティースキーパーなど）を持参したり、防虫スプレー・ポイズンリムーバー・鼻ポンを持参したりする保育園もあります。

救急箱——保育室内に置き、簡単な傷の処置に使用します。
救急絆創膏　ガーゼ　包帯　テープ　はさみ　体温計　綿棒　とげ抜き

散歩用バッグ——近くの公園に出かけるとき、リュックに入れていきます。
体温計　救急絆創膏　ガーゼ　テープ　三角巾　瞬間冷却材　使い捨ての手袋
ビニール袋　消毒薬（洗う水がない場合や、土等で汚染された傷のときに使用する）

② 保育中のけが等で医療機関を受診する場合

①保護者への連絡

　保護者に対し、現場にいた保育士から事故の状況を正しく説明し、看護職から現在の子どもの状態と、これからの対応について説明をします。状態によっては保護者に

4月／健康管理

も病院に行ってもらいます。

②受診

重大な事故の場合、事故を見ていた保育士と看護職で、医療機関へ連れて行きます。

受診時に持参するもの
緊急カード（氏名・生年月日・住所・保護者の連絡先・アレルギーの有無等記載）健康カード（予防接種歴・体重記載）、現金、携帯電話。必要に応じ、着替え・タオル・ティッシュ・おむつ等。待ち時間に子どもが飽きないように絵本や遊具を持っていくとよい。

③ 救急車の呼び方

あわてると、電話番号を思い出せないことがあるため、以下の内容を電話の近くに掲示します。

<掲示用>
1．119番に電話をする
2．「救急」です
3．○○区□□1-2-3
　　△△△保育園です
　　○○駅　○○交差点
4．具体的に症状を伝える

<伝えるときの例>
1．救急車をお願いします
2．「救急」です
3．△△△保育園
　　○○区　□□　1-2-3
　　○○駅　○○交差点の近く
4．けいれんを起こしています

● 役割分担

職員間で役割分担を決めておきます。以下はある保育園の例です。

■救急車要請時の役割分担

事務所（園長・主任等）	・救急車の要請と救急車・救急隊の誘導 ・保護者への連絡（担任が説明） ・受診に必要なもの（緊急カード、健康カード、現金、携帯電話、必要に応じタオル、ティッシュ、おむつ等）の準備
看護職	・該当児の救護 ・病院への付き添い（担任とともに）
担任または他の保育者	・他の園児の保育

④ 受診後の処理

①保護者への連絡
　保護者が医療機関に行けず、職員のみで受診した場合は、保護者に治療内容と医師の指示、園児の様子を連絡をします。お迎え時、保護者に改めて園長・保育士・看護職から事故の状況とけがについて説明し、謝罪します。また、再発防止策を検討することを保護者に伝えることが重要です。

②会計
　基本は現金で支払います。後日、保育園で加入している災害共済給付（独立行政法人日本スポーツ振興センター）での手続きを行います。

> 　独立行政法人日本スポーツ振興センターは、保育所等の管理下における災害に対し、健康保険適応範囲内で療養総額が5,000円以上の場合、災害共済給付があります（P42参照）。

③事後処理
　けが・体調の経過などを保護者へ連絡し様子を確認します。その後もときどき保護者に声をかけて経過を確認します。
　治療のため通院が必要なときは、保育園で責任を持って対応します。
　事故報告書（P34〜35参照、または自治体指定の様式）に記録します。事故後は速やかに所轄の自治体へ報告します。死亡事故、意識不明事故、治療に要する期間が30日以上の負傷、疾病を伴う重篤な事故等が発生した場合は、原則事故発生当日に国へ報告が必要なため、即時に管轄の自治体へP36・37の書式を用いて報告します。

※事故報告書に記載する内容は、けがで受診した場合、誤嚥した場合、園外に知らない間に出てしまった場合等も入ります。意識不明の定義については、子ども家庭庁『「教育・保育施設等における事故の報告等について」における意識不明事故の取扱いについて』（令和5年12月14日事務連絡）でご確認ください。

④事故を予防するために
　リスクマネジメント委員会を開きます。問題点を明らかにし、再発防止策を検討します。その際にP37の事故の要因分析を活用するとよいでしょう。全職員に内容を周知し、今後の保育に生かすようにします。必要時「検討した内容・再発防止策」を保護者に説明します。
1．園舎内外の安全点検を定期的に行うことが大切です。
2．日頃からヒヤッとしたり、ハッとした（ヒヤリハット）事例を報告して情報交換を行い、職員間で安全に対する意識を高めます。

4月／健康管理

〈書式例〉事故報告書

○○保育園	提出日		年　月　日	園長	主任	看護職	担当
	記入者						

クラス名		ふりがな 園児名	
生年月日	年　　月　　日（　　歳）	保護者名	
事故 発生日時	年　　　　月　　　　日（　　曜日）　　　時　　　分頃 登園時・保育中・降園時・園外保育中			
事故 発生場所				
原因	転倒・落下（物・自分）・接触（物・自分）喧嘩 その他（　　　　　　　　　　　　　　　　　　　　　　　　　　　）			
内容	すり傷・打撲・捻挫・切り傷（重・中・軽）・刺し傷（重・中・軽） 骨折（開放性・閉鎖性）・脱臼・突き指・引っ掻き傷・喉、目、耳、鼻に異物 肉離れ・鼻血・火傷（重・中・軽）・凍傷・毒物の飲み込み・咬まれ傷・窒息 感電・水没・交通事故・熱中症・食中毒・園外脱出・誤嚥 その他（　　　　　　　　　　　　　　　　　　　　　　　　　）			
状況説明				
園での処置				
処置後	保育を続行・帰宅させた・（　　　　　　　　　　　　　　　　　） 病院へ移送・移送先病院名（　　　　　　　　　　　　　　　病院） 　　・移送者　　　　（　　　　　　　　　　　　　　　　　　　） 　　・移送時間　　　（　　　　　　）時（　　　　　　）分頃 　　・病院での処置　〔　　　　　　　　　　　　　　　　　　　〕 　　・医師の指示　　〔　　　　　　　　　　　　　　　　　　　〕			
保護者連絡	・連絡ノート			
	・電話（　）時（　）分 連絡者（　　）			
	連絡時の会話内容		保護者の様子	
保護者 引き渡し	引き渡し時刻（　）時（　）分 引き渡し者（　　） 引き渡し場所　園・病院・送致			
	引き渡し時の保護者への説明		保護者の様子	

健康管理／4月

部　位（体の部分の絵を入れて状態を記載）			
医療機関			
診断名			
医師の指示	入院・通院・自宅療養・本日のみで様子見で可		
治療中の状況 （医師からの指示等）	月／日	付添者	処　置　内　容
	完治日（　　　　年　　　月　　　日）		
職員会議での反省 （再発防止について）			
備考			

4月／健康管理

教育・保育施設等　事故報告書

Ver.3（表）

基本情報			
事故報告回数		施設・事業所名称	
事故報告年月日		施設・事業所所在地	
事故報告自治体 （都道府県・市区町村）		施設・事業所代表者等	
施設・事業所種別		施設・事業所設置者等 （社名・法人名・自治体名等）	
認可・認可外の区分		施設・事業開始年月日 （開設、認可、事業開始等）	

事故に遭ったこどもの情報			
こどもの年齢（月齢）		こどもの性別	
施設入所年月日 （入園年月日、事業利用開始年月日）		所属クラス等	
特記事項 （事故と因子関係がある持病、アレルギー、既往症、発育・発達状況等）			

事故発生時の状況							
事故発生年月日					事故発生時間帯		
事故発生場所					事故発生クラス等		
事故発生時のこどもの人数				事故発生時の 教育・保育等従事者数		うち保育教諭・幼稚園教諭・保育士・放課後児童支援員等	
事故発生時のこどもの人数の内訳	0歳	1歳	2歳	3歳	4歳	5歳以上　学童	その他
事故発生時の状況							
事故の誘因							
事故の転帰							
（死亡の場合）死因							
（負傷の場合）受傷部位							
（負傷の場合）負傷状況							
診断名、病状、病院名	診断名						
	病状						
	病院名						
事故の発生状況 （当日登園時からの健康状況、発生後の処置を含めて可能な限り詳細に記載。第1報で可能な範囲で記載し、第2報以降で修正。）							
事故発生後の対応 （報道発表を行う（行った）場合にはその予定（実績）。第2報以降で追記。）							

※ 第1報は、本報告書（表面）を記載して報告してください。
※ 第1報は、原則事故発生当日（遅くとも事故発生翌日）、第2報は原則1か月以内程度に報告してください。
※ 第2報は、記載内容について保護者の了解を得た後に、各自治体へ報告してください。
※ 直近の指導監査の状況報告及び発生時の状況図（写真等を含む）を添付してください。
※ 意識不明事故に該当しないものの、意識不明に陥った後に死亡事故や重篤な事故となった場合は、意識不明時の状況も記載してください。
※ 「（負傷の場合）負傷状況」欄における「骨折（重篤な障害が疑われるもの）」については、医師の所見等により、骨折に伴う重篤な障害（偽関節、著しい運動障害、著しい変形等）が残ることが疑われる場合に選択してください。
※ 記載欄は適宜広げて記載してください。

参考：教育・保育施設等事故報告Ver.3
　　　こども家庭庁『教育・保育施設等における事故の報告等について』
　　　令和5年12月14日事務連絡

健康管理／4月

教育・保育施設等　事故報告書

Ver. 3（裏）

ソフト面

事故防止マニュアル		具体的内容			
事故防止に関する研修		実施頻度（回／年）		具体的内容	
職員配置		具体的内容			
その他の要因・分析・特記事項					
改善策【必須】					

ハード面

施設の安全点検		実施頻度（回／年）		具体的内容	
遊具の安全点検		実施頻度（回／年）		具体的内容	
玩具の安全点検		実施頻度（回／年）		具体的内容	
その他の要因・分析・特記事項					
改善策【必須】					

環境面

教育・保育の状況		具体的内容	
その他の要因・分析・特記事項			
改善策【必須】			

人的面

対象児の動き		具体的内容	
担当職員の動き		具体的内容	
他の職員の動き		具体的内容	
その他の要因・分析・特記事項			
改善策【必須】			

自治体コメント【必須】
（自治体による事故発生の要因分析等を記載してください。施設・事業者は記載しないでください。）

【施設・事業所別の報告先】

① 特定教育・保育施設（幼稚園、幼稚園型認定こども園を除く。）、特定地域型保育事業、一時預かり事業（幼稚園、幼稚園型認定こども園で実施する場合を除く。）、病児保育事業（幼稚園、幼稚園型認定こども園で実施する場合を除く。）及び認可外保育施設（企業主導型保育施設を含む。）
→ こども家庭庁成育局保育政策課認可外保育施設担当室指導係（ninkagaihoikushisetsu.shidou@cfa.go.jp）

② 幼稚園、幼稚園型認定こども園
→ 文部科学省総合教育政策局男女共同参画共生社会学習・安全課安全教育推進室学校安全係（anzen@mext.go.jp）
→ 文部科学省初等中等教育局幼児教育課（youji@mext.go.jp）

③ 特別支援学校幼稚部
→ 文部科学省総合教育政策局男女共同参画共生社会学習・安全課安全教育推進室学校安全係（anzen@mext.go.jp）
→ 文部科学省初等中等教育局特別支援教育課（toku-sidoui@mext.go.jp）

④ 放課後児童健全育成事業（放課後児童クラブ）
→ こども家庭庁成育局成育環境課健全育成係（seiikukankyou.kenzen@cfa.go.jp）

⑤ 子育て短期支援事業（ショートステイ、トワイライトステイ）
→ こども家庭庁成育局成育環境課家庭支援係（seiikukankyou.katei@cfa.go.jp）

⑥ 子育て援助活動支援事業（ファミリー・サポート・センター事業）
→ こども家庭庁成育局成育環境課子育て支援係（seiikukankyou.kosodate@cfa.go.jp）

【全施設・事業所共通の報告先】

→ 消費者庁消費者安全課（i.syouhisya.anzen@caa.go.jp）

※【施設・事業所別の報告先】及び【全施設・事業所共通の報告先】ともに報告をお願いします。
※ 裏面の記載事項は、大半部分を公表する予定であるため、個人情報（対象児氏名、搬送先病院名等）は記載しないでください。

4月／健康管理

身体計測

　身体計測を行うことにより、乳幼児の身体発育、栄養状態を簡易かつ客観的に評価します。判定の基準は、10年ごとに子ども家庭庁（厚生労働省）が作成する「乳幼児身体発育値」です。一般に子どもの発育には個人差があり、さまざまな要因が関与するため、1回の計測で判断せず、定期的・継続的な計測・観察等により総合的に評価することが重要です。

　以下、各計測方法の原則を記していますが、性教育の観点から、3歳児以上は上半身に下着やTシャツなどを着用することや男女別にして計測している園もあります。計測と同時に、全身状態の観察や虐待兆候の有無の観察にもなります。

① 計測の方法

　体重の日内変動を考慮し、毎回同じ時間帯に測るようにします。保育園では、午前中の計測が望ましいです。

❶ 必要器材
- 体重計──感度10g単位以内のものを用います。事前検査し、目盛りの狂いを調整しておきます。検定を受けたものを使用します。
- 身長計──乳幼児用（仰臥位式）および学童用または一般用を用います。
- 巻尺──ガラス繊維入りの合成樹脂製のもので、JIS規格のものを用います。

❷ 体重の計測
　原則全裸で計測しますが、2歳児以上は、パンツ1枚で測るところが多いです。
- 2歳未満児は仰臥位か座位で秤の台かカゴにのせます。おむつを敷いたり、乳児を布で包んで計測したりするときは、その重量を差し引きます。
- 2歳以上児は、台秤に立たせて計測します。

❸ 身長の計測
- 2歳未満児の計測

①おむつははずすかパンツ1枚で、子どもを仰向けにし、台板上に寝かせます。
②補助者が、子どもの頭頂点を固定板につけ、頭部を保持します。
③計測者は、乳児の両膝を軽く押さえて下肢を伸展させ、足の裏が台板と垂直になるようにし、足板をスライドさせて測ります。

- 2歳以上児の計測

①パンツ1枚にして、立たせます。
②足先は30°位の角度に開き、踵、臀部、胸背部が一直線に尺柱に接するようにし、顎をやや引かせます。耳の穴と目尻が水平になるようにします。
③計測者は子どもの左側に立つか立膝で、横規を軽く頭頂部に触れて、目盛りを読みます。
④立位での計測がどうしても無理なときは、計測不能とし、別の機会に測定します。

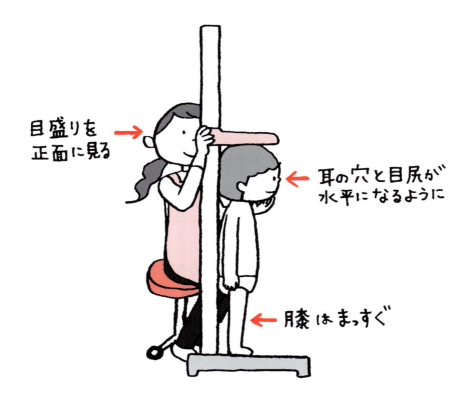

❹ 胸囲の計測

　上半身を裸にし、2歳未満児は仰臥位で、2歳以上児は立位で計測します。
①両腕を軽く側方に開かせ、巻尺を背面から前方に廻し、巻尺は左右の乳頭点を通り、体軸に垂直な平面内にあるようにして、両腕を自然に下げさせ、計測します。
②自然呼吸の呼気と吸気の中間で読み、泣いているときは避けます。

❺ 頭囲の計測

　2歳未満児は仰臥位で、2歳以上児は座位または立位で計測します。
　計測者は一方の手に巻尺の0点を持ち、他方の手で後頭部の一番突出しているところを確認してあて、左右の高さが同じになるようにしながら前頭部に廻して交差し、左右の眉の直上を通る周径を計測します。額の突出部ではないので注意します。

4月／健康管理

参考：厚生労働科学研究費補助金　乳幼児身体発育評価マニュアル（平成24年）

② 評価

❶ 乳児の身体発育の評価

　パーセンタイル曲線等を利用し、発育の評価を行います。乳児の発育は出生体重や出生週数、栄養法、子どもの状態によって変わり、個人差があります。乳児期の発育の特徴を知り、子どもの状況を総合的に見て、発育の評価を行うことが重要です。その結果必要ならば、園医に相談し一人ひとりに応じた保健指導・栄養指導を行います。

❷ 幼児の身体発育の評価

　身長は各年齢の平均値と標準偏差、またはパーセンタイル曲線を用いて評価します。体重・頭囲・胸囲はパーセンタイル曲線を用いて評価します。また、痩せや肥満については幼児身長体重曲線やＢＭＩ、肥満度を用い、体重と身長の相対的な関係を見て評価しますが、それぞれに長所短所があるので、それを理解した上で用いる必要があります。

　幼児期の子どもの身体発育は離乳時期、食生活リズムや摂取栄養バランス、運動、生活リズム、精神的ストレス、親の育児状況等の影響を受けます。これらの要因、成長障害をきたす疾患等を念頭に置いて、幼児の身体発育を総合的に評価します。その結果、必要ならば園医に相談し、観察や保健指導、栄養指導を行います。

③ 低身長について

　子どもの低身長のほとんどが体質的なものといわれており、親の身長が低いのも原因のひとつです。

　病気が原因で引き起こされる低身長もあります。成長ホルモン分泌不全、染色体の異常、腎臓の病気、骨の異常などです。これらは治療が必要で、それによって身長が伸びる可能性があります。そのほかに親が愛情をもって育てない（愛情遮断症候群）、適切な食事を与えない場合にも起こる低身長があります。背が伸びない理由は何か、治療は必要か、園医に相談し医療機関につなげることが大切です。

　次のようなときは園医に報告し、指示を受けましょう。
・年間の身長の伸びが４センチ未満のとき
・幼児身長体重曲線で－２ＳＤ以下が続くとき
※各年齢・月齢の－1.5ＳＤ以下は、観察を要します。

0歳児保護者会

　保育園は、抵抗力が弱く身体の機能が未熟な乳幼児が長時間にわたって集団で生活する場です。ウイルスや細菌などのやりとりも多く、入園1～2年は病気（ほとんどが感染症）にかかることが多いのが特徴です。
　0歳児の最初の保護者会（説明会）では、そうした保育園の特徴や病気のときの対応、予防接種のこと、保育園の決まりなどを丁寧に説明しながら、家庭と保育園の連携をすすめていきます。以下に伝え方の例を記しました。

① 感染症と予防接種

　子どもは生まれてすぐから、著しい成長と発達をとげます。免疫機能もこのひとつで、年齢が低いほど未熟です。そのため、子どもは細菌、ウイルス、真菌などさまざまな病原体による感染症にかかりやすく、しかも重症化しやすいのが特徴です。
　生まれてすぐは、母親から移行した抗体を得ているため、かぜなどをひきにくいのですが、細胞免疫は未熟であり、感染症にかかると容易に重症化します。また、この移行抗体も生後数ヵ月でなくなります。したがって、子どもは生後2～3ヵ月を過ぎるといろいろな感染症にかかりやすくなります。さらに保育園のようにさまざまな感染症が入れ替わりで流行している集団で生活を始めると、なおさらです。
　通常、感染症にかかると免疫を獲得し、その感染症にかかりにくくなります。子どもは、多くの感染症にかかって免疫を獲得しながら成人へと成長します。
　予防接種は、ワクチンを接種することにより軽い反応を起こして体内に抗体（抵抗力）をつくり、感染症にかかりにくくしたり、重症化を予防したりすることができます。ワクチンで予防できる疾患に関しては、2ヵ月頃から同時接種も含め順に接種を受けることが勧められています。特に保育園は集団生活ですので、接種可能な月齢になったら、早期かつ計画的に予防接種を受けて予防に努めましょう。

② 集団保育による生活と感染症

　保育園では免疫が未熟な乳幼児が集団生活をするため、子どものまわりで流行する感染症の種類も多く、容易に感染を受けます。感染症にかかる頻度は、保育園児のほうが家庭で育つ子どもよりも明らかに多いです。
　保育園児は、ウイルス性の呼吸器感染症や消化器感染症、夏かぜ等によくかかり、発熱、鼻水、咳、嘔吐、下痢、発疹、口内炎などの症状をよく経験します。インフルエンザ、RSウイルス感染症、手足口病、ヘルパンギーナ、感染性胃腸炎（ロタウイ

ルス、ノロウイルス等）が有名です。

　また、ウイルス性感染症にひき続き、中耳炎、気管支炎、肺炎、とびひなどの細菌性感染症にかかることがあります。子どもが保育園から感染症を持ち帰り、家族に広めることもあります。場合によっては大人が罹患すると重症化したり深刻な合併症を起こすことや、妊娠中の女性が感染すると、胎児に影響することもあります。家族も主な感染症の罹患経験があるか確認し、ワクチンが未接種でかかったことがない場合は予防接種を受けておくことも大切です。

③ 病気のとき

　0歳児は1年間で20日前後、少なくても10日位は、発熱や病気等でお休みしています。保護者が仕事を休めず、近くに頼める人がいない場合は、病児・病後児保育室を利用する方法もあります。そのためには事前登録が必要です。

　発熱、咳、下痢などの症状は病気を治すうえで必要なからだの反応でもあります。その場合、家庭での安静が大切になります。水分を十分にとり、消化のよい、食べやすい食事の工夫をしたり、衣服や室温・湿度に気を配り、からだや気分が少しでも快適になるようにケアをしましょう。

　また、病気が回復していない状態で登園することで、ほかの子どもへ感染を広げてしまうこともあります。主治医より登園可能との診断を受けてから、登園するようお願いします。子どもの健康状態が、集団生活に適応できる状態に回復しているか、判断することが大切です。

④ 薄着のすすめ

　薄着は暑さ、寒さに対する皮膚の適応能力を高め、丈夫なからだづくりに役立ちます。

　着衣枚数の目安としては、新生児から2ヵ月ぐらいまでは大人より1枚多く、生後6ヵ月までは大人と同じ、それ以上になったら大人より1枚少なめで、ちょっと肌寒いかなと思うくらいでよいでしょう。子どもの様子を見ながら、動きやすく、汗をかかない程度の服装を心がけましょう。手足が冷たくても、からだが温かく、子どもの様子に変化がなければ心配ありませんが、鼻水が出ていたり唇の色が悪いなど、体調がよくないときは、無理に薄着にせず、1枚着せたり半袖を長袖にしたりして様子を見ていきましょう。

⑤ 健康観察を大切に

　朝の子どもの体調をよく観察してください。体調把握のため、０歳児は起床後体温を測ります。発熱がみられなくても、いつもより元気がない、顔色が悪い、機嫌が悪い、食欲がない、朝食・水分が摂れていない、嘔吐した、下痢をしたときなどは家で様子を見ましょう。いままでになかった発疹が出ている、口内炎で食事や水分が摂れない、目やにが多い、結膜が充血しているときは受診して、登園して差し支えないか確認をお願いします。登園時には、前日保育園から帰ってから登園までの子どもの体調について、飲んでいる薬、休み中にかかった病気やけが、保育園生活での留意点について、連絡帳に記載して保育士にお知らせください。下痢のときは便の様子、回数だけでなく熱の有無や食欲もあわせて観察しましょう。家族内に嘔吐・下痢、発熱などの症状があった場合はお知らせください。

⑥ 乳幼児の事故

　子どもの事故には、首がしっかりすわる前にはうつぶせ寝での窒息が多く、乳児期の後半には誤飲・誤嚥が多く、歩き始めた頃には転倒や転落が生じやすいというように、それぞれの発達段階に応じた特徴があります。また、年少児は身体機能が未熟で判断能力が乏しく、大人が予想もしないような思いがけない状況で事故につながるということもあります。保育園は、現時点での考えられる事故予防対策を実施していますが、事故をあらかじめ予測することが難しい面もあります。保護者と保育者は個々の子どもの発達段階や行動特徴をよく知ることが予防につながります。

　保育園でけがをして受診が必要と判断した場合は、必ず保護者に連絡をいたします。出張等での連絡先の変更は必ずお伝えください。

　事故により負傷した場合に備えて、日本スポーツ振興センターによる災害共済給付制度加入や、保険会社による賠償責任保険、災害保険等に加入している園もあります。

独立行政法人日本スポーツ振興センターの災害共済給付制度とは

　保育所の管理下における災害に対し、保護者に対して災害共済給付を行うものです。内容は、負傷に対しての医療費、身体に障害が残った場合の傷害見舞金、死亡した場合の死亡見舞金が支給されます。

　医療費は、健康保険適用範囲内で医療費総額が5,000円以上の場合、医療費総額の４割（医療に要する費用として３割、医療に伴って要する費用として１割）です。傷害見舞金・死亡見舞金は別に定められています。

⑦ 丈夫で健康に育つために

　子どもが丈夫で健康なからだに育つためには、家庭と保育園が連携し適切な生活リズムと環境を作っていくことが大切です。質のよい快い睡眠、バランスのとれたおいしい食事、満足な遊び、排泄などすべてが子どもの健康には欠かせません。とくに夜の睡眠時間は保育園での生活に大きく影響します。朝、快適に一日の生活がスタートできるよう、早寝早起きが大切です。

・活動しやすい衣服で過ごします。気温や体調をみて調節します。
・食後は口の中を清潔にするためお茶を飲み、年齢によりうがいや歯みがきをします。
・外遊びの後は、季節によりシャワーや沐浴をします。
・手洗いやうがい・歯みがきなど、清潔への習慣づけを援助します。
・年齢に応じた生活リズム作りをします。

⑧ 生活リズムを大切に

　生活リズムが不規則になり生体リズムとの調和が崩れると、朝から、「眠たい」「あくびがでる」「疲れた、だるい」「イライラする」など、病気ではないのに、元気がない症状が出てきます。「不定愁訴」といわれるもので、自律神経の働きが不安定な状況により起こります。自律神経のバランスを保つために、生体リズムに調和した生活リズムで過ごすことが大切で、1〜2歳頃までに昼と夜のけじめをつけた生活リズムをからだで覚えることが望ましいでしょう。

❶ 早寝、早起き

　一日を元気に過ごすためには朝7時までに起きて、夜は9時くらいには寝るようにしましょう。睡眠のリズムは成長ホルモンの分泌（寝入ってすぐの深く眠っているときに多く分泌される）に影響します。夜、明るいところにいると、体内時計と地球時間のズレを大きくし、また「メラトニン」という自然な眠りを誘うホルモンが出にくくなるといわれています。体内時計のリセットは「朝の光」を浴びることで可能になります。まず早起きから始めましょう。

❷ 朝ごはんを！

　朝ごはんは、起きて活動するためのエネルギー源です。しっかり朝ごはんを食べるとよく遊べ、そのことにより昼食もよく食べられ、よく眠れるというリズムができてきます。

❸ 朝の排便

朝ごはんをしっかり食べると腸の動きも活発になり排便習慣がついてきます。まずトイレに座ってみることから始め、習慣にしていきましょう。

生活リズムの五つの定点について

　生活リズムを確立する生活において、起床・三度の食事・就床の五つの定点が一定していることが大切です。大人になったときにご飯の用意をしなくてはと時間を予知して行動できる能力をつけるには、子どものときに時間を決める必要があります。お腹が空けばいつ食べてもよいというわけではなく、子どもには時間が決まっていなければいけないのです。子どもを育てる上で大切なのは、五つの定点を守ることです。

　　　　　『子どもの生体リズム・体内リズム』より　2000年6月　芽ばえ社

⑨ 保育園での薬について

　本来、子どもが内服する薬は保護者が責任を持って管理することが望ましいのですが、慢性疾患などで医師が保育園でも薬の服用が必要と指示した場合には、お預かりします。ただし、処方された薬でも以前の残っていた薬や、○○のときにというように判断を必要とする薬はお受けできません。また、解熱剤、下痢止めはお預かりできません。

　アトピー性皮膚炎の治療等で、塗り薬が必要な時は看護職にご相談ください。

　薬を預ける場合は、与薬依頼書とともに、1回分を、必ず職員に手渡しでお預けください。

※各園で薬の取り扱いについて、入園のしおりや入園時面接で事前にお知らせしておくことが大切です。加えて保護者会や保健だよりでも薬の取り扱いや考え方をお伝えしておくとよいでしょう（P148「薬の管理」参照）。

4月／職員指導

食事の事故予防

　乳幼児は咀嚼・嚥下機能や食行動が発達途上にあるため、食品による誤嚥・窒息が起きやすくなります。また、咀嚼・嚥下機能の発達は、個人差があります。喫食は、その日の体調の影響を受けるので、保護者と体調の情報共有も大切です。日々、食事環境と食事内容を整え、事故防止に努めます。

　気道が3～6分閉塞されると、死亡事故につながる恐れがあります。人口動態調査（厚生労働省）によると、2018～2022年の5年間で誤嚥・窒息により5歳未満の子ども43名が死亡しています。気道の異物除去などの救急対応にも備えます。

① 食事前の予防対策

　食事の環境を整えます。特に、机やいすの高さ（足底が床についていると体が安定する）が合うよう調整しましょう。食事は、咀嚼や歯の萌出状況に適している形態のものを提供しますが、合わせて食材の大きさ・形状・温度・量・硬さ・粘着度・弾力性・表面の滑らかさなども確認しましょう。

② 食事中の予防対策

　食べ物を口に入れたままで話す・笑う・泣く・歩く・走ると、誤って吸引し誤嚥・窒息する恐れがあります。
・姿勢良く、焦らず落ち着いて食べる。
・一口の量・大きさは適切か。詰め込まないように食べる。
・汁物などの水分をとりながら食べる。

③ 食事介助者の留意点

　子どもが楽しく美味しく食事ができるよう、食事や食べさせ方に配慮します。子どもの特性として、思いもよらない行動をおこすので観察が重要です。
・介助する一口量や速さは適切か。
・食べることを無理強いしない。眠くなったら、終わりにする。
・食べ終わりに口の中が空になっていることを確認する。

参考：こども家庭庁『教育・保育施設等における睡眠中及び食事中の事故防止に向けた取組の徹底について』事務連絡令和5年4月13日

乳幼児突然死症候群（SIDS）

　乳幼児突然死症候群はそれまで元気だった子どもが、事故や窒息ではなく眠っている間に突然死亡してしまう病気です。家庭だけでなく保育園での午睡時間中にも起きています。乳児はうつぶせに寝かせないこと、午睡中の見守りが重要です。

① 乳幼児突然死症候群（SIDS）とは

❶ 定義

　2012年乳幼児突然死症候群（SIDS）診断ガイドライン（第2版）において「それまでの健康状態および既往歴からその死亡が予測できず、しかも死亡状況調査および解剖検査によってもその原因が同定されない、原則として1歳未満の児に突然の死をもたらした症候群」と定義されています。

　また、「乳幼児突然死症候群（SIDS）は除外診断ではなく一つの疾患単位であり、その診断のためには、乳幼児突然死症候群（SIDS）以外に突然の死をもたらす疾患および窒息や虐待などの外因死との鑑別が必要である」とし、SIDSの除外診断に必要な検査項目や寝返りの状況等の「乳幼児突然死症候群（SIDS）診断のための問診チェックリスト」があります。

❷ 発生頻度と原因

　乳幼児突然死症候群（SIDS）の日本での発症頻度はおよそ出生6,000～7,000人に1人と推定され、生後2ヵ月から6ヵ月に多く、まれに1歳以上で発症することがあります。令和4年には47名の子どもがこの病気で亡くなり、死亡原因の4位になっています。保育施設による死亡は3歳未満が9割以上で、睡眠中に起こる割合は8割以上です。

　症状としては、一見ごく健康に育っているように見える乳児が、何の前触れもなく睡眠中に突然呼吸を停止し死亡します。通常は苦しんだ様子も見られません。原因は不明ですが、低出生体重児、早産児、うつぶせ寝や両親の喫煙・人工栄養児で多いこと、呼吸器の先天的・後天的疾患が関係するのではないかといわれています。また、冬季の早朝から午前中に多いともいわれています。

❸ 予防対策

　SIDSは12月以降の冬季に発症しやすいことから、こども家庭庁は毎年11月を対策強化月間と定め発症率を低くする3つのポイントをポスターやリーフレットを用いて啓発活動を行っています。

①1歳になるまでは、寝かせるときは仰向けに寝かせましょう。
②できるだけ母乳で育てましょう
③たばこをやめましょう。

これを参考に保育園は、入園児や0歳児保護者会で保育中の対策と以下のような家庭での育児環境の留意点を保護者に伝えています。

> ① **1歳になるまでは、仰向けに寝かせる**
> 　SIDSの要因として最もリスクが高いと言われているのがうつぶせ寝です。その原因は、はっきりとはしていませんが、何らかの原因で口腔周囲の酸素の供給が損なわれ、酸欠状態となることや、その結果睡眠中の呼吸と覚醒をコントロールする弓状核（視床下部）に異常をきたし、その反応が起こらず眠り続けるため、SIDSの危険が非常に高まるという説があります。
> ② **たばこはやめましょう**
> 　たばこはSIDS発生の大きな危険因子です。両親が喫煙する場合、喫煙しない場合の約4.7倍の発生率になるとされています。
> ③ **できるだけ母乳で育てる**
> 　母乳で育てられている赤ちゃんの方がSIDSの発生率が低いと報告されています。
> ④ **あたためすぎない**
> 　着せすぎや高温環境によって体温が上昇し、うつ熱状態になると、子どもは体温をそれ以上高くしないように、筋肉を弛緩させ発汗し眠り続けます。その結果呼吸が抑制され、血液中の酸素量が少なくなる低酸素状態となり、命の危険にさらされる可能性があります。
> ⑤ **赤ちゃんをひとりにしない**

② 睡眠中の配慮

平成28年3月「教育・保育施設等における事故防止及び事故発生時のためのガイドライン」が出されました。その中で重大事故が発生しやすい場面として、乳児の睡眠中の窒息リスクが挙げられています。SIDSの発症と合わせて以下の点について気をつけるようにします。

・敷き布団は固めにし、枕や枕タオルを使用しない
・バスタオルを、敷き布団の上に敷かない
・顔や布団の周囲に物を置かない
・よだれかけははずして寝かせる

- 室内の照明は顔色が確認できるような明るさにする
- 温めすぎない（床暖房・ホットカーペットの使用は注意）
- 医学上の理由でうつぶせ寝を勧められている場合以外は、仰向けに寝かせる
- 目が覚めてしまうこともあるが、寝返りした時には仰向けに直す
- 保護者に保育園での予防対策を伝え、家庭でも仰向けで寝るようにしてもらう
- 最近ではICT化により、午睡の見守りサポートとしてセンサーやタブレットによる午睡チェックを行う園もあります

③ 睡眠時の観察

先に述べたSIDSに加えて、3歳未満児の睡眠中の突然死が多いことも報告されています。これらの予防のため、睡眠中の異常の早期発見のために、定期的な観察が必要です。また、観察したことは、記録に残します。

参考：小保内俊雅他　保育施設で発生した死亡事案　日本小児科学会雑誌118巻11号1628-1635（2014）

❶ 睡眠時のチェック方法

・呼吸確認・体に触れて反応をみる・顔色/唇の色の確認・上向き/横向き/うつ伏せの体位の確認・うつ伏せのときは仰向けに直す。直したことも記録する

　東京都では、0歳児は5分ごと、1～2歳児は10分ごとの観察を推奨しています。3歳児以上の観察の基準は示されていませんが、15分ごとなどの丁寧な観察が望ましいと考えます。

❷ 配慮すること

　SIDSの呼吸停止時は非常に静かなことが多く、寝ていると思えるくらいです。近くにいてもわからないため、触れての反応確認も大切です。顔色が必ず確認できる明るさが必要です。0歳児では、入園後の1週間が起こりやすく、約1カ月間は特に注意が必要といわれています。

　子どもが寝ているときは、職員が必ず付き添います。

　無呼吸や急変時の対応ができるよう、職員は心肺蘇生法を受講しておきます。役割分担ができるよう職員間でシミュレーション訓練もしておきます。特に、年度初めは観察の重要性や対応について、再確認しておきます。

❸ 睡眠時の異常を発見したとき

①すぐに呼びかけ、肩や足裏を刺激して反応を確認する。
②大声でほかの職員に知らせ、119番に通報、同時に保護者に連絡をとる。

③口腔内に異物がないか確認し、気道を確保し心肺蘇生法を実施する。
④ほかの子どもたちに配慮しながら、全員で協力して救護に努める。
参考：乳幼児突然死症候群（SIDS）診断ガイドライン 第2版 厚生労働省

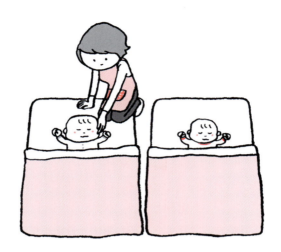

■＜睡眠時個別チェック表（0歳児）＞

月　　日　　曜日　　天気（　　）

氏名＼時	7 室温（　）湿度（　）												8 室温（　）湿度（　）											
	00	05	10	15	20	25	30	35	40	45	50	55	00	05	10	15	20	25	30	35	40	45	50	55
○○○○			13 山田	↑ 木下	↑ 木下	Ⓘ 木下	↑ 木下	28 木下																
○○○○	00 07 山田	05 ↑ 山田	10 ↑ 山田	15 → 木下	20 → 木下	25 ↑ 木下	30 ↑ 木下	35 33 木下	40	45	50	55												

　睡眠：仰向け……↑　　横向き……←　→　　うつ伏せ……↓
　うつ伏せ寝から仰向け寝に交換した……○で囲む（記号を決める）
　山田／木下……観察者サイン（例）

※0～2歳児は個別チェック表に記入する。
※3～5歳児は個別に観察し、記入は全体のチェック表に記入する。
※1～2歳児クラスの新入園児は入園後1ヵ月は5分毎にチェックする。
参考：東京都福祉保健局『保育施設における睡眠中の事故防止及び救急対応策の徹底について（通知）』
　　　・乳幼児突然死症候群（SIDS）の予防及び睡眠中の事故防止
　　　・睡眠チェックリスト
参考：『保育園の健康教育』睡眠時の事故予防　職員に向けて（P48）

職員健康診断

　職員の健康管理は、自らの健康を守ると同時に、ほかの職員や利用者である園児を守るためにも必要不可欠です。雇用者（施設）または業務依頼された職員は、新採用職員に自分自身の健康が業務に与える影響、とくに保育園の園児に与える影響を認識する必要があること、1年以内ごと1回の健康診断が義務づけられていることを説明しなければなりません（労働安全衛生法第66条）。

　職員の健康管理を任された担当者は、健康診断の計画を立て、実施上の注意などを対象者に伝えます。

① 雇入時の健康診断（労働安全衛生規則第43条）

　雇用者は、職員を雇用した際に健康診断を行うことが義務づけられています。雇入前3ヵ月の間に健康診断を受けてもらいます。

1　既往歴および業務歴の調査（喫煙歴・服薬歴の聴取を含む）
2　自覚症状および他覚症状の有無の検査
3　身長、体重、腹囲、視力および聴力の検査
4　胸部エックス線検査
5　血圧の測定
6　貧血検査（赤血球数、血色素量）
7　肝機能検査（GOT、GPT、γ-GTP）
8　血中脂質検査（LDLコレステロール、HDLコレステロール、血清トリグリセライド）
9　血糖検査
10　尿検査（尿中の糖および蛋白の有無）
11　心電図検査（安静時心電図）
　※雇入時の健康診断では、検査項目の省略は認められない

② 定期健康診断（労働安全衛生規則第44条）

　1年以内ごとに1回定期的に健康診断を行うことが義務づけられています。

1　既往歴および業務歴の調査（喫煙歴・服薬歴の聴取を含む）
2　自覚症状および他覚症状の有無の検査
3　身長（★）、体重、腹囲（★）、視力および聴力の検査
4　胸部エックス線検査（★）および喀痰検査（★）
5　血圧測定

4月／職員指導

6　貧血検査（赤血球数、血色素量）（★）
7　肝機能検査（GOT、GPT、γ－GTP）（★）
8　血中脂質検査(LDLコレステロール、HDLコレステロール、血清トリグリセライド)（★）
〔LDLコレステロールの評価法は、フリードワルド式によって総コレステロールから求める方法、又はLDLコレステロール直接測定法による〕*
9　血糖検査（★）
〔空腹時血糖・随時血糖（食事開始時から3.5時間未満を除く）・ヘモグロビンA1cいずれかによる〕*
10　尿検査（尿中の糖および蛋白の有無の検査）
〔医師が必要と認めた場合は、血清クレアチニン検査の追加が望まれる〕*
11　心電図検査（★）

　労働安全衛生規則第44条第2項により、定期健康診断において、健康状態の経時的な変化や自覚症状・他覚症状等により医師が省略可能と判断した場合は（★）の診断項目を省略することができます。以下のサイトを参照してください。

＊平成30年4月より適応
　参考：厚生労働省労働基準局長『定期健康診断等における診断項目の取扱い等について』
　https://www.mhlw.go.jp/file/06-Seisakujouhou-11200000-Roudoukijunkyoku/0000194626.pdf
　厚生労働省・都道府県労働局・労働基準監督署『労働安全衛生法に基づく定期健康診断等の診断項目の取扱いが一部変更になります』
　https://www.mhlw.go.jp/file/06-Seisakujouhou-11200000-Roudoukijunkyoku/0000194701.pdf
＊身長については、20歳以上の者は省略できるが、生活習慣病対策としてBMI(Body Mass Index)を計算するために全員を測定することが望ましい。
＊聴力検査は1,000ヘルツおよび4,000ヘルツの純音を用いるオージオメーターを使用するのが原則であるが、45歳未満（35歳、40歳を除く）については医師が適当と認める聴力検査方法によることができる。
　参考：厚生労働省労働基準局長「定期健康診断等における血糖検査の取扱いについて」

③ パート・アルバイト職員に対する健康診断

　パート・アルバイト職員についても、次の1～3までのいずれかに該当し、かつ1週間の所定労働時間が同種の業務に従事する通常の労働者の4分の3以上であるときは、健康診断を実施する必要があります。

　なお、4分の3未満であっても、1週間の所定労働時間が、同種の業務に従事する通常の労働者の概ね2分の1以上であるときは、健康診断を実施することが望ましいとされています。

> 1．雇用期間の定めのない者
> 2．雇用期間の定めはあるが、契約の更新により1年以上使用される予定の者
> 3．雇用期間の定めはあるが、契約の更新により1年以上引き続き使用されている者

　事業所の保険証を持っていないパート職員は、自治体の健診や扶養健診を利用して受けてもらい、年一回、健診結果の提出をお願いしましょう。
　乳幼児施設は、まだBCGを受けていない0歳児を預かっているので、最低でも胸部エックス線検査は年一回の管理が望ましいです。

④ 結核健康診断

　一般健康診断で結核発病のおそれがあると診断された者について、その健康診断を受けてからおおむね6ヵ月以内に次の項目の健康診断をおこなわなければなりません。
・胸部エックス線検査（直接撮影）および喀痰検査
・聴診、打診その他必要な検査。ただし、聴診、打診については、医師が必要でないと認める時は省略することができる

　児童福祉施設職員は結核に易感染性の乳幼児を対象の業務に従事しているので、結核に対する注意は特に重要です。

⑤ 給食従事者の検便（労働安全衛生規則第47条）

　施設付属の食堂、調理場で給食業務に従事する者に対して、雇入れまたは配置換えの際、検便による健康診断を義務づけています（P54参照）。

⑥ その他の健康診断

　各施設が独自の判断に基づき職員に対して必要と考えられる健康診断を、費用の全部または一部を負担して行っているものがあります。

　中高年齢層に対しては、現在の疾病構造を反映した健診、胃・肺・乳房・子宮・大腸がん等のがん健診、肝臓・胆嚢・膵臓を対象にした腹部超音波検査、より精密な肝機能検査や血糖検査、眼底検査等、本人の取捨選択で行っています。

⑦ 健康診断の事後処置

　健康診断の結果については、事業所宛に送られてきた結果は異常所見の有無にかかわらず速やかに本人に結果を渡します。結果は個人で受けた場合も速やかに提出してもらいます。健診結果に異常所見のある職員には、園医に相談したり、主治医を受診してもらい、自主的に健康管理を行えるよう指導します。

　健診結果は、個人別に記録し管理します。再検査や精密検査の結果は、本人の了承を得て記録します。いずれの健康診断も、その結果記録は、5年間保存しなければなりません。

⑧ 衛生管理者と安全衛生推進者について

　常時50人以上の労働者を使用する事業所は、専任の衛生管理者の配置が義務づけられています。衛生管理者は、定期健康診断後、異常所見のある職員の結果を産業医に報告し指導を受け、その結果報告書を所轄労働基準監督署長へ提出しなければなりません。

　常時使用する労働者が10人以上50人未満の事業場（安全管理者・衛生管理者の選任を要する事業場以外の事業場において）では、安全衛生推進者を専任しなければなりませんが、衛生管理者とは異なり、労働基準監督署への報告書の提出義務はありません。

⑨ プライバシーの保護

　個々の職員の健康に関する情報は、個人のプライバシーであり、個人情報保護法からその知り得た職員の心身に関する情報を、絶対に漏らしてはなりません。特に就業上の措置にあたっては、関係者への情報は必要最小限にとどめる必要があります。

⑩ストレスチェック制度（労働安全衛生法第66条の10）

　労働者が50人以上いる事業所では、年1回全ての労働者に対してストレスチェックの実施が義務付けられました。但し、契約期間が1年未満の労働者や労働時間が通常の所定労働時間の4分の3未満の短時間労働者は義務の対象外です。

　自分のストレスの状態を知ることで、ストレスをためすぎないように対処したり、ストレスが高い場合は、医師の面接を受けて助言をもらったり、会社側に仕事の軽減などの措置を実施してもらったり、職場の改善につなげたりすることで、「うつ」などのメンタルヘルス不調を未然に防止するための仕組みです。

　　　　　　　　　　　参考：『厚生労働省　ストレスチェック制度導入マニュアル』

　ほとんどの保育園には50人を超える労働者はいないので、ストレスチェック制度の対象外ではないかと思います。しかし、人を相手にする職場ですのでストレスを抱え心身に不調をきたす職員も少なくありません。看護職が配置されている場合はこれらの問題に対応する場合もありますが、園長、園医、本人との話し合い等、事業所としての対応を考えておくと良いでしょう。

⑪その他

　保育園職員はおんぶや抱っこをすることが多く、職業病としての腰痛、頸肩腕症候群等の予防対策も大切です。また、精神保健上の健康管理として、セルフケア（職員がみずから行うストレスへの気づきと対処）の知識と情報提供、自主的な相談に応じられる体制を整備する必要があり、心の健康づくりが重要です。

　職員の健康診断は、労働安全衛生法にも義務づけられていますが、児童福祉施設の設備及び運営に関する基準・学校保健安全法・学校保健安全法施行規則においても定められています。

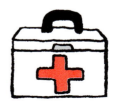

腸内細菌検査

　子どもは感染性疾患や食中毒に対する抵抗力が弱く、給食における衛生管理は、非常に重要です。食事を介した感染症予防対策の一環として、調理・調乳および食事介助をおこなう職員（臨時職員を含む）は、関係法令等にのっとり、毎月1回以上の検便を実施し、細菌感染の有無を確認します。

① 検査項目

　サルモネラ菌属・赤痢菌・腸管出血性大腸菌血清型O157等の検査を行います。
　実施回数・検査項目・検査機関等詳細については、地域により異なりますので、管轄保健所等に確認しましょう。大量調理施設（同メニューを1回300食以上、または1日750食以上を提供する調理施設）においては、必要に応じて10月から3月にはノロウイルスの検査を含めることとあります。
　また、検便による細菌検査の実施対象は、保育園によって様々です。
　看護職は、毎月検査提出日を設け、実施漏れのないよう取りまとめます。

② 陽性となった場合

・陽性判定が出た場合は管轄保健所に報告し、対応を確認します。
・陽性判定者には、速やかに医療機関で検査・治療を受けるよう指導します。
・出勤の可否については、医師の指示に従います。
・治療後の再検査で陰性と診断されるまでの間は、調理業務、食事介助は行わないよう配慮します。

腸内細菌検査に関する関係法令と条文

a. 児童福祉法第630条第12項（厚生労働省）
「炊事従業員には、炊事に不適当な伝染性の疾病に罹っている者を従事させないこと。」

b. 大量調理施設衛生管理マニュアル（厚生労働省平成9年衛食第85号別添）
「調理従事者等は臨時職員も含め、定期的な健康診断及び月に1回以上の検便を受けること。検便検査には、腸管出血性大腸炎の検査を含めること。また、必要に応じて10月から3月にはノロウィルスの検査を含めること。」

c. 学校給食衛生管理基準（文部科学省学校給食法第9条）
「検便は、赤痢・サルモネラ菌属・腸管出血性大腸菌血清型O-157・その他必要な細菌等について、毎月2回以上実施すること。」

食物アレルギーの対応

　食物アレルギーとは、食べたり、触ったり、吸い込んだりした食物に対して、からだを守るはずの免疫システムが過剰に反応して、からだに何らかの異常な症状が現れる病態で、その多くは食物に含まれるたんぱく質が原因で起こります。食べてから症状が現れるまでの時間で、即時型と非即時型（遅延型）に分けられます。保育園では、原因物質を食べて2時間以内（主に30分以内）に、症状が現れる即時型の緊急の対応が求められます。

① 原因食材

　乳幼児では、鶏卵・牛乳・小麦が多く三大アレルゲンと言われていましたが、近年木の実（クルミ・カシューナッツなど）類が増加しています。その他に、落花生、魚卵、ソバ、果物類、甲殻類（エビ、カニ）などもあります。
参考：消費者庁『即時型食物アレルギーによる健康被害に関する全国実態調査』

② 食物アレルギーの症状（P58を参照してください）

③ 食物アレルギー児の対応

　保護者から、子どもに食物アレルギーがあり食物の除去希望の申し出がある時は、主治医が記入した生活管理指導表（P58、59）を提出してもらいます。それを基に、保護者、担任、栄養士、看護職、主任又は園長で面談を行い、対応の確認をします。対応が決定したら、全職員に周知徹底します。

④ アナフィラキシーとは

　アレルギー症状がひとつの症状にとどまらず、皮膚、呼吸器、消化器、循環器、神経など複数の臓器に急激に強く現れる場合をいいます。
　アナフィラキシー患者の90％以上に皮膚症状が認められ、以下、粘膜、呼吸器、消化器の順で合併症が現れる傾向があります。アナフィラキシーの重症度は、その症状によって大きく3段階に分けられます（「F 症状チェックシート」P69参照）。

食物アレルギーの症状

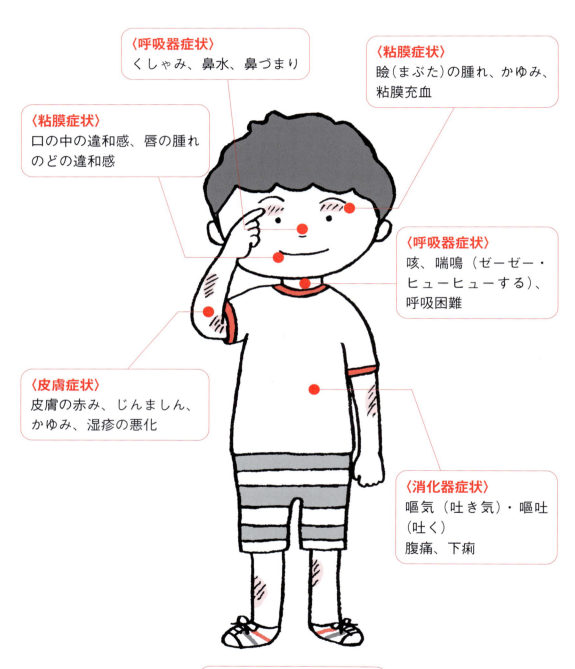

〈呼吸器症状〉
くしゃみ、鼻水、鼻づまり

〈粘膜症状〉
瞼（まぶた）の腫れ、かゆみ、粘膜充血

〈粘膜症状〉
口の中の違和感、唇の腫れ、のどの違和感

〈呼吸器症状〉
咳、喘鳴（ゼーゼー・ヒューヒューする）、呼吸困難

〈皮膚症状〉
皮膚の赤み、じんましん、かゆみ、湿疹の悪化

〈消化器症状〉
嘔気（吐き気）・嘔吐（吐く）
腹痛、下痢

〈全身症状〉
元気がなくなる、ぐったり、意識消失

参考：東京都福祉保健局『保育園・幼稚園・学校における食物アレルギー対応ガイドブック』

職員指導／4月

保育所におけるアレルギー疾患生活管理指導表

〈表面〉

(参考様式) ※「保育所におけるアレルギー対応ガイドライン」(2019年改訂版)
保育所におけるアレルギー疾患生活管理指導表（食物アレルギー・アナフィラキシー・気管支ぜん息） 提出日 　年　月　日

名前　　　　　男・女　　年　月　日生（　歳　ヶ月）　　　組

※この生活管理指導表は、保育所の生活において特別な配慮や管理が必要となった子どもに限って、医師が作成するものです。

食物アレルギー・アナフィラキシー（あり・なし）

病型・治療

A. 食物アレルギー病型
1. 食物アレルギーの関与する乳児アトピー性皮膚炎
2. 即時型
3. その他（新生児・乳児消化管アレルギー・口腔アレルギー症候群・食物依存性運動誘発アナフィラキシー・その他：　　）

B. アナフィラキシー病型
1. 食物（原因：　　　　）
2. その他（医薬品・食物依存性運動誘発アナフィラキシー・ラテックスアレルギー・昆虫・動物のフケや毛）

C. 原因食品・除去根拠　該当する食品の番号に○をし、かつ《 》内に除去根拠を記載
1. 鶏卵
2. 牛乳・乳製品
3. 小麦
4. ソバ
5. ピーナッツ
6. 大豆
7. ゴマ
8. ナッツ類*（すべて・クルミ・カシューナッツ・アーモンド　　）
9. 甲殻類*（すべて・エビ・カニ　　）
10. 軟体類・貝類*（すべて・イカ・タコ・ホタテ・アサリ　　）
11. 魚卵*（すべて・イクラ・タラコ　　）
12. 魚類*（すべて・サバ・サケ　　）
13. 肉類*（鶏肉・牛肉・豚肉　　）
14. 果物類*（キウイ・バナナ　　）
15. その他（　　　　）
 　　　　　　　　　　［除去根拠］該当するもの全てを《 》内に番号を記載
 　　　　　　　　　　①明らかな症状の既往
 　　　　　　　　　　②食物負荷試験陽性
 　　　　　　　　　　③IgE抗体等検査結果陽性
 　　　　　　　　　　④未摂取
「*」は（ ）の中の該当する項目に○をするか具体的に記載すること

D. 緊急時に備えた処方薬
1. 内服薬（抗ヒスタミン薬、ステロイド薬）
2. アドレナリン自己注射薬「エピペン®」
3. その他（　　　　）

保育所での生活上の留意点

A. 給食・離乳食
1. 管理不要
2. 管理必要（管理内容については、病型・治療のC欄及び下記C.E欄を参照）

B. アレルギー用調製粉乳
1. 不要
2. 必要　下記該当ミルクに○、又は（ ）内に記入
 ミルフィーHP・ニューMA-1・MA-mi・ペプディエット・エレメンタルフォーミュラ
 その他（　　　　）

C. 除去食品においてより厳しい除去が必要なもの
病型・治療のC欄で○をつけた食品のうち、より厳しい除去が必要なものにのみ○をつける
※本欄に○がついた場合、該当する食品を使用した料理については、給食対応が困難となる場合があります。
1. 鶏卵：　卵殻カルシウム
2. 牛乳・乳製品：　乳糖
3. 小麦：　醤油・酢・麦茶
4. 大豆：　大豆油・醤油・味噌
5. ゴマ：　ゴマ油
6. 魚類：　かつおだし・いりこだし
7. 肉類：　エキス

D. 食物・食材を扱う活動
1. 管理不要
2. 原因食品を教材とする活動の制限（　　）
3. 調理活動時の制限（　　）
4. その他（　　）

E. 特記事項
（その他に特別な配慮や管理が必要な事項がある場合には、医師が保護者と相談のうえ記載。対応内容は保育所が保護者と相談のうえ決定）

記載日　　　　　年　月　日
医師名
医療機関名
電話

気管支ぜん息（あり・なし）

病型・治療

A. 症状のコントロール状態
1. 良好
2. 比較的良好
3. 不良

B. 長期管理薬（短期追加治療薬を含む）
1. ステロイド吸入薬
 剤形：
 投与量（日）：
2. ロイコトリエン受容体拮抗薬
3. DSCG吸入薬
4. ベータ刺激薬（内服・貼付薬）
5. その他（　　　　）

C. 急性増悪（発作）治療薬
1. ベータ刺激薬吸入
2. ベータ刺激薬内服
3. その他（　　　　）

D. 急性増悪（発作）時の対応（自由記載）

保育所での生活上の留意点

A. 寝具に関して
1. 管理不要
2. 防ダニシーツ等の使用
3. その他の管理が必要（　　）

B. 動物との接触
1. 管理不要
2. 動物への反応が強いため不可
 動物名（　　　　）
3. 飼育活動等の制限（　　）

C. 外遊び、運動に対する配慮
1. 管理不要
2. 管理必要（管理内容：　　　　）

D. 特記事項
（その他に特別な配慮や管理が必要な事項がある場合には、医師が保護者と相談のうえ記載。対応内容は保育所が保護者と相談のうえ決定）

記載日　　　　　年　月　日
医師名
医療機関名
電話

●保育所における日常の取り組み及び緊急時の対応に活用するため、本表に記載された内容を保育所の職員及び消防機関・医療機関等と共有することに同意しますか。
・同意する
・同意しない
　　　　　　　　　　　　　　　保護者氏名

緊急連絡先
★保護者
電話：
★連絡医療機関
医療機関名：
電話：

4月／職員指導

〈裏面〉

(参考様式) ※「保育所におけるアレルギー対応ガイドライン」(2019年改訂版)
保育所におけるアレルギー疾患生活管理指導表（アトピー性皮膚炎・アレルギー性結膜炎・アレルギー性鼻炎）

名前 _____　男・女　___年___月___日生（___歳___ヶ月）　___組　提出日　___年___月___日

※この生活管理指導表は、保育所の生活において特別な配慮や管理が必要となった子どもに限って、医師が作成するものです。

アトピー性皮膚炎（あり・なし）

病型・治療

A. 重症度のめやす（厚生労働科学研究班）
1. 軽症：面積に関わらず、軽度の皮疹のみみられる。
2. 中等症：強い炎症を伴う皮疹が体表面積の10％未満にみられる。
3. 重症：強い炎症を伴う皮疹が体表面積の10％以上、30％未満にみられる。
4. 最重症：強い炎症を伴う皮疹が体表面積の30％以上にみられる。
※軽度の皮疹：軽度の紅斑、乾燥、落屑中心の病変
※強い炎症を伴う皮疹：紅斑、丘疹、びらん、浸潤、苔癬化などを伴う病変

B-1. 常用する外用薬
1. ステロイド軟膏
2. タクロリムス軟膏（「プロトピック®」）
3. 保湿剤
4. その他（　　　）

B-2. 常用する内服薬
1. 抗ヒスタミン薬
2. その他（　　　）

C. 食物アレルギーの合併
1. あり
2. なし

保育所での生活上の留意点

A. プール・水遊び及び長時間の紫外線下での活動
1. 管理不要
2. 管理必要

B. 動物との接触
1. 管理不要
2. 動物への反応が強いため不可
動物名（　　　）
3. 飼育活動等の制限（　　　）

C. 発汗後
1. 管理不要
2. 管理必要（管理内容：　　　）
3. 夏季シャワー浴
（施設で可能な場合）

D. 特記事項
（その他に特別な配慮や管理が必要な事項がある場合には、医師が保護者と相談のうえ記載。対応内容は保育所が保護者と相談のうえ決定）

記載日　　　年　　月　　日
医師名
医療機関名
電話

アレルギー性結膜炎（あり・なし）

病型・治療

A. 病型
1. 通年性アレルギー性結膜炎
2. 季節性アレルギー性結膜炎（花粉症）
3. 春季カタル
4. アトピー性角結膜炎
5. その他（　　　）

B. 治療
1. 抗アレルギー点眼薬
2. ステロイド点眼薬
3. 免疫抑制点眼薬
4. その他（　　　）

保育所での生活上の留意点

A. プール指導
1. 管理不要
2. 管理必要（管理内容：　　　）
3. プールへの入水不可

B. 屋外活動
1. 管理不要
2. 管理必要（管理内容：　　　）

C. 特記事項
（その他に特別な配慮や管理が必要な事項がある場合には、医師が保護者と相談のうえ記載。対応内容は保育所が保護者と相談のうえ決定）

記載日　　　年　　月　　日
医師名
医療機関名
電話

アレルギー性鼻炎（あり・なし）

病型・治療

A. 病型
1. 通年性アレルギー性鼻炎
2. 季節性アレルギー性鼻炎（花粉症）
主な症状の時期：春、夏、秋、冬

B. 治療
1. 抗ヒスタミン薬・抗アレルギー薬（内服）
2. 鼻噴霧用ステロイド薬
3. 舌下免疫療法
4. その他（　　　）

保育所での生活上の留意点

A. 屋外活動
1. 管理不要
2. 管理必要（管理内容：　　　）

B. 特記事項
（その他に特別な配慮や管理が必要な事項がある場合には、医師が保護者と相談のうえ記載。対応内容は保育所が保護者と相談のうえ決定）

記載日　　　年　　月　　日
医師名
医療機関名
電話

●保育所における日常の取り組み及び緊急時の対応に活用するため、本表に記載された内容を保育所の職員及び消防機関・医療機関等と共有することに同意しますか。
・同意する
・同意しない

保護者氏名 _____

厚生労働省「保育所におけるアレルギー対応ガイドライン（2019年改訂版）」参照

⑤ アナフィラキシーショックとは

　アナフィラキシー症状のなかでも血圧が急激に下がり、ぐったりするなどの状態をアナフィラキシーショックと呼び、生命の危険をともないます。

❶ アナフィラキシーショック発症時の対応
①大声で人を呼び、救急車を要請する。
②処方されているエピペンがあれば、直ちに使用する。
③安静にして仰向けまたは側臥位に寝かせ、足を15～30センチ高くする。
④意識がはっきりしないときは、絶えず顔色に注意しながら、経過を観察する。
<small>注意：すぐ移動させる必要がある場合でも、横向きに抱っこか、担架で運び、頭を低くする。背負ったり、縦抱きで移動しない。</small>
⑤必要に応じて心肺蘇生法を実施する。

❷ エピペン（アドレナリン自己注射薬）とは

　アナフィラキシー症状を緩和するために、自己注射して使用するアナフィラキシー補助治療薬ですが、保育園児は自分では注射できないので、看護職または職員が保護者に代わって注射します。薬の効果は、5分以内に認められ、持続時間は10分程度です。この間に、救急車で医療機関に搬送することが大切です。使用したエピペン容器は必ず医療機関に持参します。

●使用するタイミング
・重篤なアナフィラキシー歴があり、その原因食物を誤食し違和感を認めたとき
・アナフィラキシー出現時（とりわけ呼吸困難や意識障害）

●エピペンを使用すべき13の症状

　平成25年7月、日本小児アレルギー学会は、エピペンが処方されている患者で、アナフィラキシーショックを疑う場合、下記の症状がひとつでもあれば使用すべきとの、症状の一覧表を作成し発表しました。

■エピペンを使用すべき13の症状

消化器	◆くり返し吐き続ける ◆持続する強いおなかの痛み
呼吸器	◆のどや胸が締めつけられる ◆声がかすれる ◆犬がほえるようなせき ◆持続する強いせき込み ◆ゼーゼーする呼吸 ◆息がしにくい

全身	◆唇や爪が青白い ◆脈が触れにくい・不規則 ◆意識がもうろうとしている ◆ぐったりしている ◆尿や便を漏らす

（日本小児アレルギー学会2013年7月）

❸ エピペンを預かる場合

　徐々にエピペンを預かる保育園が増えてきています。その時のために預かる際の書式作成やエピペンの扱い方を含むアレルギーの研修を全職員が受けておくようにしましょう。

　エピペン使用のシミュレーション動画があります。
　　独立行政法人　環境再生保全機構
　　　　　　　　　TEL　044－520－9567
　　　　　　　　　FAX　044－520－2134
　　ホームページ　https://erca.r-cms.jp

● エピペンの保管

　使用期限を確認してわかりやすく表示し、室温15～30度の場所で保管します。保管場所は職員全員が把握しておきましょう。

⑥ 食物アレルギー緊急時の対応

❶ 緊急時への備え

● 職員の役割分担──緊急時に各職員が具体的に何をするかを決めておきます。

職員	おもな役割
管理者（園長、主任）	職員へ対応の指示 保護者へ連絡、救急車要請
看護職	症状対応と状態観察および記録 主治医、園医への連絡
担任等	周囲の子どもへの対応 看護職などの補助

● 緊急時個別対応カードの作成

　アナフィラキシーの既往がある場合や誤食時の内服薬、エピペンが処方されている場合は、慌てずに対応できるように、緊急時個別対応カードを作成しましょう。カードには、発症時の症状、経過、指示されている薬の内容、保護者の連絡先、かかっている医療機関の電話番号、診察券番号、誤食時の対応等を記載します。

　作成する前に、保護者・担任・栄養士・看護職、主任又は園長で対応を確認します。「食物アレルギー緊急時対応マニュアル　東京都2018年3月版」（P63～69）や、「保育所におけるアレルギー対応ガイドライン（厚生労働省）」を参照します。

● 記録用紙の作成

受診時、記録用紙を医療機関に持参します。

症状チェックシート（P69）、緊急時個別対応票（P70）や時間が記入できる緊急時対応経過記録票（P71）を参照に、各園で使いやすい記録票を作成してもよいでしょう。

❷ 緊急時の動き

緊急時個別対応カード（園長、看護職、担任がそれぞれに保管）にそって、対応を進めます。

第1段階：初期対応

誤食を発見したり、アレルギー症状が現れ始めた子どもを発見した者は、初期対応（口に入れたものを取り除く、うがいをする、手を洗う）をすぐに実施する。

第2段階：応援体制の確保

園長の不在時は主任に連絡を入れ、速やかに保健室に横抱きで運ぶ（歩かせてはいけない）。

第3段階：症状レベルによる対応の実施

症状にそった対応を実施。経過記録票に記録する。

保育園の誤食の予防対策例

・除去食は、色分けトレイやボックスを使用する
・除去食児のテーブルと椅子は、専用か定位置にする
・除去食のテーブル拭きは、色を別にする
・担任、栄養士、調理師で月末に翌月のメニューを確認する
・給食室は毎朝、ミーティングで献立を確認する
・保育室へ配膳前、調理師と栄養士で除去食のチェックをする
・毎日、配膳時に担任は声をかけ合う
・職員教育として、職員は、アレルギーについて、症状と対応を理解する
・新人オリエンテーション時、アレルギーの症状と対応を説明
・年度はじめ、食物アレルギー除去食対象児と内容を全職員で確認する
・その後も個別対応・指示が出たときは、その都度、全職員で確認する
・保育園によっては、アレルゲンを含まない食材を使った給食を全員に提供しているところもある

⑦ 食物アレルギー緊急時対応マニュアル

　東京都から「食物アレルギー緊急時対応マニュアル 2022年1月版」が発行されています。職員全員で役割分担や分担内容を確認し、シミュレーションを行なっておきましょう。以下P70までの内容が、「保育施設等向け食物アレルギー 緊急時対応ガイダンス」（東京都保健医療局 東京都アレルギーnavi.）で公開されています。

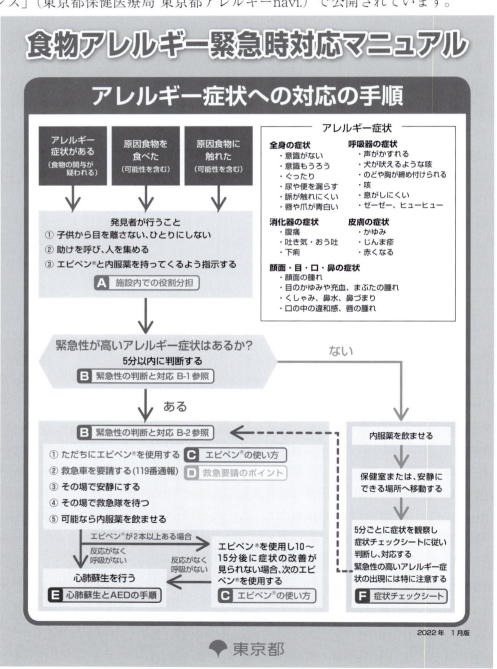

職員指導／4月

A　施設内での役割分担

◆各々の役割分担を確認し事前にシミュレーションを行う

管理・監督者（園長・校長など）
- ☑ **現場に到着次第、リーダーとなる**
- ☐ それぞれの役割の確認および指示
- ☐ エピペン®の使用または介助
- ☐ 心肺蘇生やAEDの使用

発見者「観察」
- ☑ **子供から離れず観察**
- ☑ **助けを呼び、人を集める（大声または、他の子供に呼びに行かせる）**
- ☐ 教員・職員A、Bに「準備」「連絡」を依頼
- ☐ 管理者が到着するまでリーダー代行となる
- ☐ エピペン®の使用または介助
- ☐ 薬の内服介助
- ☐ 心肺蘇生やAEDの使用

教員・職員A「準備」
- ☐ 「食物アレルギー緊急時対応マニュアル」を持ってくる
- ☐ エピペン®の準備
- ☐ AEDの準備
- ☐ 内服薬の準備
- ☐ エピペン®の使用または介助
- ☐ 心肺蘇生やAEDの使用

教員・職員B「連絡」
- ☑ **救急車を要請する（119番通報）**
- ☐ 管理者を呼ぶ
- ☐ 保護者への連絡
- ☐ さらに人を集める（校内放送）

教員・職員C「記録」
- ☐ 観察を開始した時刻を記録
- ☐ エピペン®を使用した時刻を記録
- ☐ 内服薬を飲んだ時刻を記録
- ☐ 5分ごとに症状を記録

教員・職員D～F「その他」
- ☐ 他の子供への対応
- ☐ 救急車の誘導
- ☐ エピペン®の使用または介助
- ☐ 心肺蘇生やAEDの使用

「保育施設等向け食物アレルギー 緊急時対応ガイダンス」
（東京都保健医療局 東京都アレルギーnavi.）

4月／職員指導

B 緊急性の判断と対応

◆アレルギー症状があったら5分以内に判断する！
◆迷ったらエピペン®を打つ！ ただちに119番通報をする！

B-1 緊急性が高いアレルギー症状

【全身の症状】
- ☐ ぐったり
- ☐ 意識もうろう
- ☐ 尿や便を漏らす
- ☐ 脈が触れにくいまたは不規則
- ☐ 唇や爪が青白い

【呼吸器の症状】
- ☐ のどや胸が締め付けられる
- ☐ 声がかすれる
- ☐ 犬が吠えるような咳
- ☐ 息がしにくい
- ☐ 持続する強い咳き込み
- ☐ ゼーゼーする呼吸
 （ぜん息発作と区別できない場合を含む）

【消化器の症状】
- ☐ 持続する強い（がまんできない）お腹の痛み
- ☐ 繰り返し吐き続ける

1つでもあてはまる場合

B-2 緊急性が高いアレルギー症状への対応

① ただちにエピペン®を使用する！
　→ C エピペン®の使い方
② 救急車を要請する（119番通報）
　→ D 救急要請のポイント
③ その場で安静にする（下記の体位を参照）
　立たせたり、歩かせたりしない！
④ その場で救急隊を待つ
⑤ 可能なら内服薬を飲ませる

◆エピペン®を使用し10～15分後に症状の改善が見られない場合は、次のエピペン®を使用する（2本以上ある場合）
◆反応がなく、呼吸がなければ心肺蘇生を行う → E 心肺蘇生とAEDの手順

ない場合

内服薬を飲ませる
↓
保健室または、安静にできる場所へ移動する
↓
5分ごとに症状を観察し症状チェックシートに従い判断し、対応する
緊急性の高いアレルギー症状の出現には特に注意する

F 症状チェックシート

安静を保つ体位

ぐったり、意識もうろうの場合

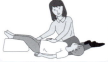

血圧が低下している可能性があるため仰向けで足を15～30cm高くする

吐き気、おう吐がある場合

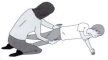

おう吐物による窒息を防ぐため、体と顔を横に向ける

呼吸が苦しく仰向けになれない場合

呼吸を楽にするため、上半身を起こし後ろに寄りかからせる

C エピペン®の使い方

◆それぞれの動作を声に出し、確認しながら行う

① ケースから取り出す

ケースのカバーキャップを開けエピペン®を取り出す

② しっかり握る
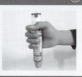
オレンジ色のニードルカバーを下に向け、利き手で持つ

"グー"で握る！

③ 安全キャップを外す

青い安全キャップを外す

④ 太ももに注射する
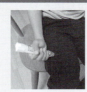
太ももの外側に、エピペン®の先端（オレンジ色の部分）を軽くあて、"カチッ"と音がするまで強く押しあてそのまま5つ数える

注射した後すぐに抜かない！
押しつけたまま5つ数える！

⑤ 確認する

使用前 使用後

エピペン®を太ももから離しオレンジ色のニードルカバーが伸びているか確認する

伸びていない場合は「④に戻る」

⑥ マッサージする

打った部位を10秒間、マッサージする

介助者がいる場合
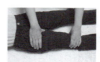

介助者は、子供の太ももの付け根と膝をしっかり抑え、動かないように固定する

注射する部位
- 衣類の上から、打つことができる
- 太ももの付け根と膝の中央部で、かつ真ん中（Ⓐ）よりやや外側に注射する

仰向けの場合
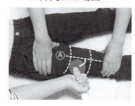

座位の場合
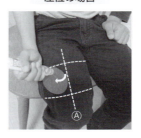

4月／職員指導

D 救急要請（119番通報）のポイント

◆あわてず、ゆっくり、正確に情報を伝える

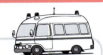

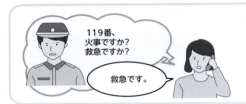

① 救急であることを伝える

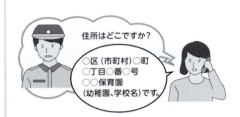

② 救急車に来てほしい住所を伝える

　住所、施設名をあらかじめ記載しておく

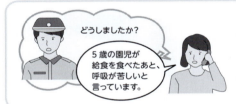

③ 「いつ、だれが、どうして、現在どのような状態なのか」をわかる範囲で伝える

　エピペン®の処方やエピペン®の使用の有無を伝える

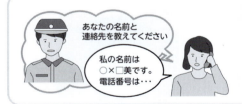

④ 通報している人の氏名と連絡先を伝える

　119番通報後も連絡可能な電話番号を伝える

※向かっている救急隊から、その後の状態確認等のため電話がかかってくることがある
・通報時に伝えた連絡先の電話は、常につながるようにしておく
・その際、救急隊が到着するまでの応急手当の方法などを必要に応じて聞く

E 心肺蘇生とAEDの手順

◆強く、速く、絶え間ない胸骨圧迫を！
◆救急隊に引き継ぐまで、または子供に普段通りの呼吸や目的のある仕草が認められるまで心肺蘇生を続ける

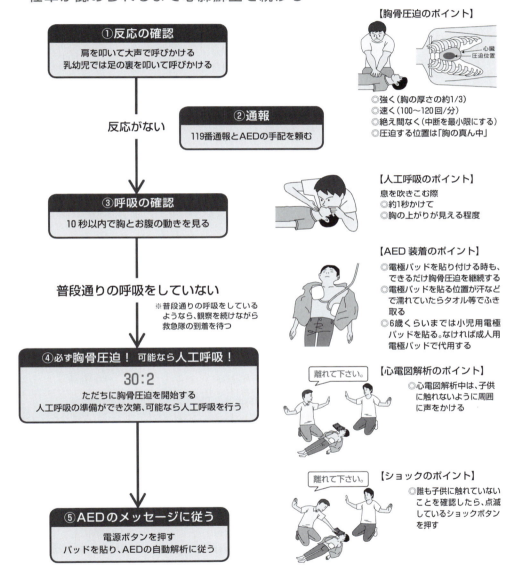

4月／職員指導

F 症状チェックシート

◆症状は急激に変化することがあるため、5分ごとに、注意深く症状を観察する
◆ ▢ の症状が1つでもあてはまる場合、エピペン®を使用する
（内服薬を飲んだ後にエピペン®を使用しても問題ない）

観察を開始した時刻（　　時　　分）　内服した時刻（　　時　　分）　エピペン®を使用した時刻（　　時　　分）

全身の症状	☐ ぐったり ☐ 意識もうろう ☐ 尿や便を漏らす ☐ 脈が触れにくいまたは不規則 ☐ 唇や爪が青白い		
呼吸器の症状	☐ のどや胸が締め付けられる ☐ 声がかすれる ☐ 犬が吠えるような咳 ☐ 息がしにくい ☐ 持続する強い咳き込み ☐ ゼーゼーする呼吸	☐ 数回の軽い咳	
消化器の症状	☐ 持続する強い（がまんできない）お腹の痛み ☐ 繰り返し吐き続ける	☐ 中等度のお腹の痛み ☐ 1〜2回のおう吐 ☐ 1〜2回の下痢	☐ 軽いお腹の痛み（がまんできる） ☐ 吐き気
目・口・鼻・顔面の症状	上記の症状が1つでもあてはまる場合	☐ 顔全体の腫れ ☐ まぶたの腫れ	☐ 目のかゆみ、充血 ☐ 口の中の違和感、唇の腫れ ☐ くしゃみ、鼻水、鼻づまり
皮膚の症状		☐ 強いかゆみ ☐ 全身に広がるじんま疹 ☐ 全身が真っ赤	☐ 軽度のかゆみ ☐ 数個のじんま疹 ☐ 部分的な赤み

	1つでもあてはまる場合	1つでもあてはまる場合
①ただちにエピペン®を使用する ②救急車を要請する(119番通報) ③その場で安静を保つ 　（立たせたり、歩かせたりしない） ④その場で救急隊を待つ ⑤可能なら内服薬を飲ませる **B** 緊急性の判断と対応 B-2参照	①内服薬を飲ませ、エピペン®を準備する ②速やかに医療機関を受診する 　（救急車の要請も考慮） ③医療機関に到着するまで、5分ごとに症状の変化を観察し、▢ の症状が1つでもあてはまる場合、エピペン®を使用する	①内服薬を飲ませる ②少なくとも1時間は5分ごとに症状の変化を観察し、症状の改善がみられない場合は医療機関を受診する
ただちに救急車で 医療機関へ搬送	**速やかに 医療機関を受診**	**安静にし、 注意深く経過観察**

健康管理／4月

緊急時個別対応票

〈表面〉

■ 緊急時個別対応票（表）　　　　　　年　　月　　日作成

組	名　前	原因食品
組		

緊急時使用預かり

管理状況	エピペン®	有 ・ 無	
		保管場所（　　　　　　　　　）	有効期限（　　年　月　日）
	内服薬	有 ・ 無	
		保管場所（　　　　　　　　　）	

緊急時対応の原則

以下の症状が一つでもあればエピペン®を使用し、救急車を要請

全身の症状
- □ ぐったり
- □ 意識もうろう
- □ 尿や便を漏らす
- □ 脈が触れにくいまたは不規則
- □ 唇や爪が青白い

呼吸器の症状
- □ のどや胸がしめ付けられる
- □ 声がかすれる
- □ 犬が吠えるような咳
- □ 息がしにくい
- □ 持続する強い咳き込み
- □ ゼーゼーする呼吸

消化器の症状
- □ 持続する強い（がまんできない）お腹の痛み
- □ 繰り返し吐き続ける

緊急時の連絡先

医療機関・消防機関

救急（緊急）	119	
搬送医療機関	名称	
	電話	（　　　）
搬送医療機関	名称	
	電話	（　　　）

医療機関、消防署への伝達内容
1. 年齢、性別ほか患者の基本情報
2. 食物アレルギーによるアナフィラキシー症状が現れていること
3. どんな症状がいつから現れて、これまでに行った処置、またその時間
※特に状態が悪い場合は、意識状態、顔色、心拍、呼吸数を伝えられると良い
※その際、可能であれば本対応票を救急隊と共有することも有効

保護者連絡先

名前・名称	続柄	連絡先

保護者への伝達・確認内容
1. 食物アレルギー症状が現れたこと
2. 症状や状況に応じて、医療機関への連絡や、救急搬送すること
3. （症状により）エピペン使用を判断したこと
4. 保護者が園や病院に来られるかの確認
5. （救急搬送等の場合）搬送先を伝え、搬送先に保護者が来られるか確認

4月／職員指導

〈裏面〉

■緊急時個別対応票（裏）　　**経過記録票**

（氏名）＿＿＿＿＿＿＿＿＿＿＿　（生年月日）　年　月　日（　歳　か月）

1. 誤食時間	年　月　日　時　分			
2. 食べたもの				
3. 食べた量				
4. 保育所で行った処置	【エピペン®】 エピペン®の使用　あり・なし　時　分 【内服薬】 使用した薬（　　　　　）　時　分 【その他】・口の中を取り除く ・うがいをさせる ・手を洗わせる ・触れた部位を洗い流す			

5. 症状
※「症状チェックシート」（ガイドラインP●）参照

◆症状のチェックは緊急性が高い、左の欄から行う（■⇒■⇒■）

部位	（緊急性高）	（中等度）	（軽度）
全身	□ぐったり □意識がもうろう □尿や便を漏らす □脈が触れにくいまたは不規則 □唇や爪が青白い		
呼吸器	□のどや胸が締め付けられる □声がかすれる □犬が吠えるような咳 □息がしにくい □持続する強い咳き込み □ゼーゼーする呼吸	□数回の軽い咳	
消化器	□持続する（がまんできない）お腹の痛み □繰り返し吐き続ける	□中等度のお腹の痛み □1～2回の嘔吐 □1～2回の下痢	□軽い（がまんできる）お腹の痛み □吐き気
目・鼻・口・顔	上記の症状が1つでも当てはまる場合	□顔全体の晴れ □まぶたの晴れ	□目のかゆみ、充血 □口の中の違和感 □くしゃみ、鼻水、鼻づまり
皮膚		□強いかゆみ □全身に広がるじんま疹 □全身が真っ赤	□軽度のかゆみ □数個のじんま疹 □部分的な赤み
	ただちに緊急対応	1つでも当てはまる場合 速やかに医療を受診	1つでも当てはまる場合 安静にし、注意深く経過観察

6. 症状の経過
※少なくとも5分ごとに注意深く観察

時間	症状	脈拍（回／分）	呼吸数（回／分）	その他の症状・状態等把握した事項
：				
：				
：				
：				
：				
：				

7. 記録者名

8. 医療機関

医療機関名	主治医名	電話番号	備考（ID番号等）

厚生労働省「保育所におけるアレルギー対応ガイドライン（2019年改訂版）」参照

けいれんの対応

　けいれんの原因には、熱性けいれん、憤怒けいれん、髄膜炎など中枢神経系感染症、代謝異常、てんかん等があり、受診歴の有無、救急車を呼ぶときなど、ポイントを押さえておく必要があります。熱性けいれんはまだ、よくわかっていませんが、遺伝的傾向があるので入園時に家族の既往歴を把握することも大切です。

① 家族の既往歴と発症率

- 両親とも本症の既往歴あり…40〜80％発症
- 片親に本症の既往歴あり　…20〜30％発症
- 両親とも既往歴なし　　　…20％発症

② 応急処置

　まずは周囲の安全を確保します
- ベッドか床に寝かせる（注意深く、そっと移動する）
- 衣服をゆるめる
- けいれんで吐くこともあるので、吐物がのどに詰まって窒息しないように、顔を横に向けるか、からだごと横向きにする

③ 発作時の観察の要点

- 発作の発生時間と継続時間
- 熱の有無（測定は発作がおさまってから）
- 意識はどうか
- けいれんについて（けいれん直前の激しい泣きの有無、種類が間代性か強直性か、身体のどこから始まったか、眼球や頭はどちらに向いていたか、眼振の有無、けいれんの左右差、全身性か部分性か　など）
- 身体の観察（顔色、口唇色、嘔吐など）
- 発作が治まった後の症状
  - ※間代性…両手足をガクガクさせる
  - 　強直性…からだをグッと硬くつっぱる
  - 　眼　振…眼球が左右に揺れ動く

④ 発作中にしてはいけないこと

・からだをゆする・抱きしめる・たたく・大声をかける・口にものをくわえさせる
（舌を噛むことはなく、くわえさせるもので、かえって口の中を傷つけたり窒息のおそれがあるので）

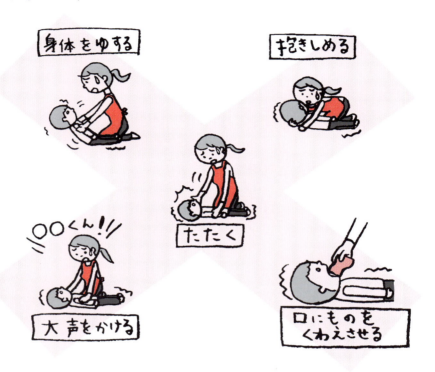

ブコラム® 口腔用液

　2022年7月19日の厚生労働省からの事務連絡により、保育所等で教職員の使用が認められたてんかん発作時の薬剤です。てんかんの発作が続き、重積状態にある場合に緊急的に使用しますが、医師の書面での指示等4つの条件が必要です。

　けいれん時は嘔吐による誤嚥を防ぐため顔を横に向けますが、その下になった方の頬からゆっくり注入します。また、副作用として呼吸抑制があるので注意して観察します。呼吸抑制がみられる場合は、発作が止まっても救急搬送します。使用後は、医療機関の受診が必要です。詳しい使い方やその他の副作用は、以下のサイトでご確認ください。

　参考：厚生労働省『学校等におけるてんかん発作時の口腔用液（ブコラム®）の投与について』

　ブコラム.jp　https://www.buccolam.jp/patients/

⑤ 熱性けいれんの既往がある場合

　医師の指示があり保護者の希望がある場合、けいれん止めの座薬（ダイアップ）を預かる保育園が多いです。その場合は、医師の指示書を提出してもらいます。

❶ 熱性けいれんについて

　5、6歳になると高熱が出てもけいれんを起こさなくなることが多いのですが、複雑なものもあるので注意します。下記にあてはまらないようなら、小児科などの専門医で診察を受け、経過をみてもらう必要があります。まず、園医に相談し指示を受けましょう。

①初めてのけいれんが、生後6ヵ月～4歳くらい
②そのときの熱が38℃以上
③発作が、おおよそ5分以内で自然に治まる
④発作の様子が、左右対称である
⑤発作の後に、意識障害や麻痺を起こしていない
⑥1日に多くて2回まで
⑦1年に多くて4回程度まで
⑧もともと発達遅滞や脳性麻痺などの、脳の病気を持っていない
⑨脳波の検査をしても、大きな異常がない

❷ 熱性けいれん後の予防接種

　これまで熱性けいれん後の予防接種は、観察期間を2～3ヵ月あけて接種することが推奨されてきましたが、当日の体調に問題がなければ最終発作からの期間に関わらず接種可能となりました。なお、初回の場合は他の疾患と鑑別のため、観察期間をとることもあります。予防接種後は、副反応として発熱することもあります。接種にあたっては、主治医と相談するよう保護者に勧め、発熱やけいれん時の対処を確認しておくと安心です。

参考：日本小児神経学会監修『熱性けいれん（熱性発作）診療ガイドライン2023』

⑥ 救急車要請が必要なとき

・発作が5分以上続くとき
・短い間隔で発作が起こり、その間意識障害が続くとき
・半身けいれん、あるいはからだの一部や全身性であるが部分優位性のある発作（部分発作）
・発熱と発作に加え、他の神経症状を伴うとき（長引く意識障害、麻痺など）
・初回発作がとくに6ヵ月未満の場合

4月／職員指導

保育園の環境衛生管理

　保育園は、月齢の低い子どもから就学前の子どもが共同で生活をする場所です。平常時より感染症の広がりを防ぎ、安全で快適な環境を整備しておく必要があります。園児の年齢によっても、必要とされる環境衛生に違いがあり、０～１歳児クラスの環境整備は、特に丁寧に掃除を行うことが基本となります。

① 消毒に使用する薬品

　薬品による消毒は最小限とし、こまめに掃除をすることが大切です。

　通常の消毒は、次亜塩素酸ナトリウム0.02％（200ppm）液を使用します。嘔吐物・便の処理は、次亜塩素酸ナトリウム0.1％（1000ppm）液を使用し、消毒します。

　消毒薬を子どもの手の届かない所に置くなど、管理には注意が必要です。また、使用時は、換気を十分に行います。

■消毒液の種類と用途

薬品名	次亜塩素酸ナトリウム	逆性石けん	消毒用アルコール
有効な病原体	すべての微生物（ノロウイルス、ロタウイルス等）	一般の細菌（MRSA等）、真菌	一般の細菌（MRSA等）、結核菌、真菌 ウイルス（HIVを含む）
消毒薬が効きにくい		結核菌、 大部分のウイルス	ノロウイルス、 ロタウイルス等
留意点	漂白効果がある。 腐触する金属には使えない。	一般の石鹸と同時に使うと効果がなくなる。	手荒れに注意。 ゴム製品、合成樹脂等は変質するので長時間浸さない。
薬液の濃度	0.02％（200ppm）～0.1％（1000ppm）での拭き取りや浸け置き	0.1％（1000ppm）での拭き取り 食器の浸け置き＝0.02％（200ppm）液	原液（製品濃度70～80％の場合）

こども家庭庁『保育所における感染症対策ガイドライン2018年改訂版』P72より抜粋

② 温度・湿度の管理

保育室内は、季節に合わせた適切な室温・湿度を保ち、冷暖房中は、特に換気に気をつけ、1時間に1回は、部屋の空気を入れ替えます。

夏季は室温26～28℃、冬季は室温20～23℃／湿度60％、夏季は室温と外気温の差が5℃以内を目安に、適宜エアコンを調整しましょう。

③ 環境衛生管理の方法

衛生管理業務のマニュアルを作成し、誰が、いつ、どのようにするかを話し合い、毎日、毎週、毎月、年1回などきちんと実施することが大切です。

■園内外の環境整備

居室	戸口・棚・照明スイッチ等	毎日水拭きし、消毒する。アルコールでもよいが、感染症によっては次亜塩素酸ナトリウム液を使用する。	
	床（フローリング・畳）	毎日、掃除機をかけ、湯または水で拭く。 0、1歳児室は、唾液で汚れるので、柵・ベッド柵・窓も拭く。	
	ふつう便、溢乳が付着した床	ペーパータオルや捨て布で、便や溢乳を取り除き、消毒する。	
	尿が付着した床	尿を捨て布で拭いた後、湯または水で拭く。	
玩具		0～1歳	2～5歳
	木製、プラスチック製の洗えるもの	毎日流水で洗い日光にあてて乾燥させる。午前と午後の玩具を変える。感染症の流行に応じて必要時、消毒、または流水で洗う。	適宜流水で洗い、日光にあてて乾燥させる。 感染症流行時は必要に応じ、毎日、流水で洗う。
	洗えないもの	毎日水拭きし、日光にあてて乾燥させる。	適宜水拭きし、日光にあてて乾燥させる。
	布製	適宜洗濯。その後日光にあてて乾燥させる。	
寝具	布団	最低週1回日光に干す。または乾燥室や業者の布団乾燥を利用する。汚染がひどい場合、洗える布団は、洗濯機で洗う。	
	シーツ	汚染した場合は、適宜交換する。 週1回、持ち帰り洗濯。（掛け毛布カバーやタオルケットも同様）	
食事	授乳椅子	毎日、湯または水で拭く。	
	食事用テーブル、椅子	使用前後に湯または水で拭く。 感染症流行時は、必要に応じ、消毒薬で拭く。 ＊自治体によっては、使用直前に次亜塩素酸ナトリウム液かアルコールでの消毒という指導もある。	
	台布巾（タオル）	毎日使用後に消毒し、洗って干す。	

4月／職員指導

食事	調乳室布巾 調乳室床拭き	毎日使用後に消毒し、洗って干す。調乳室布巾は、適宜、新しいものに更新する。
タオル	子どもの手拭きタオル	各自で毎日、清潔なタオルを持参し、家庭で洗濯。 ＊ペーパータオルを使用している園もある。
	子どもの口拭きタオル	各自で毎日、清潔なものを持参。使用後、流水で洗い、脱水後返却。保育園でタオルを管理する場合は、使用後消毒し、洗濯。
	職員の手拭きタオル	ペーパータオルまたは、個別タオルを使用。

手洗い場	水道の水栓（コック） 水道シンク	1日1回消毒。
トイレ	便器、汚物流し槽 壁、床	便器の中はトイレ用洗剤で洗い、外回りは1日1回消毒。汚染したらその都度消毒する。
	流水レバー、便座 スリッパ底、扉引き手、 トイレ内手すり、 電気スイッチ	1日1回消毒。
	おまる	1人使用後、その都度消毒。
	おむつ用バケツ	1日1回消毒し、洗って乾燥させる。
	手洗い槽	適宜消毒し、清潔にする。 自動水栓でない場合は、水栓（コック）も消毒。

エアコン	使用前に、フィルターの掃除をする。 使用期間中は、1回/月、フィルター掃除をする。
空気清浄機・加湿器	1回/月、フィルター掃除を行う。取扱い説明書に準ずる。
カーテン	1回/月、掃除機で、埃を吸う。1回/年、クリーニングを行う。
室内の棚やロッカー	毎日、湯または水で拭く。 ＊朝の環境整備として行う。

園庭	砂場	定期的に掘り起こし、日光消毒をする。 砂場周囲などに動物の糞、尿がある場合は、速やかにその周辺の砂を含めて除去する。次亜塩素酸ナトリウム液で消毒してもよい。 落葉やゴミ・異物を除去する。 使用後はシートなどで覆う。
	樹木・雑草・害虫・水溜まりなどの駆除や消毒をする。	
	小動物の飼育施設の衛生管理並びに飼育活動後の手洗いを徹底する。	

定期健康診断（内科）

　園児の発育・発達状態の確認と異常の発見、疾病と不健康状態の有無（栄養、脊柱、胸郭、皮膚、心臓など）等を診るために実施します。また、保護者からの健康相談、担任からの発育・発達の相談、感染症対策等の相談も行います。
　参考：「児童福祉施設の設備および運営に関する基準」第一章第十二条／「学校保健安全法」
　　　　第三節　健康診断／「学校保健安全法施行規則」第二章　健康診断

① 定期健康診断の実施

❶ 実施回数
　園により、０歳児は月２回～４回、１～２歳児は月１回等実施しています。
０歳児　月１～４回（自治体により異なる）　１歳児以上　年２回以上

❷ 園医との連携
　日頃から十分なコンタクトをとり、なんでも相談できる関係づくりが大切です。

❸ 準備
　日々の身体チェックから健康状態（発育や発達状態、皮膚の状態、脊柱罹病状況など）を把握し、クラス別にまとめておきます。
● 使用物品――聴診器・ペンライト・舌圧子・手指消毒用アルコールなど
● 健診前
・各クラスごとの名簿を作成し、出欠を確認しておく。
・あらかじめ質問事項をまとめておく。
・問診票があれば事前に渡し、保護者からの質問事項を確認する。

② 事後処理

・結果を保護者に連絡する（健康カード等の利用）。
・何らかの異常が発見されたら、個別に詳しく説明し、受診を勧める。
・欠席した園児に対しては、後日個別に受ける機会を設け、記録する。
　健診結果に基づいて、職員がどのような保育を行うか検討し、QOL（生活の質）の向上を図ります。健康状態に応じ、子ども自身が、適切に、自らの能力によって、生活を送ることができるように支援します。また健診結果に基づいて、保護者と保育園が連携してケアできるようにしていきます。

5月／健康教育

手洗い

　手についた細菌やウイルスなどの病原体は、眼や鼻、口から入り感染症を引き起こし、人から人へと広がっていきます。子どもが長時間集団で生活する保育園では感染症予防のための手洗いは必要不可欠です。子どもだけでなく、全ての職員が、正しい手洗いの方法を身につけ、子どもの年齢に応じて手洗いの介助を行い、適切な方法を指導します。

① 園児の手洗い

❶ 手洗い方法
① 　液体石けん・泡石けんをつけ、泡立て、手のひらどうしをよくこすりつけ洗う。
② 　両手の甲を、こすり洗いする。
③ 　指先、爪の間も念入りに。
④ 　両手の指の間をこすり合わせて、よく洗う。
⑤ 　親指も忘れず洗う。
⑥ 　手首を洗う。
⑦ 　よくすすいで石けんを落とし、水を切る。
⑧ 　手に水分を残さないように、個人用のタオルかペーパータオルでよく拭く。

❷ 注意事項
・手拭き用タオルの共用は厳禁。
・個人用のタオルかペーパータオルを使用する。
　個人用タオルは他者のタオルと触れないように設置することが望ましい。
・石けんは、不潔になりやすい固形より液体石けんがよい。
・液体石けんを使い切ったら、容器を洗って乾燥させてから補充して使用する。
　　参考：こども家庭庁『保育所における感染症対策ガイドライン2018年改訂版』（2）衛生管
　　　　理　ア）施設内外の衛生管理
・伸びている爪は不潔なので、保護者に点検して切ってもらう。

健康教育／5月

② 年齢や発達に合わせた手洗い方法

園児それぞれの発達や、年齢に合った方法で手洗いをすることで、細菌やウイルスは効果的に除去されます。できること、できないことを見極め、適切な手洗い方法を指導しましょう。

年齢	説明方法	実施方法	留意事項
0～1歳児クラス		保育者が言葉かけをしながら介助で洗う	食前、外遊びの後 袖は肘まで上げて洗う
2歳児クラス	実際にやってみせる （歌に合わせて） ※P81参照	保育者に見守られながら、自分だけでできるようになってくる 指先で水を払う水切りの方法や上手な洗い方（手の平→甲→爪→指の間→手首）も指導する	食前、外遊びの後、トイレの排泄後に手を洗う
3歳児クラス	絵本 エプロンシアター パネルシアター 実際にやってみせる	言葉かけで自分でできるようになる。液体石けんを十分に泡立て洗い流すことを指導する わかりやすい病気や細菌の話も取り入れる	食前、外遊びの後、トイレの後、動物に触った後に手を洗う
4～5歳児クラス	絵本 エプロンシアター パネルシアター 手洗いチェッカー 実際にやってみせる	どんなとき、どうして洗うかなど手洗いの必要性がわかるように指導する 病気が手から感染する事や病気や細菌の話もする	食前、外遊びの後、トイレの後、動物を触った後に手を洗う 年長組は小学校に向けハンカチの使い方も入れる

参考：『保育保健の基礎知識』日本小児医事出版（2013年6月）
　　　『保育園の健康教育』手洗い①～⑥（p58～70）

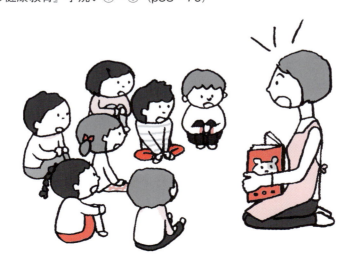

●2歳児クラスの手洗い方法

「あめふりくまのこ」のメロディにのせた例です。子どもたちになじみのある歌にあわせてみましょう。

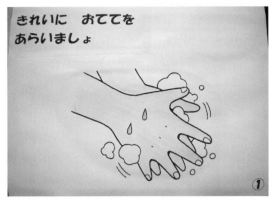

きれいに おててを あらいましょ ①

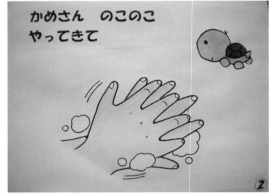

かめさん のこのこ やってきて ②

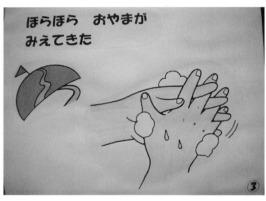

ほらほら おやまが みえてきた ③

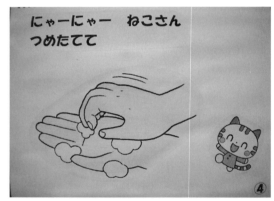

にゃーにゃー ねこさん つめたてて ④

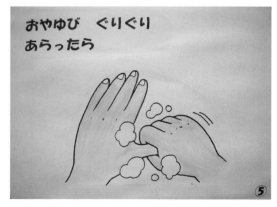

おやゆび ぐりぐり あらったら ⑤

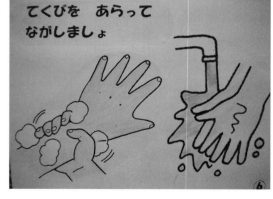

てくびを あらって ながしましょ ⑥

健康教育／5月

鼻のかみ方（基本編）

　鼻水はウイルスや細菌などの病原体に感染すると、黄色っぽい鼻水になります。鼻に溜まったままにしておくと中耳炎を引き起こすこともあるので、正しい鼻のかみ方を子どもたちに伝えることは、病気の予防につながります。

① 指導内容

　正しい鼻のかみ方指導のポイントは次のとおりです。
① 鼻水をすすってしまわないように、口からしっかり息を吸い込むよう指導します。
② 片方の鼻をきちんと押さえ、口を閉じて、片方ずつかむようにします。
③ ゆっくり、一度に力を入れすぎず、少しずつかみます。

② 注意する点

- 力任せにかまないように指導します。力任せにかむと鼻血が出たり、耳が痛くなったり、トラブルの原因にもなります。
- 両方の鼻を一度にかまないようにします。両方一度に鼻をかむと、細菌やウイルスが鼻の奥に追い込まれ、副鼻腔炎などに繋がる危険性があります。
- 中途半端に鼻をかむと、残った鼻水の中で細菌が増え、気管支炎や肺炎につながる危険性もあります。鼻を上手にかめない小さな子どもの場合は、鼻水を吸引してもらうよう保護者に指導することも必要です。
- 鼻をほじり、鼻くそを無理にかき出そうとすると、粘膜を傷つけて出血したり、そこから細菌が入り込んで感染するおそれがあります。
- 鼻水をすすらないようにしましょう。中耳炎を引き起こす可能性もあります。
- 鼻をかむときに、しっかり口を閉じているかどうかチェックをします。

③ 指導上の工夫

- 言葉のみでなく、実際に子どもの鼻にティッシュをあて、かませます。
- 本人にも効果を実感させ、意欲を促すようにしましょう。
- ティッシュを顔の前に持ってきて、片方の鼻を押さえ「フン」をします。ティッシュがゆれるか確かめてみるのもよいでしょう（P175「鼻のかみ方（年齢別目標）」参照）。

参考：『保育園の健康教育』鼻のかみ方（P74）

5月／健康教育

トイレの使い方

　排泄したいとき自分でトイレに行き、正しくトイレを使用し、排泄後の処理と手洗いがきちんとできることを目標とし、指導していきます。
　同時に"普通便""下痢便"などの違いがわかり、伝えられるように指導します。

① 2歳児クラス後半

　トイレットペーパーは大人が1回分ずつ切って用意しましょう。
①女の子は洋式トイレに座る時は足を閉じずに股を開くようにして、前傾姿勢を取らせると尿の飛散を防止できます。排尿後は、陰部をぽんぽんと押さえるようにして吸い取らせます。
②男の子は尿をはねとばさぬよう、排尿後、尿を振り落とすよう教えます。

② 3歳児クラス

　食べものが便になり排泄される過程を、エプロンシアター、紙芝居などを用いて説明します。
　P128の"今日のうんちはどんなうんち"を参照に、「うんちは何からできているか」「いいうんちはどんなうんちか」「こんなうんちが出たら教えてね」等を伝えます。次にペーパーのたたみ方、ちぎり方、ふき方の練習をします。

❶ 3歳児前半
・女の子の場合は、排尿後きちんと拭けるように練習しましょう。
・男の子の場合は、尿をふり落とし、尿がついていないよう指導します。
・ペーパーは、3回ほど手にぐるぐると巻きつけ、ちぎることを教えます。
・はじめは、ていねいに、ゆっくり練習していきましょう。

❷ 3歳後半
・排便が終わった後、自分で拭ける子も出てきます。排便の後始末が自分でできるように見守りながら指導をしていきます。
・ペーパーの長さはその子によって長かったり短かったり、くしゃくしゃにする子もいますが、次第に手に巻きつけ、上手にちぎれるようになります。
・便が手につくこともあるので、排泄後には必ず液体石けんや泡石けんで手洗いすることを教え、大人が援助しながらすすめていきましょう。
・排便後は、前から後ろへ向かって拭くこと、汚くなった面で拭かないよう指導しま

す。
・自分で拭き取らせた後は、大人が確認します。

③ 4歳児クラス

　3歳児同様エプロンシアターや紙芝居を用い、導入したほうがよいでしょう。
　はじめはぎこちないですが、徐々にほぼ全員、排便の処理ができるようになってきます。ペーパーは、指先を器用に使って、折り紙の要領で長さ10cm位で均等に折れる子が増えてきます。特に女の子は、ほとんど折れるようになります。
　排泄後の手洗いを、声かけだけで1人でできるように指導していくことも大切です。

④ 5歳児クラス

　エプロンシアターや紙芝居も、より難しい内容で理解できるようになります。
　ペーパーのちぎり方を個別に練習しましょう。ペーパーのちぎり方は巧みになり、指先と手に巻きつけるタイミングも上手になっていきます。
　理解力があり、先も見通せ、トイレの使い方、次に使う人への思いやりの気持ちなどもわかってきます。「正しいトイレの使い方」についてみんなで考え、話し合ったりするのもよいでしょう。
※トイレ用の履きものを使用している場合は、その使用方法も指導します。
参考：『保育園の健康教育』トイレの使い方「正しく使おう！　みんなのトイレ」（P80）

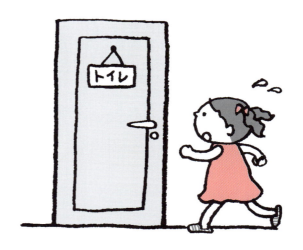

6月／健康管理

プール前の耳鼻科健康診断・眼科健康診断

　プール前の耳鼻科・眼科健康診断（以下、耳鼻科・眼科健診）は、異常を早期に発見し受診をすすめて治療につなげます。また、プールに入ることによる症状の悪化や他児への感染を防ぐために実施します。両健診ともに、3歳児〜5歳児対象に行うところが多いですが、全園児を対象に行っている自治体もあります。

①耳鼻科健診

　両耳・鼻・咽喉頭を診察します。

●**必要物品**

　耳鏡、鼻鏡、舌圧子、トレイ、手指消毒用アルコール、使い捨て手袋、その他耳鼻科医が必要とする物、ペーパータオル、ライト、記録用紙、筆記用具

※必要物品は医師によって異なるので事前に確認する。
※器具は消毒したものを使用する。

●**方法**

事前──自治体により予診票がある場合は配布し、回収後チェックしておく。器具を消毒する（煮沸法：沸騰水の中で15分以上煮沸）。

当日──会場をつくり、必要物品を準備しておく。器具を使うので、危険のないよう、子どもが動かないように介助する。健診の際は、予診票からの情報や日常観察していて気づいたことを伝える。健診結果や指導事項を記録する。介助は保育士、記録は看護職など役割分担を決めておく。

事後──結果を記録し、速やかに保護者へ通知する。

●**主な疾患**

　滲出性中耳炎、耳垢栓塞、アレルギー性鼻炎、副鼻腔炎、扁桃肥大等

●**当日受けられなかった園児について（ある園の対応）**

　耳垢の有無の確認と、耳鼻科の既往歴のある子のプールの可否の確認をするため、受診を依頼する。

　依頼用紙を作成し、保護者が受診の結果を記載し、提出してもらい確認する。

②眼科健診

　両眼を診察します。

●**必要物品**

　ペンライト、使い捨て手袋、その他眼科医が必要とする物、ペーパータオル、記録

用紙、筆記用具
※必要物品は医師によって異なるので、事前に確認する。

●方法
事前——自治体により予診票がある場合は配布し、回収後チェックしておく。
当日——会場をつくり、必要物品を準備しておく。子どもを椅子に座らせるか、立たせて健診を受ける。健診の際は、予診票からの情報や日常観察して気づいたことを医師に伝える。健診結果や指導事項を記録する。
事後——結果を記録し、速やかに保護者へ通知する。
●主な疾患
　結膜炎、霰粒腫、麦粒腫、斜視、斜位等
●当日受けられなかった園児について（ある園の対応）
　眼の充血・目やに等の症状があれば、受診を依頼し、プールの可否の報告をしてもらう。

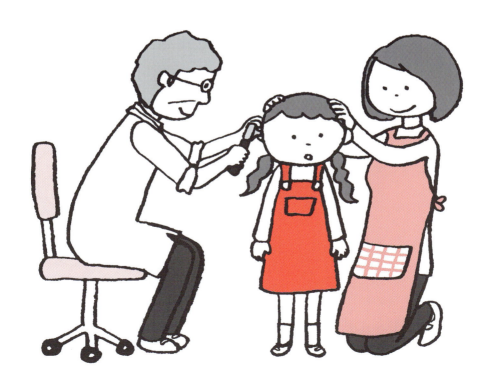

6月／健康管理

歯科健康診断

　乳幼児期を通じて健康な乳歯を保持し、永久歯の萌出を迎えることは子どもの心とからだの健康と健全な発育に欠かすことができません。特に乳幼児期は咀嚼機能の発達、乳歯列の完成、永久歯の萌出など、歯および口の機能にとって重要な時期です。
　保育園での歯科健康診断（以下歯科健診）はむし歯の早期発見、噛み合わせの把握、永久歯への移行状況の把握など、歯や口腔機能が健康かどうかのふるい分けをし、歯・口腔の健康増進を図るために行います。また、乳児においては、奥歯の萌出具合が完了食への移行の目安になるため、歯科健診はその指標の1つとしています。歯科健診の結果を踏まえ、異常所見があった場合は、家庭による歯科受診や園での健康教育に役立てることが重要です（P79参考を参照）。

① 事前の準備

❶ 必要物品の準備
●歯鏡、探針、ライト、使い捨て手袋、手指消毒用アルコール、その他歯科医が必要とする物、ペーパータオル、記録用紙、バスタオルなど

※探針は基本的には使用しないが、歯科医師により使用する場合もあるため事前に確認が必要。
※探針、歯鏡は使用前に、消毒を済ませておく。

❷ 保護者への確認
　事前に保護者の質問等を確認し、まとめておきます。

❸ 子どもへの説明
　歯科健康診断で、口を開けること、並んで待つことなどを年齢に応じてお話します。

② 健診時

❶ 乳児の場合
　椅子を用意し担任の膝に座らせて、からだ・手足を保持し、頭を歯科医師の太腿の上にのせます（バスタオル使用）。イラストのようにして受けると

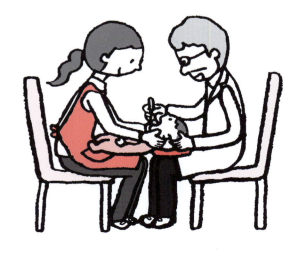

安心です。

❷ 幼児の場合
　歯科医師の前に立たせるか子ども用の椅子を用意し、一人で座らせます。園児の後ろから、頭を固定するなど健診しやすいように介助します。

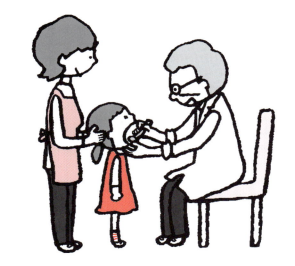

❸ 配慮を必要とする子どもの場合
　障がいなどにより、口を開けてくれないお子さんもいます。歯みがきができれば、歯ブラシを用いて歯科検診をしてもらうのもいいでしょう。また、事前の説明はそのお子さんに応じて丁寧に行いましょう。

❹ 健診記録
　歯科衛生士か看護職が記録します。

③ 健診終了後

❶ 保護者への通知
　歯科健診の結果を保護者に通知します。
- ・健診結果票、健康カード等を利用する
- ・健診結果により、受診を勧め、その結果を確認する
- ・噛み合わせについては、必要に応じて歯科医師との相談を勧める
- ・個々の園児にあった具体的な助言を結果表に看護職が記入したり、受診後の結果報告書とむし歯予防のプリントを作成して、一緒に配布している園もある

❷ むし歯予防の取り組み計画と実施
　健診結果の集計と分析をおこない、職員間で情報を共有し、園での取り組みの参考にします。また、担任に個別の結果を伝え、歯みがきの際に子どもに声かけをし、生活のなかで子どもの意識を高めます。

食中毒

食中毒は細菌の活動しやすい温度と湿度（25℃以上、70％以上）がそろっている6～9月にかけて多く発生します。保育園で特に注意が必要な食中毒は、病原性大腸菌（O157等）やノロウイルス感染です。人から人へ感染していくので、二次感染の予防対策が必要となります。

① 食中毒の予防対策

1 食中毒予防の三原則（つけない、増やさない、死滅させる）を守りましょう

- ●つけない——食中毒の菌がつかなければ、増えることもなく食中毒も起こりません。
- ●増やさない——食中毒の菌が増えるには栄養・水分・温度が必要です。O157は室温では15～20分で2倍に増えます。
- ●死滅させる——食中毒の菌は一般的に熱に弱いので、加熱すると死滅します。
  一般細菌—中心を75℃ 1分以上加熱する。
  ノロウイルス—中心を85℃ 1分以上加熱する。

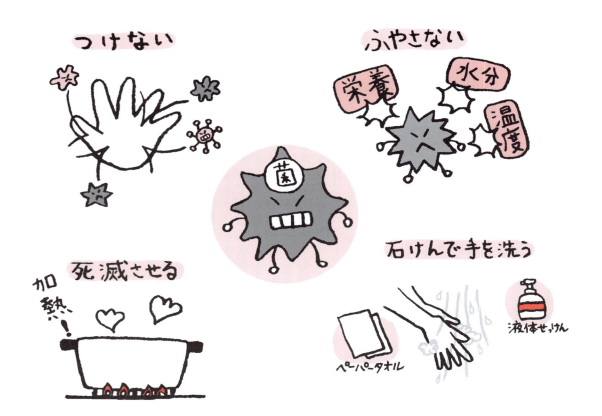

健康管理／6月

❷ 石けんで手を洗いましょう。
・園児や職員の手は、液体石けん・泡石けんを使い、流水で洗います。
・手ふきタオルは、個人専用またはペーパータオルを使います。
・トイレの後、食事の前、外で遊んだ後、動物や昆虫に触った後は、手を洗います。
・下痢便の排泄処理時は、使い捨て手袋を使用し、処理後は速やかに液体石けんを使い流水で手を洗います。

② 健康管理を大切に

　日頃から園児の健康観察を十分に行い、便の状態・におい・回数・その他の症状を観察しましょう。保育園では生肉や生魚、生卵が食事に提供されることはありませんが、日本では魚貝類にとどまらず、鶏肉、牛肉、卵等を生で食べる習慣があり、ノロウイルス、カンピロバクター、サルモネラ菌、腸管出血性大腸菌等が付着したままで食することによる食中毒が、少なからず認められています。

　乳幼児は病原菌に対する抵抗力が弱いため、大人と同じものを食べても子どもだけが食中毒を起こすこともあり、また、大人よりも重症化しやすくなります。保育園での食中毒を防ぐことはもちろんですが、家庭でも食中毒を予防できるよう保健だより等で保護者へお知らせします。

③ 食中毒発生時

　食中毒に感染した際には、保育園内での感染拡大を防ぐために、「保育所における感染症対策ガイドライン」を参照し、対応します。また、施設内で同時に複数名が発生したときには、施設長に報告し、速やかに受診を勧め、重症化や二次感染を防止するよう努めます。集団食中毒が疑われるときは、速やかに保健所に届け、保健所の指示に従うと同時に園医に報告します。

調理活動やイベントでのウェルシュ菌に注意！

　暑い時期になると発生条件が増えるウェルシュ菌による食中毒。ウェルシュ菌の感染原因食品は、カレー・シチューなどの煮込み料理です。ウェルシュ菌は熱に強く（100℃で6時間加熱しても死滅しない）芽胞を形成します。芽胞は40℃前後で活性化するため、体内に入ると増殖しやすくなります。

　調理活動（クッキング保育）やバザー、父母の活動などの調理・料理の提供の際には注意が必要ですね。

6月／健康教育

むし歯予防

　保育園での歯みがき指導は、歯みがきに興味を持てるようにすることが大切です。家庭での歯みがきと同様に、最初は遊び感覚から始め、自分で歯みがきをしたいという気持ちになれるよう、日々取り組んでいきましょう。感染症流行時は、歯みがき指導や歯みがきによる感染に留意します。

① 乳歯の特徴

　乳歯は永久歯に比べてエナメル質や象牙質が薄く、柔らかい性質を持っており、むし歯になりやすいという特徴があります。むし歯は歯質、糖質、菌（微生物）、時間の四つの条件が重なったときになるといわれています。

② 歯みがき指導（対象3〜5歳児クラス）

　歯みがき指導の目的は、歯みがきに興味を持たせること、なぜ歯みがきが大切か、その必要性がわかることです。また、正しい歯ブラシの持ち方と、正しい歯のみがき方を知ることも目的のひとつです。
　歯みがき指導をするときは、事故予防について必ず伝えます。

❶ 指導の流れ
①紙芝居やパネルシアター、ぬいぐるみなどを使用し、話をする。
・むし歯はどうしてできるか
・むし歯になりやすい場所　①歯と歯の間、②歯と歯茎の境目、③奥歯の溝
・6歳臼歯について　等
②歯の模型、指導用のぬいぐるみと歯ブラシを使って歯みがきの方法を説明する。
・力強くゴシゴシやるのではなく、歯ブラシを軽くあててやさしくみがく
・歯ブラシの持ち方の確認（例　3歳児は握る　4歳児からできる子は鉛筆持ちへ）
・みがき方（強制はしない）
　　3歳児　ゴシゴシ横みがき
　　4歳児　できる子から歯ブラシを円を描くように動かす
　　5歳児　できる子から小さく細かく動かす
・水で毛先を濡らしてから歯みがきをおこなう（歯みがき剤を使わない園が多い）
・まず自分で歯をみがく。みがけているか確認し、仕上げみがきをする
・夜の歯みがきも、まず自分でみがく。その後に「きれいにみがけているか見て！」と必ずおうちの人にチェックをお願いし、仕上げみがきをしてもらうことを伝える

- うがいをする。歯ブラシを水洗いする
- 歯ブラシを保管用ケースに入れる

③歯みがきをする時の注意点を伝える。
- 歩きながらの歯みがきは絶対にしない

④できれば担任も子どもたちと一緒に歯みがきをする。
- 歯みがきを見せながら、同時に歯ブラシの持ち方・みがき方を確認する

⑤歯ブラシの交換時期を伝える。
- 1ヵ月に1回、または歯ブラシを後ろから見て毛先が飛び出してきたら、交換が必要
- 古い歯ブラシでは、きれいにみがけないこと、歯ぐきをいためやすいことを伝える

⑥保護者には保健だより等で、特に寝ている間は唾液の分泌量が減るため寝る前の歯みがきが大切であること、乳幼児はまだ十分に自分で歯をみがけないので仕上げみがきが必要であることを伝え、家庭と連携しながらむし歯予防に努める。

❷ みがき残しチェック

　歯垢染色液を使った後、自分の歯を手鏡または手洗い場の鏡で見て、みがき残しを確認します。その後、自分でみがきます。
　むし歯の原因となるプラーク（歯垢）を染め出しすることで、歯のみがき残しに気づくことができます。また、正しいみがき方を知ることもできます。

●**使用するもの**——歯垢染色液と綿棒、歯ブラシとコップ、手鏡

　本書の姉妹本『保育園の健康教育』では、歯に関する健康教育が充実しています。子どもだけでなく保護者対象の内容や0歳から5歳までの年齢別指導案等も掲載しています。CD-ROM付でイラスト等収録されています。ぜひ、ご活用下さい。

❸ 歯ブラシによる事故防止

　子どもの歯みがきは、歯ブラシをくわえたまま転倒しのどを突く事故の発生リスクがあります。歯みがき指導に際し、子どもたちへ事故についてお話をします。歯みがきは椅子に座って行い、歯みがきを行う場所の動線を考え、歯ブラシを持って移動することが少なくなるよう配慮します。

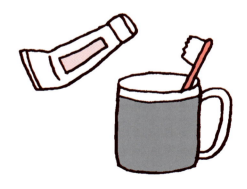

5月／健康教育

うがい

　手洗いとともにうがいを励行し、感染を予防します。ブクブクうがいと、ガラガラうがいを上手に使い分け、活用しましょう。

① うがいの種類と効果

　ブクブクうがいは、食後や歯みがき後など口腔衛生に効果があります。うがいのできない年齢のときは、食後に白湯またはお茶を飲ませて、口腔内を清潔にします。

　ガラガラうがいは、喉の奥まで水分を行き届かせ、上気道の粘膜に湿度を与えて粘膜繊毛運動を活発にする効果があります。

② うがいの指導

　かぜ予防の健康教育のなかで子どもたちにうがいの必要性と方法を話します。3歳児クラスから、外遊び後の手洗い時に、ガラガラうがいをするように指導します。

　お茶に含まれているカテキンに殺菌効果があるため、かぜ予防に効果的であることが研究されて、お茶によるうがいを導入している保育園もあります。

③ うがいの方法

●ブクブクうがい
　①口に水を入れ、ブクブクし、吐き出す（このとき、周囲にはねたり、広がったりしないように注意させる）。
　②それを2、3回、繰り返す。

●ガラガラうがい
　①1回、ブクブクうがいをする。
　②口に水を入れ、上を向いて「あー」と声を出して、吐き出す（床にこぼしてしまったら保育士に知らせるよう指導する）。
　③②を2、3回、繰り返す。

参考：『保育園の健康教育』うがい「口の中をきれいにしよう」（P71）

第2期

7月／健康管理

夏のスキンケア

　日本の夏は高温多湿です。乳幼児は、新陳代謝が活発なので汗をかきやすく、汗をかいたままにしておくと、あせもや肌荒れの原因にもなります。沐浴やシャワーで皮膚を清潔にし、特にアトピー性皮膚炎や乾燥肌の子どもには、適宜、持参した保湿剤を塗ってあげましょう。

① 乳幼児の皮膚

　汗により皮膚に炎症が起こると、かゆみを生じます。それを掻くことで皮膚が傷つき細菌感染を起こし、とびひになる場合もあります。
　一方で乳幼児は、汗腺の機能が未発達なので、汗をかくことで、体温調節機能や汗腺の発達を促していくことも大切です。汗をかいたら、シャワーや沐浴で汗を流し衣類を着替えます。皮膚の機能を正常に保持することがスキンケアです。また、皮膚を清潔にすることは、爽快感につながり、よい気分転換にもなります。
　冷房により皮膚が乾燥することもあります。保湿剤が必要か皮膚の状態を観察しましょう。保湿剤の基剤は、冬場はクリームや軟膏が適していますが、夏季はローションや乳液等が使い心地がよいようです。

② 汗をかいたら

・シャワーや沐浴、または、清拭をする
・皮膚の観察を行いながら、清潔なタオルで０歳児は押さえるように拭く
・清潔な衣類に着替える

③ 皮膚が乾燥している場合

　アトピー性皮膚炎のある子どもで、主治医から処方された塗り薬がある場合は、必要に応じ、保育園用も処方してもらうとよいでしょう（P148「薬の管理」）。
　皮膚がカサカサしている場合は、必要に応じ、処方された保湿剤を塗ります。園で保湿剤を準備する場合、保護者に前もってその保湿剤を使用してもよいか、確認をしましょう。

④ 0歳児の沐浴

　沐浴は、体を最も清潔にすることができる方法です。じめじめとした梅雨の季節から、暑さが残る9月くらいまで、沐浴を行う保育園が多いようです。
　沐浴では、全身の皮膚の状態を観察することができ、血液循環をよくし、哺乳力や食欲を高め、心地よい睡眠をうながします。また、爽快感、気分転換、スキンシップなどにつながります。

❶ 準備

　着替え一式、バスタオル、ガーゼ（ハンドタオルでもよい）、石けんまたはボディーソープ、シャンプー、使い捨て手袋、おもちゃ、湯上がり後の白湯や麦茶など

❷ 方法

①衣類を脱がせ、使い捨て手袋を着用し、赤ちゃんをやさしく横抱きにして、足から静かに湯の中に入れる。月齢が低い場合やはじめての場合は、からだにガーゼをあて、不安を軽減させる。
②やさしく声かけしながら、胸のあたりまで湯につける。
③ガーゼを湯で絞り、顔を拭く（左右の目の周り、額、鼻、左右の額から頬、鼻の下、顎、耳の順に）。
④頭を洗う（ガーゼで髪をぬらし、シャンプーでやさしく洗う。ガーゼで湯をかけながら、洗い流す）。
⑤首、肩、脇、腕、手、胸、腹、足、股を洗ったら、赤ちゃんのからだを返して（左腕に赤ちゃんの胸が乗るように）、後頭、首、背中、お尻を右手で洗う。
⑥沐浴槽の湯を抜きながら、上がり湯をかける。
⑦バスタオルの上に赤ちゃんをのせて、やさしくていねいに拭く（首、脇、股などのくびれた部分に拭き残しがないように）。
⑧用意しておいた衣類を着せ、髪を整える。耳に水が残っていないか確認する。
⑨水分補給をする。

❸ 注意すること

・連絡帳などで、保護者から沐浴の希望（〇×を記載）を確認する
・機嫌、食欲、体温、便性、発疹、湿疹、顔色などを観察する
・子どもの体調により、中止する場合があることを保護者へ伝えておく
・沐浴は、授乳直後や空腹時は避ける
・沐浴時間は、3～5分を目安にする
・保育園の沐浴は必ずしも石けんは使わなくてもよいが、その場合、家庭では石けんを使用し、汚れを十分に落とし、清潔にするよう伝える

- 1人使用するごとに、沐浴槽は洗剤で洗う
- 感染症罹患後の子どもは、沐浴の順番を最後にする。使用後の沐浴槽は、次亜塩素酸ナトリウム0.02％（200ppm）液で消毒する
- とびひのときは、保育園では、シャワー・沐浴はしない
- お湯の温度（38～39℃）は適温を守り、子どもの熱傷に注意する
- 事故（落下・おぼれる）のないように十分注意する。子どもの手の届く場所や足下には、物を置かない。子どもをひとりにしない、保育者はその場を離れない
- 沐浴後は、直接冷房や風にあたらないよう、配慮する

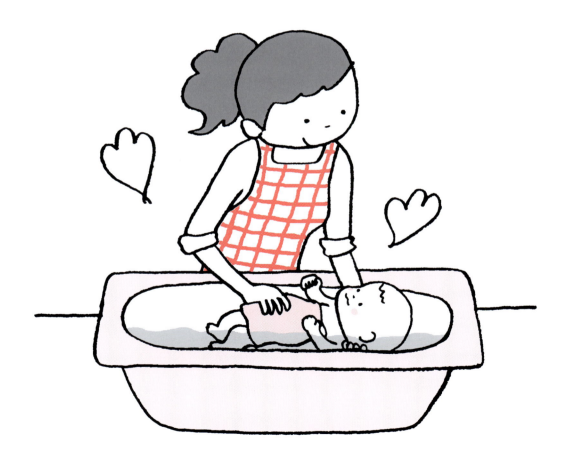

健康管理／7月

園外保育・お泊り保育

　お泊り保育は、子どもの自立心を養う、協力し合うことを学ぶ等を目的に実施しています。実施している園と実施していない園があり、対象年齢もさまざまです。通常、4、5歳児を対象に、4歳児は保育園に1泊2日、5歳児は園外に1泊2日～2泊3日で行われることが多いようです。

　看護職の役割は、子どもの安全と事故防止に努め、お泊りの間他の職員と一緒に見守りもしながら、保護者から依頼された必要な医療的ケア（喘息児の吸入・与薬等）を中心に行います。体調不良やけが、事故があった場合は、保護者への連絡、病院への受診を判断するなど、適切な対応を心がけます。

① 事前準備

- 1ヵ月前に、お泊まり保育用の健康調査表を保護者に記入してもらい確認する。持病（喘息、アトピー性皮膚炎等）、常用薬、食物アレルギーと除去食の確認、車酔いの有無と酔い止め薬の有無、おねしょ（夜尿）の有無を把握する。
- 7日前からお泊りにむけて、子どもたちの健康状態を観察する。発熱などの体調や気になる症状の確認など、担任との連携を密にして把握を万全におこない、お泊りに備える。
- 園内で流行中の感染症がある場合は、お泊り保育中に発生することもあるので、対策を考えておく。
- 宿泊する地域の医療機関を調べ、タクシーの電話番号、医療機関の電話番号、所在地等を確認しておく。
- 健康保険証、医療証のコピーを前日までに預かる。両方がそろわないと受診手続きができない場合があるので、原本でなくても手続き可能か、医療機関に確かめておく。治療費を実費で支払い、帰園後に、保険証等の手続きをしている保育園もある。
- 依頼された薬は、与薬依頼書（P150「連絡票」参照）を提出してもらう（医師の指示書を必要とする園もある）。
- 喘息治療中は、主治医に現在どのような治療をしているのか（与薬内容等）、注意点、発生時の対処法等を、用意した指示書に記載してもらい、備えている園もある。発作の発生時、その書面を持参して現地医療機関を受診すると、医師は保護者と携帯電話で確認をしながら処置をおこなう方法をとることもできる。
- 喘息の吸入器を持参する場合は、事前に器具の使い方を保護者に確認しておく。
- 特に医療的配慮が必要な病気に関しては、参加の可否と、参加した場合の注意点を、主治医から書面で提出してもらうとよい。

- 保護者説明会で、薬について、体調不良、けが等の対応について説明をする。急な発熱のときなど、保護者にお迎えを依頼することもあるので、お泊り期間中は遠出をしないよう、また変更になった連絡先は必ず伝えるよう依頼しておく。
- お泊り保育中に保育園として受診して処方された薬は、服用させる前に保護者に伝え、服用させたら与薬時間と与薬状況は必ず記録しておく。このことも説明会で保護者に伝えておく（与薬時間と与薬者のサインの記録は通常の保育でも必ず実施する）。
- おねしょのある子どもへの対応は、保護者と話し合い、子どもが安心して参加できるように職員が援助することを伝える。

② 持参する救急バッグの内容

　救急絆創膏、体温計、ガーゼ、サージカルテープ、ペットボトルの水、はさみ、包帯、ネット各種、クーリング用品（瞬間冷却材、冷えピタ、シップ等）を子どもの人数に合わせて用意する。

　すぐに医療機関を利用できないこともあるので、職員用の胃腸薬、目薬、解熱剤等も持参する。

　小児用の市販薬も用意し、受診できないときは、保護者に了解を得てから使用する場合もある。

③ 当日

　子ども一人一人の健康状態を把握する。発熱や気になる症状がある場合は、園長・担任・看護職・保護者で話し合い、対応する。

　車酔いの嘔吐にそなえて、エチケット袋を忘れずに用意するとよい。

④ 終了時

- 依頼された吸入・内服薬等については、実施したことを保護者に伝える。
- 様子観察をしていた子どもがいる場合は、経過を保護者に伝える。
- お泊り後の健康状態を確認する。
- けがや事故があった場合は、保護者にその時の状態と対応を必ず説明する。

健康教育／7月

熱中症

　熱中症とは、暑い環境の中で人体に発生するさまざまな障害のことです。人間は暑いときは、からだから汗を出すことで体内の熱を外に放出して体温が上昇しすぎるのを防いでいますが、体内での水分や塩分が足りなくなると、からだは脱水状態に陥り、体温調節ができなくなったり、運動能力が著しく低下したりなどの障害が起こります。子どもは大人に比べてからだの水分の出入りが多く脱水症になりやすいため、子どもにもわかりやすく予防方法を伝えます。以下に伝え方の例を記します。

① からだから水がなくなると

- 皆さんのからだの中は、半分以上が水で満たされています。
- 夏の暑い日に、帽子をかぶらず、水も飲まないで遊んでいると、大変！
  汗が出て、からだからどんどん水が減ってしまいます。
- からだから水が減ってしまうと、のどがかわいたり、気持ちが悪くなったり、動くのがいやになったり、頭が痛くなったり、からだが熱くなってきます。
- ひどくなると、高い熱が出ます。意識がなくなることもあります。救急車を呼ばないといけなくなります。そうしたら大変ですね。
  気持ちが悪くなったり、頭が痛かったりしたら、必ず先生に教えてくださいね。

② どうしたらいいかな？

外に行くときは、必ず帽子をかぶり、30分ぐらいに1回、日陰に入ります。
何回にも分けて、少しずつ、水や麦茶を飲みます（ごくごくと一度にたくさん飲まないように）。
汗をかいたら、そのままにしないで、タオルで拭くか、着替えましょう。
気持ちが悪くなったりしたときは、近くの先生や大人に教えてね。
お部屋にいるときも、熱中症になることがあります。気持ちが悪くなったときは、近くの先生や大人に教えてくださいね。
疲れを残さないために、早く寝ましょうね。
食事も大事です。好き嫌いをしないでなんでも食べましょう。食べないと体力がなくなり、暑さに負けてしまいます。
参考：『保育園の健康教育』熱中症①（p118）、熱中症②（P120）

7月／健康教育

プールのお約束

　プールを安全に楽しむための、約束ごとを子どもたちに伝えます。約束ごとの絵とタオルを準備し、各年齢に合わせて、わかりやすく伝えましょう（P104プール・水あそびを参照）。以下に伝え方の例を記します。

❶ こんなときはプールに入れません
熱が出たあと元気になるまで。下痢をしたら、必ず先生に教えてくださいね。
目の白いところが赤いときも入れません。
　下のプール参加のチェック表に沿ってわかりやすく伝える。

> **プール参加のチェック表**
> 以下のときは、プール・水遊びはできません。
> 1. 体温が37.5度以上ある
> 2. 高熱の後、体調が思わしくない
> 3. 下痢、腹痛がある
> 4. とびひなど、感染性の皮膚疾患がある
> 5. 傷がある
> 6. 目、鼻、耳に病気がある（医師の許可があれば可）
> 7. 眼やに・眼充血がある
> 8. 咳をしている、ぜいぜいと喘鳴がある
> 9. 鼻水がひどく、止まらない
> 10. 睡眠不足・食欲不振・疲労で体調がよくない
> 11. 治療薬を使用中である

＊保護者が記載する、各クラスのプール可否表の近くに一緒に貼ります。

❷ プール期間中の注意
毎朝、起きたらプールに入れるかどうか、お家の人に熱を測ってもらいましょう。
朝食は必ず食べましょう。
したい気持ちがなくてもトイレに行きましょう。うんちをしてから、登園できるといいですね。

❸ プールに入る前にすることは？（絵を使用してもよいでしょう）
おしっこをしてきてね。
鼻をかんでから、水泳帽をかぶり、水着を着ます。
体操をして、からだをほぐします。（けがの予防）
からだやお尻の汚れを、シャワーできれいに流してから、プールに入ります。

❹ プール遊び中の注意は？（絵を使用してもよいでしょう）

絶対に飛び込みません。水が浅いので、けがをします。
プールの中で、ふざけません。おぼれてあぶないです。
プールサイドは、歩きます。すのこがぬれているとすべります。
おしっこやうんちをしたくなったら、先生に教えてくださいね。プールの中でしてはいけませんよ。

❺ プール遊び後は？

うがいをします。
シャワーで、顔とからだをきれいに流します。
タオルでからだをふきます（実際にタオルでからだをふいて、ふき方を教えます）。
洋服を着たら、お茶（または水）を飲みましょう。

参考：『保育園の健康教育』プール①（P130）、プール②（p135）

プライベート・ゾーン

　シャワーやプール活動の前に、プライベート・ゾーン（パーツ）について教えている保育園もあります。プライベート・ゾーンは、水着で隠れる部位を指し、自分だけの大事なところで、人に見せたり触らせたりしないことなどを伝えます。（P209幼児への性教育参照）保健だよりなどで、保護者と事前に内容を事後に子どもの様子を共有できるとよいでしょう。

参考：文部科学省『生命（いのち）の安全教育』
　　　https://www.mext.go.jp/a_menu/danjo/anzen/index.html

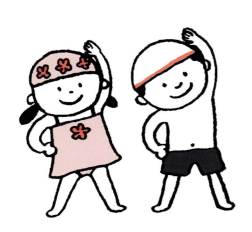
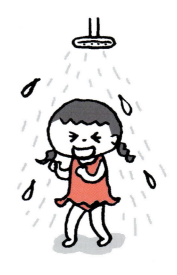

プール・水あそび

　プール・水あそびは、水に触れることを通して水に慣れ親しみ、心を開放させ、暑い夏の日を気持ちよく過ごすことができます。また、皮膚の鍛錬にもなるので、健康増進につながります。一方で、溺水などの重大事故も起きています。職員は、監視役と指導役を必ず別々に確保し、緊急時の対応についても身につけた上で実施します。

　加えて、熱中症のリスクもあるので、気温35度以上・暑さ指数（WBGT）31度以上は原則中止とすることなど園での実施基準を職員や保護者で共通理解しておくことも必要です。

① 事前準備

- 全園児がプール前に健康診断を受ける。定期健康診断の時期をプール前に設定するとよい。自治体により、眼科健診、耳鼻科健診がある。健診により症状や病気を指摘された場合、受診をすすめ、プールの可否を聞いてもらう。
- 必要物品の準備をする。消毒薬（塩素剤）、残留塩素濃度測定器と試薬、計量カップ、水温計、プール日誌等。

② お知らせ

保護者に、園だより・保健だより等でお知らせを出します。

❶ プールの水質管理の方法（消毒薬を使用すること）
　P106、「プールの水質・衛生管理」を参照

❷ プール参加のチェック表
　P102、チェック表を参照

❸ 子どもの体調管理等の依頼
- 毎朝の体温測定と体調の把握をしてください。→表に体温とプール可の○か不可の×を記入。
- 朝食はきちんととり、排便をうながしてください。
- 疲れを残さないように、早めに寝かせましょう。
- 髪は短くするか、束ねてください。週1回は、爪切りをしましょう、等

③ プールあそびでの病気・けがの予防

　職員は、プールを介して感染する病気の予防、けが・事故（溺水）の予防に努めます。プールマニュアルを作成し、活用しましょう。また、感染症予防のため、子どもたちの健康状態を十分把握することと、水質管理についての確認を徹底します。

　保護者が記入したプール・水あそびの可否の確認後、子どもの健康状態をもう一度確認します。チェック項目に該当するときは、看護職・園長に相談し、中止します。保護者になぜ中止にしたか、連絡ノート・口頭できちんと説明します。

　職員会議や打ち合わせで、プール・水遊びでうつる感染症および皮膚のトラブルについて学習し、どの職員も同じ認識と対応ができるようにします。

④ プール・水あそびの事故防止

　プール・水あそびをするときは、指導者、監視者を決めてプール日誌に記載します。監視者はプールに入らず、プールの中にいる子どもたちに危険がないか監視に専念します。プール中の子どものトイレなどはほかの職員に依頼して、その場から離れません。指導者はプールに入り、入水中の子どもたちが水に親しみ楽しめるように、指導します。また、プールサイドに電話やAEDを持ち出しておくと安心です。

⑤ 事故発生時の対応

　職員は、救急車要請（P67）や心肺蘇生法（P68参照）を身につけます。また、役割分担等について、緊急時対応マニュアル等を作成し、対応訓練（シミュレーション）を定期的に行います。

注意事項

・事故防止のため、プール・水あそび中、監視者は子どもから絶対に目を離しません。
・紫外線の害についても考慮します（P113②紫外線 参照）。

参考：厚生労働省『保育所、地域型保育事業及び認可外保育施設においてプール活動・水遊びを行う場合の事故の防止について』
　　　内閣府『教育・保育施設等における事故防止及び事故発生時の対応のためのガイドライン』
　　　東京都福祉保健局『教育・保育施設等においてプール活動・水遊びを行う場合の事故防止について（通知）』

7月／職員指導

プールの水質・衛生管理

プールに循環ろ過方式等の浄化設備を設けている保育園は少なく、ほとんどの園が小型の組み立てプールを利用しています。貯めた水に消毒薬を入れながら使用するので、汚れやすいことを念頭に置いて、水質の管理と感染予防のために入水者（園児と職員）の健康管理をすることが大切です。

① プール使用の条件

気温27℃以上、水温26℃以上が適しています。光化学スモッグ注意報等が発令されたときは、中止します。

② 水質の管理　（小型プール使用時）

子どもは、大人に比べ感染症に罹患しやすいので、消毒薬の濃度管理が重要です。遊離残留塩素濃度が、0.4mg/L以上　1.0mg/L以下で、プール使用可ですが、1.0mg/Lまで濃度をあげてから使用します（注：1 mg/L＝1 ppm）。

定期的（自治体の指導によりますが、10分おき程度）に遊離残留塩素濃度を測定し、不足分の塩素剤を補充します。

● プール水の消毒薬の種類

	種類	商品名（例）
A	塩素化イソシアヌール酸（錠剤・顆粒） 有効塩素含有量60〜90％程度	ハイライトエース ネオクロール
B	次亜塩素酸カルシウム（錠剤・顆粒） 有効塩素含有量70％程度	ハイクロン トヨクロン
C	次亜塩素酸ナトリウム（液体） 有効塩素含有量5〜10％程度	ピューラックス、 バイゲンラックス

＊使用前に、使用上の注意を必ず読むこと。
＊A・Bは、品質保持のため冷蔵庫に保管する。

❷ 消毒方法

プール水の消毒のために広く使用されているのは次亜塩素酸ナトリウム溶液（商品名：ピューラックスなど）とジクロロイソシアヌル酸ナトリウム（商品名：ハイライトエースG）です。その使用方法は以下の通りです。

消毒薬使用量の計算方法　　使用量＝$\dfrac{X \times a \times 100}{Y}$

X：プール容量　単位：m³　a：目標とする残留塩素濃度　単位：mg/l　Y：塩素剤の有効塩素量　単位：％
（使用する消毒薬のラベル及び取扱説明書をご覧ください）

※紫外線や水温の上昇、時間経過により、残留塩素濃度は低下します。このため、遊離残留塩素濃度を1.0mg／ℓにまで上げてから使用します。

●ジクロロイソシアヌル酸ナトリウム
（商品名：ハイライトエースG）
　有効塩素量60％の顆粒剤です。有効塩素量は商品により異なりますので、ラベル及び取扱説明書をご覧ください。
　食品添加物に指定されている商品は現在ありません。また、金属や皮膚に対して強い腐食性があるため、使用の際には原液に直接触れないよう注意が必要です。

ハイライトエース（G）を使用した場合
【例】
　X：プール容量　1m³
　a：目標とする残留塩素濃度　1.0mg/l
　Y：塩素剤の有効塩素量　60％

使用量＝$\dfrac{1 \times 1.0 \times 100}{60}$＝1.7g

☆1m³につき1.7gを加えればよい

●次亜塩素酸ナトリウム溶液
（商品名：ピューラックスなど）
　有効塩素量6～12％の強アルカリ性の液体です。有効塩素量は商品により異なりますので、ラベル及び取扱説明書をご覧ください。
　原液は腐食性があるため、鉄・ブリキ・銅などの金属製品には使用しないでください。
　また、皮膚に直接触れないようにしてください。長時間貯蔵したものは分解し、残留塩素濃度が減少していることがありますので確認のうえ使用してください。

ピューラックスを使用した場合
【例】
　X：プール容量　1m³
　a：目標とする残留塩素濃度　1.0mg／l
　Y：塩素剤の有効塩素量　6％

使用量＝$\dfrac{1 \times 1.0 \times 100}{6}$＝16.7g

☆1m³につき17mlを加えればよい

【参考】
プール容積の求め方
◆円形プール
　容積（m³）＝3.14×r²×h
　r＝プールの半径（単位：m）
　h＝高さ（水位）（単位：m）

◆四角形プール
　容積（m³）＝D×W×h
　D：プールの縦（単位：m）
　w：プールの横（単位：m）
　h：高さ（水位）（単位：m）

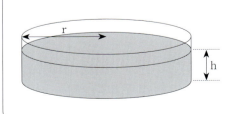
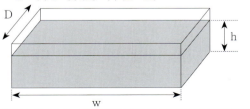

7月／職員指導

❸ プールの水質基準（遊泳中）

水質基準項目	基準値
水素イオン濃度	pH値　5.8～8.6
濁度	2度を超えない
過マンガン酸カリウム消費量	1Lにつき12mgを超えない
大腸菌	試料100mL中に検出されない
一般細菌	試料1mLにつき200CFUを超えない
レジオネラ属菌（加温の場合）	検出されない
遊離残留塩素濃度	0.4mg/L以上
二酸化塩素濃度	0.1mg/L以上0.4mg/L以下 かつ亜塩素酸1.2mg/L以下

＊自治体により、水質検査を実施する場合があります。
参考：南多摩保健所生活環境安全課環境衛生担当『令和4年度小規模プールの衛生管理』

❹ 15～30秒間で殺菌するのに必要な残留塩素濃度

遊離残留塩素濃度0.4mg/L以上あれば、大腸菌などの細菌群を殺菌し、夏風邪などの原因ウイルスも不活化します。

0.1mg/Lで死滅	チフス菌、赤痢菌、淋菌、コレラ菌、ブドウ球菌
0.15mg/Lで死滅	ジフテリア菌、脳脊髄膜炎菌
0.20mg/Lで死滅	肺炎双球菌
0.25mg/Lで死滅	大腸菌、溶血性連鎖球菌

参考：日本学校保健会『学校における水泳プールの保健衛生管理 平成28年度改訂』
　　　東京都福祉保健局東京都西多摩保健所『小規模プールの衛生管理』

③ DPD法による遊離残留塩素濃度の測定法

使用方法が簡便で、補正が不要なDPD法（水道法で決められている測定方法のひとつ）で測定している保育園が多いです。検水（残留塩素を含む水）に、DPD試薬を加えると塩素濃度に応じて、淡赤紫色～赤紫色に発色する反応に基づく測定方法です。発色後はすぐに値を読みます。しばらく放置すると、ピンク色が濃くなっていくので注意します。

④ プール日誌

月日、天候、水温・気温、クラス名、入水者数、入水時間とその間の塩素濃度（使用前遊離残留塩素濃度、塩素剤投入量、塩素剤投入後の遊離残留塩素濃度）、水深、測定者、指導者、監視者のサインを必ず記載します。

参考：東京都多摩府中保健所環境衛生第一担当・第二担当『令和3年度小規模プール衛生管理資料 小規模プールの衛生管理』

⑤ 注意する点

・消毒薬は、子どもの手の届くところには置かない。
・専用の容器に消毒薬と明記し、職員全員に周知する。
・日光、気温、汚れ（汗、鼻水、垢など）により、消毒薬の塩素濃度が低下する。

⑥ 子どもの健康管理

❶ 検査・健診の実施

　プールの開始前までに健康診断（内科健診・自治体により耳鼻科・眼科健診）を実施します。指摘された症状や病気は、受診を依頼し、結果を確認します。
　頭ジラミ、ぎょう虫症などが発見されたときは受診、駆除等を依頼します。中耳炎など治療中の病気の場合は、主治医からプール・水遊びについての指示を確認します。

❷ 水いぼ

　水いぼの対応については、各園によって方針はさまざまです。平成25年5月に、日本臨床皮膚科医会・日本小児皮膚科学会から、「プールの水ではうつらないので、プールに入っても構わない。ただし、タオル、浮き輪、ビート板などを介してうつることがあるので、これらの共有はできるだけ避ける」という「皮膚の学校感染症とプールに関する統一見解」が出されました。
　水いぼは、抗体ができれば自然に消失するので、現在はとる処置を依頼している保育園は少なく、保護者に「とる・とらない」を任せている園が多いようです。保育園の方針を保護者に伝えて、理解・協力してもらいましょう。

❸ プール熱・ヘルパンギーナ・手足口病

　プール熱、ヘルパンギーナ、手足口病罹患後は、ウイルスが約1ヵ月間便に排泄されます。園医と取り扱いについて相談し、保護者にも伝えます。

❹ 保護者への確認と説明

　毎朝、保護者に体温とプールの可否を、個人別カードあるいはクラス一覧のチェック表に記入してもらいます。保護者がプール可と記入しても、体調が思わしくないときは、プール・水遊びはやめます。この場合は必ず、連絡帳やお迎え時に口頭で、なぜ中止にしたかを説明します。

❺ **トイレ**

　水に入る前には、必ずトイレに行かせます。一人一人お尻を洗い（使い捨て手袋使用）、全身をシャワーで洗い流します（0～2歳児は、お尻を石けんで洗っている保育園が多いようです）。

❻ **見守り**

　プールに入っているときも、プールから出て遊んでいるときにも、常に子どもの様子を見守ります。

❼ **遊んだ後**

　遊んだ後は、うがいをし、顔と全身を洗い流します。濡れたからだは、できるだけ早く拭きます。タオルの共有はしません。水分の補給をします。
　塩素剤や紫外線の影響で、アトピー性皮膚炎が悪化するなど皮膚のトラブルを起こすこともあります。プール後の皮膚の観察をします。

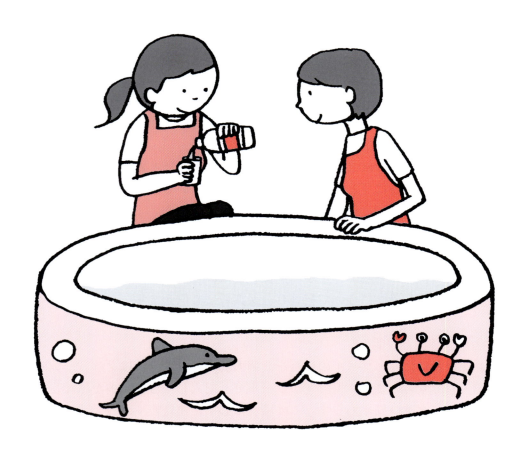

職員指導／7月

夏の過ごし方

　近年は、猛暑日が続くことがあります。そのなかでも子どもたちが元気に安全に過ごせるように工夫をします。水遊びや朝夕の涼しい時間帯を利用した外遊び、こまめな水分の補給など、熱中症の予防に注意します。園庭に日陰を多く取り入れる、直射日光の当たる窓側には、へちまやひょうたん、ゴーヤなど緑のカーテンやよしずを利用して室温を下げる、エアコンを上手に使用するなど、環境対策も必要です。また、夏は強い紫外線にも配慮が必要です。汗をかくことで汗腺の発達をうながしながら、熱中症に気をつけ、上手に夏を過ごしましょう。

① 熱中症予防

　熱中症とは、高温多湿の環境下で体内の水分や塩分（ナトリウムなど）のバランスが崩れたり、体温の調節機能がうまくはたらかず、からだに熱がこもり、大量の発汗から突然汗が出なくなり、吐き気、倦怠感などの症状が現れる病態です。

　重症化すると、意識障害を起こし、死に至る危険性があります。また、熱中症は突然気温が上昇した日や、梅雨時の蒸し暑い日など、からだが暑さに慣れていないときに起こりやすく、とくに注意が必要です。環境省・気象庁が発表している「熱中症警戒アラート」情報も参考にして、保育活動を計画しましょう。

❶ 熱中症を起こしやすい条件
・高温多湿（外だけではなく室内も要注意）
・梅雨明けどきの急激な気温上昇
・風が弱く、日差し・照り返しが強い日
・体調が悪いとき
・あまり動かない、体力がない、暑さに慣れていない子ども
・肥満傾向のある子ども

❷ 症状（子どもの場合）
　めまい、顔面紅潮、たちくらみ、筋肉痛、暑いのに汗が出ない、頭痛、吐き気・嘔吐、倦怠感、虚脱感、尿量減少、皮膚が乾いている、ぐったりしている、元気がない、ぐずるなど。

　さらにひどくなると、急激な体温上昇（40～42℃）、けいれん、意識障害（呼びかけに反応しない・返事がおかしい）、チアノーゼ、不規則な呼吸などを起こす。

❸ 予防
●**暑さを避ける**
・室内の温度、湿度の調整。
・戸外活動は時間を選び（午前中）、日陰を利用する。また、暑さ指数（WBGT）や環境省「熱中症予防サイト」の「運動に関する指針」を用いて戸外活動の判断をするとよい。
　参考：環境省『熱中症予防サイト』http://www.wbgt.env.go.jp/wbgt.php

●**服装を工夫する**
・フラップ付き帽子の着用。
・太陽光の下では輻射熱を吸収して熱くなる黒色系の素材は避ける。
・襟元にゆとりがあり、通気性の良い服を着る（吸汗・速乾性素材の服）。

●**こまめに水分補給をする**
・活動前後に水分補給をする。
・活動の強度にかかわらず、こまめに水分補給をする。
・のどが渇いていなくても、水分補給を勧める。

●**急に暑くなった日は、要注意**
・熱中症は梅雨入り前の５月ごろから発生し、梅雨明けの７月下旬から８月上旬に多発する傾向がある。

●**暑さに備えたからだづくりをする**
・日頃から適度な外遊びをして、からだを暑さに慣らしていく。

●**健康観察を十分にする**
・登園時に、睡眠・食事・体温などをチェックし、顔色・表情・機嫌に変化がないか注意深く観察する。

❹ 熱中症が疑われるときの対応
①**涼しい場所に移動し、楽な姿勢にする**
・屋外ならば、木陰など日陰に寝かせる。
・室内ならば、クーラーの効いた場所に移動する。

②**衣服を緩め、からだを冷やす**
・後頭部、頸部や脇の下、そけい部を保冷剤等で冷やす。
・皮膚をぬらし、風を送ると効果がある。

③**水分・塩分補給をする**
・意識がはっきりしていたら、水、麦茶、経口補水液・乳幼児用のイオン飲料などを少しずつ与える。
・冷たいものを大量に飲ませると、胃けいれんを起こすことがあるので注意する。

④**全身観察、意識の確認をする**

・呼びかけに答えられるか、確認する。
・以下のときは、急いで受診をするか、救急車を呼ぶ。
　ぐったりしている／水分を飲めない／体温が40℃を超えている
　けいれんを起こす／意識がないとき

⑤ 経口補水液の作りかた
　水１Ｌに　砂糖４０ｇ（大さじすり切り４と小さじすり切り１強）、塩３ｇ（小さじ半分）。好みで果汁（レモンやグレープフルーツを絞る）少量
＊果汁が入るとカリウムの補給にもなります。

② 紫外線

　４～９月にもっとも強くなる紫外線ですが、子どもなど若いうちに紫外線を浴びた量が多いほど、大人になって皮膚がんを発症する確率が高くなると言われています。18歳までに浴びる紫外線の量は、一生のうちの約50％ほどです。
　日光を浴びるとよくないからといって、１日中屋内で過ごすことはできません。乳幼児にとっての外遊びは大切です。子どもに紫外線をいかに浴びさせないようにするかよりも、子どもに紫外線対策をすることが大切です。

① 紫外線とは
　長時間浴びた場合は、細胞を傷つけるため、日焼けの原因ともなり、また長年浴び続けると、しわ、シミの原因となったり、皮膚がんや白内障などに注意が必要とされています。時刻、季節、天候などにより、紫外線の強さは変わります。１年のうちでは、春から初秋にかけて強く（４～９月に１年間のおよそ70～80％）、１日のうちでは正午をはさむ数時間（午前10時～午後２時）が強くなります（夏は１日の約60％、冬は１日の約70～75％）。時間帯を選び、日陰を選んで、紫外線を浴びすぎないよう注意しながら、外遊びを楽しみましょう。

② 保育園での紫外線対策
●外遊びやプール時の配慮
　紫外線の強い時間帯は午前10時から午後２時ごろですが、保育園では外遊びをする時間帯です。この時間帯の紫外線になるべくあたらないように、各保育園ではさまざまな工夫がおこなわれています。
　外に行くときは、帽子（フラップ付きがおすすめ）を必ず着用します。特に低年齢児（０～２歳）は、紫外線の少ない朝夕（例えば０歳児の外遊びは９時から10時と夕方など）を利用したり、日陰と日なたでの遊びを交互にするなどの配慮をしましょ

う。メラニン色素が少ない欧米人の子どもには、保護者の希望があれば、日焼け止めを使用するなどの配慮をしている保育園もあります。

　保育園の環境を整えることも大切です。保育園により園庭に木を植える、日陰をたくさんつくる（テントや、遮光ネット、すだれやタープ（日よけの幕）、寒冷紗等の活用）、プール時には日光をさえぎる工夫や、Tシャツやラッシュガードを着せる等の配慮をしています。

● 帽子

　帽子着用で、約20%の紫外線をカットできるそうです。帽子は必ずかぶりましょう。帽子はつばが広く、通気性のよい素材のもので、首を日光から守るために、フラップ付きの帽子がおすすめです。

　長袖・長ズボンの着用もよいでしょう。赤ちゃんの場合は、ベビーカーの日除けも利用するとよいでしょう。

● 日焼け止めクリームについて

　基本的には、預かっていない保育園が多いようです。保護者から希望があるときは、個別に対応をしますが、預かる場合は、医師が必要と認めた場合だけとし、与薬依頼書（P150「連絡票」参照）を提出してもらいます。

　「登園前に2～3時間持続する日焼け止めを塗るのもいいですよ」と保護者に伝え、塗ってきてもらうのもよいでしょう。

③ 夏の室内環境

❶ 冷房を使用するときの注意点

　外気温との差を5℃以内にするのが基本ですが、近年まれにみる猛暑日が多いので、5℃差では難しいときがあります。室温が26℃以下にならないようにしましょう。

　熱中症を予防するために冷房を使用しますが、特に午睡時は冷えすぎにならないよう室内の温度に注意が必要です。子どもの生活する高さの数ヵ所で温度を測定して判断しましょう。

❷ 扇風機を使用するときは

　子どもに直接、風があたらないように注意します。扇風機は、子どもの手が届かない場所に、固定するなどの注意が必要です。

職員指導／7月

夏に気をつけたい皮膚疾患

　虫刺されが気になる季節です。大人は蚊に刺されてもかゆみでイライラするくらいで済みますが、小さい子どもは刺された跡が大きく腫れあがったり、翌日になって水ぶくれになったり、何日もかゆみが続く場合もあります。自然環境に恵まれた場所や緑の多い公園などへ散歩に行く場合は、虫除け対策をして出かけましょう。

　また、皮膚のトラブルから、感染症になる場合もあります。とびひ（伝染性膿痂疹）、水いぼ（伝染性軟属腫）などについては、手当の仕方等を保護者に伝えておくことが大事です。

① 虫刺され

　戸外活動が多い保育園では、蚊に刺されたり、小さいハチに刺されたりなど、虫さされは少なくありません。対処方法を知り、適切な対応をしましょう。

❶ 蚊

　乳幼児は体温が大人よりも高く、蚊に刺されやすい傾向にあります。個人差がありますが、皮膚アレルギー反応を起こし、痒みや、赤く腫れることがあります。また、デング熱やジカ熱に感染する可能性もあります。園庭で貯まり水をつくらないように注意し、排水口にも気を付けて、蚊の発生防止に努めましょう。

●処置
①刺された部分をすぐに水で洗い流し、清潔にする。
②かゆいところは流水や、氷で冷やすとかゆみがやわらぐ。必要ならば、かゆみ止め（抗ヒスタミン剤入り）軟膏を塗布する。
③症状が強い場合は、受診する。

●対策
・蚊が多い場所には、なるべく行かない。行くときは、できるだけ長袖、長ズボンを着用する。
・かゆみにより掻いて皮膚を傷つけてしまうと、症状を悪化させたり、とびひになることもあるので爪を短く切るよう指導する。
・刺されやすい子どもには、虫除け剤を預かる園もある。市販の虫除け剤を使用する際は、成分を確認する。虫除け剤の成分には、ディートとイカリジンの2種類がある。イカリジンには年齢や回数の使用制限はないが、ディートはまれに皮膚炎や神経障害を起こすなどの報告があり、厚生労働省からの安全対策によると
・6ヵ月未満の乳児には、ディートを含む虫除けスプレーは使用しない

- ６ヵ月以上２歳未満　　１日１回
- ２歳以上１２歳未満　　１日１〜３回
- 顔には使用しない

となっている。

参考：厚生労働省『ディートを含有する医薬品及び医薬部外品に関する安全対策について』

❷ハチ

　夏から秋にかけて働きバチの活動が盛んになり、外敵に対する攻撃性も高くなり、危険性が大きくなります。ハチ刺され事故は８〜９月に集中しています。

　ハチの毒にはいろいろな成分が入っています。ハチ毒に対するアレルギー反応は人によってさまざまですが、共通するのは、蕁麻疹、発汗、吐き気、頭痛、腹痛などがあります。刺された場所の痛みや腫れ以外に、全身的な症状も出ます。血圧低下や意識消失をともなうアナフィラキシーショックは、重篤で命にかかわるので、一刻も早く病院での応急手当が必要です。食物アレルギーによるアナフィラキシーショックと同じ対応となります。

●処置
① 刺されたらすぐに、針が残っていないかを調べ、あれば取り除く。
② 毒を吸い出し体内に取り込まれる毒をできるだけ少なくする。毒を吸い出すためのポイズンリムーバーが市販されています。職員が口で吸ってはいけません。
③ 傷口を水道水で洗い、冷やす。
④ 腫れや痛みがひどいときは、受診する。

●対策
- できるだけ長袖、長ズボンを着用する。服の上からでもハチの針は通るが、素肌を刺されるのに比べれば被害は小さくなる。
- 黒いものに向かっていく習性があるので、この時期の戸外活動には黒色の帽子・服等は避ける。
- 入園時健康調査表で、ハチに刺されたことがあるか確認しておく。

② とびひ（伝染性膿痂疹）

　汗疹、虫さされ、湿疹などのひっかき傷に、細菌感染を起こして発症するものがほとんどです。とびひは滲出液が付着してあちこちに飛んでいく（飛火）ので、早めの受診が必要です。体調がよければ、患部をガーゼや包帯などで覆い、登園はできますが、病変が広範囲な場合は、主治医と相談してから登園してもらいます。また、頭や顔などにたくさんできて覆えない場合などは、園長と相談して、登園を控えてもらう

保育園が多いようです。

　プールは自分の病変を悪化させたり、他児にうつすおそれがあるので、完全に治るまでは禁止します。シャワーをするときは、他児と接触をしないことが必要です。爪を短く切ってもらい、掻き壊したり、皮膚を傷つけたりしないようにします。職員、園児ともに、手洗いの励行が大切です。

③ 水いぼ（伝染性軟属腫）

　水いぼは、半年から1年経過すると95％近くが自然治癒するので、治療として摘出するか、経過観察するかは、保護者が主治医と相談して決めるようにしている保育園が多いです。

　プールの時期には、化膿している水いぼについては、受診を依頼します。掻き壊して傷がある場合は、傷が治るまでプールは禁止とします。ビート板やタオルの共用は避けます。ラッシュガードなどの着用をすすめている園もあります。乳児は個別での水あそびの配慮をするのが望ましいでしょう。

参考：日本臨床皮膚科医会・日本小児皮膚科学会『学校感染症 第三種 その他の感染症：皮膚の学校感染症とプールに関する統一見解』お子さんとその保護者さん、ならびに保育園・幼稚園・学校の先生方へ 「皮膚の学校感染症について」プールに入ってもいいの？ http://jspd.umin.jp/qa/01_mizuibo.html#page01 （平成25年5月）

頭ジラミの対応

　シラミは、人の血を吸って生きている害虫です。シラミの種類にはコロモジラミ、ケジラミ、頭ジラミがあり、保育園で発生するのは頭ジラミです。頭や顔をくっつけて遊んだり、集団で昼寝することで蔓延することがあります。蔓延してからの駆除は、時間を要します。季節を問わずいつでも発生するので、定期的に頭髪検査を行うと同時に、日頃から子どもが頭をかゆがっていないか気にかけることも必要です。

① 頭ジラミとは

　成虫は体長が2～3mm、暗褐色をしていて頭髪の中に住み着き、頭皮より吸血します。卵は髪の毛に産み付けられますが、ニカワ状の物質でしっかり固定されているので、簡単には取れません。フケの一種で「ヘアーキャスト」と呼ばれるものが頭ジラミの卵と間違えられることがあります。ヘアーキャストの場合は指でつまむと簡単に取ることができます。

　生活環境の清潔さとは無関係に発生するので、むやみに騒ぎ立てないよう、子どもや保護者へ配慮しながら駆除に努めるようにしましょう。

シラミの生態

成虫は1日で3～9個の卵を産みます
↓
8～12日（卵期間）で成虫になります
↓
人に寄生し血を吸って生きます。成虫の寿命は約27～38日
↓
人から脱落しても、7～72時間生きられ、寝具・タオル・パジャマなどについて感染します。

② 日常的に伝える

　健康教育の中で頭ジラミについて、子どもに話しておきましょう。「汚くしているからうつるのではなく、頭ジラミは、誰にでも感染する虫です」ということを、伝えておきましょう。

　プール前、後、冬場、春先等、定期的に頭髪検査を実施します。

③ 発見したら

①成虫や卵を見つけたら、保護者に知らせます。
・卵は髪ごと切り取り、セロハンテープで密封し、保護者に見せます。
・成虫は落ちることがあるので注意が必要です。
②かかりつけ医か皮膚科受診を勧め、診断してもらい、駆除を依頼します。
③駆除の方法と注意事項を、保護者に伝えます（P120「保護者に知らせること」参照。プリントなどを作成しておくとよい）。
④発生したクラスの園児と職員の頭髪チェックをおこないます。全園児を対象に行う保育園もありますが、全職員の頭髪チェックをする園は少ないようです。
⑤保護者にお知らせを出し、家庭でも卵の有無を確認してもらいます（P121 保健だより参照）。

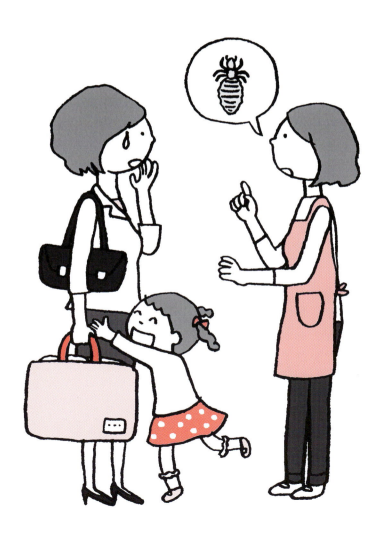

● 保護者に知らせること
● 駆除方法
- 主治医・薬局に相談して、駆除薬（主にスミスリンシャンプー）を指示通り使用します。
- 家族内感染をするので、一度、家族全員でシラミの有無にかかわらず、駆除します。
- 髪の毛は、差し支えなければ短めにしてもらう方が駆除しやすいです。
- 洗髪を毎日丁寧に、髪の根元までよく洗います（子どもにまかせると洗い方が不十分なので、大人が丁寧に洗います）。
- 洗髪後、目の細かいクシでよく髪をすきます。
- 明るいところで頭髪を分けながら、卵を見つけます。
- 卵は、耳の後ろや後頭部の髪の根元近くに産み付けられていることが多いので、重点的に見ます。
- 卵はしごいてとるか、卵が付いている髪の毛を切り取り、セロハンテープに密封して捨てます。

● お願いごと
- 頭髪から卵がなくなるまで、毎日、布団シーツ、タオル等や帽子を持ち帰り、熱湯（1分で死滅）をかけ、洗濯をお願いします。アイロンや乾燥機を使用してもよいでしょう。
- 晴れた日は、家族みんなの布団を干しましょう。
- 床・畳・じゅうたんは、掃除機でよく吸い取りましょう。

④ 保育園では

- 午睡時は、頭ジラミのある子とない子の布団を離します。
- 布団は日光に干し、別保管にします。
- 頭ジラミのある子のシーツやバスタオルをはずし、毎日洗濯を依頼します。
- 掃除の徹底をします。特に午睡後は丁寧に掃除機をかけます。
- 保育園によりますが、ある保育園は、頭髪から卵がなくなり3日経過後に、シーツ等の毎日の持ち帰りを終了としています。
- 自治体によっては、「最後の卵の発見から、1週間を経過したあと、園児・家族に卵が発見されないとき、終息とみなす」としています。
- 水の中でうつることはまずないので、プールは可ですが、衣類・タオルなどからうつることがあるので、保管、着替えの場所などに配慮します。

ほけんだより

VOL 12 特別号
平成○○年○月○日 ●●保育園

アタマシラミってなんだろう？

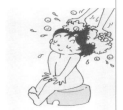

感染は主に接触によりおこります。家庭や集団生活の場で衣服や寝具を介して感染します。感染すると、頭部に強いかゆみが現れます。

アタマシラミは体長2〜4mmくらい。卵からかえると吸血します。これが原因になって強いかゆみがおこります。

市内の保育園や小学校では昨年○月くらいから「アタマシラミ」が流行っている、という情報が入ってきていました。また、○月○日の●●新聞でも「子どもを中心に年（07）50万人感染」という、ニュースを報じ注意を呼びかけていました。

今週に入り●●保育園でも感染の報告を受けています。

アタマシラミは頭部の清潔・不潔に関係なく感染します。感染がわかった場合には集団での駆除が大切です。速やかに園にお知らせください。

予防と見つけ方

☆ 見つけ方はいたって簡単！子どもの髪の毛を良く見ればいいのです。シラミがいる場合には、髪の毛に1mmくらいの褐色の卵がついているのですぐわかります。

☆ 卵はしずくのような形で髪の毛にしっかりついています。頭髪に塊があった場合でも指で簡単に取れるのは'ヘアキャスト'といって毛根の皮膚がリング状に抜けたものです。間違えないようにしてください。

☆ 予防のためには髪を良く洗うこと。幼児では洗髪が不十分なので**大人が手伝って丁寧に洗ってあげてください！！**

☆ また、毎日ブラッシングする事も大切です。
アタマシラミは熱に弱いので、洗髪後はドライヤーの熱でしっかり乾かしましょう。

☆ シラミが少なければ、毎日の丁寧な洗髪とブラッシングで駆除はできます。シラミは髪から落ちても2〜3日は生きているので、寝ると髪についてしまいます。寝具や寝衣などはまめに洗濯し、脱衣所・寝室などはまめに掃除機をかけましょう。熱を加えるため、シーツや枕カバーなどアイロンをかけると効果的です。

駆除のポイント

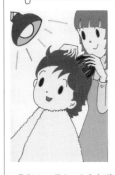

① 風呂場やベランダ、板の間などで首から下を風呂敷やタオルなどで覆い、頭をスタンドで照らします。天気の良い日だったら、太陽の光でも良く見えます。くしで髪の毛をかき分け、毛根部をチェックします。じっとしていられない乳児の場合は子どもが寝入ってからすると良いでしょう。

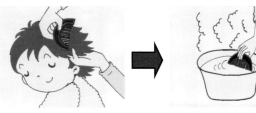

② 耳のうしろ、生え際、襟足、つむじの部分を毛根からすきくしを寝かせて静かにすきます。くしについた成虫は熱湯（55℃以上）を入れた洗面器に静かに落とします。
なお、くしで丁寧にすきながら髪の毛についている塊（卵）を見つけます。

③ 卵はしずくのような形で、髪の毛にしっかりとついているので、見つけたらはさみで切り取ります。卵は指でしごいても簡単には取れないのが特徴です。
卵のついた髪の毛はビニール袋などにいれ、密封して処分します。
使用したタオルや衣類・寝具などは熱湯（55℃以上）につけた後に洗濯します。シーツや枕カバーなどはアイロンをかける事も効果的です。

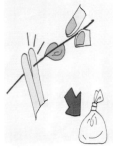

※ 毎日の丁寧なシャンプー、ブラッシング、卵の除去などでアタマシラミは駆除できると言われています。それでもダメな場合にはシラミ駆除専用薬品（スミスリン）を用法・用量に従って使用してください。

※ 先日の●●新聞によると「遺伝子の突然変異で抵抗性がついた、スミスリンの効かない新型」の報告もあるそうです。

※ 園ではアタマシラミに感染したからといって、散髪などの強制はしていません。ただ、髪の毛が短いほうが、毎日の洗髪、結髪、卵の除去など処置がしやすいのは確かなので、「短いほうが楽ですよ」という風なアドバイスはしています。

※ 全職員もエプロンのアイロンがけや毎日の洗髪、ブラッシングなど予防に努めています。「うちの子には無関係」と思わず、園全体で早期発見・予防をしましょう。ご協力お願いいたします。

気管支喘息

　気管支喘息はヒューヒューという喘鳴を伴った呼吸困難が起き、息を吐くときが特に苦しいのが特徴です。治療はこうした呼吸困難発作に対する治療と、背景にある気道の慢性炎症に対する治療に分けられます。気管支喘息の治療は、この慢性炎症に対する治療が重要で、長期にわたって継続しなければなりません。喘息の子どもの保護者から申し出があり、保育園でも配慮が必要な場合には、「保育所におけるアレルギー対応ガイドライン（2019年改訂版）」（厚生労働省）に沿って対応し、生活管理指導表・気管支ぜん息を活用します。

① 喘息とは

　喘息とは、気道が炎症によって過敏になっている状態で、少しの刺激にも敏感に反応し、気道が収縮して狭くなり、突然咳や呼吸困難を伴う発作が起こる病気です。

　以前は、単に「ゼーゼー、ヒューヒュー」という喘鳴が繰り返し起こる病気だと考えられ、発作時に気道を広げて苦しみをやわらげる「発作時の治療」が中心でした。現在は、喘息発作がない状態のときでも、気管支の粘膜は慢性的に炎症を起こしていることがわかり、炎症性の病気であると定義されるようになりました。現在の喘息治療は、気道の炎症を抑えて発作を予防し、発作のない状態を維持することが重要となっています。

② 乳幼児の気管支喘息の特徴

　小児の喘息は「ゼーゼー」「ヒューヒュー」といった喘鳴が大きな特徴ですが、乳幼児の場合は、喘息でなくても「ゼーゼー」いいやすいという特徴があり、喘鳴イコール喘息とは断定しません。これは、年長児とくらべて気道が狭い、弾力性がない、痰などの粘液を出す分泌腺が多いなど、より気道が狭まりやすくなっているためと考えられています。

　乳幼児は、本人が喘息の症状を訴えることができません。また、年齢的に肺機能検査ができず、保護者の観察に頼るしかないため、診断が非常に難しいのも特徴のひとつだそうです。低年齢のうちに治療を始めて、症状を軽くしている人ほど、成長してからの呼吸機能は高いというデータがあり、喘息なのか、ウイルス感染なのか、早期に鑑別・診断し、治療を始めることが大切といわれています。

	一過性の初期喘息	非アレルギー性の喘息	アレルギー性の喘息・喘鳴
特徴	・生まれてからすぐ「ゼーゼー」する ・肺機能の成長が遅れ、気道の発達が悪く、ウイルス感染や些細なことで喘鳴が起こる	・喘息性気管支炎と呼ばれているウイルス性気管支炎 ・アレルギーとは無関係。 ・気道のウイルス感染により喘鳴を繰り返す ・6歳までの子どもにみられる	・アレルギーによる典型的な喘息のタイプで、乳幼児期から喘鳴発症 ・半数以上が3歳までに、80％が6歳までに喘息を発症 ・アレルギーやウイルス感染などにより気道が閉塞し、喘息症状の悪化や発作が起こる
治療	・特に必要なし。発達に伴い、2〜3歳になると自然に治る	・β2刺激薬（気管支拡張薬） ・感染症がおさまれば治る	・喘息をはじめとしたアレルギー疾患を考慮に入れて治療

③ 喘息の発作の観察ポイント

発作は、軽いものから強いものまであります。強い発作を何回も起こすと、喘息の重症度が高いと判断されます。

	小発作	中発作	大発作
喘鳴	軽い	明らかにわかる	強く、遠くでもわかる ＊弱くなったときは要注意。呼吸不全を起こし危険な状態
呼吸困難	ない	ある	強い（うなり声をあげる）
起坐呼吸	横になることができる	横になると苦しく、座位を好む ＊抱っこされると楽	前かがみになる ＊抱っこされると少し楽な様子
陥没呼吸	ないか、あっても軽度	明らかにある	強く陥没する ＊シーソー呼吸がある
歩行時の苦しさ	急ぐと苦しい	歩くと苦しくなる	歩行できない
会話（機嫌）	一文区切りで話せる ＊機嫌が少し悪い	句で区切る程度なら話せる ＊機嫌が悪い	一区切りでしか話せず、話しかけても返事ができない
食事	ほぼ普通にとれる	食べにくくなる ＊ミルクの飲みが悪くなる。吐く	食べられない ＊ミルクや水分の摂取が困難
睡眠	眠れる	苦しさでときに目を覚ます	眠れない

・陥没呼吸とは、空気を吸ったときに、みぞおちがへこむ状態
・シーソー呼吸とは、空気を吸ったとき、胸部と腹部は同じように動くのが普通だが、胸部がふくらむと腹部がへこむ、又はその逆になる状態のこと。

④ 喘息発作が起きたとき

　発作を起こしたら、少し前かがみの姿勢をとらせ安静にします。水分を少量ずつ取らせましょう。痰が出せるように、背中を軽くポンポンと叩いてあげるとよいでしょう。腹式呼吸ができる子どもにはさせると、苦しさがやわらぎます。保護者へ連絡をし、お迎えを依頼します。個別対応プラン（主治医記入）を参考に、対応しましょう。

参考：日本アレルギー学会『小児気管支喘息治療・管理ガイドライン2017Web版』
　　　P29「喘息個別対応プラン」
　　　http://www.jspaci.jp/modules/journal/index.php?content_id=13

⑤ 喘息発作の予防

　喘息の発作予防の第1歩は、家の中の環境整備です。

❶ 刺激物質の除去
　ダニやハウスダストなどのアレルゲンやタバコの煙などの刺激物質を、生活環境のなかから、できる限りなくします
・掃除はこまめに、換気を心がける
・洗濯不可のぬいぐるみは置かない
・ソファは皮製、ビニール製のものを
・布製のソファ、椅子は、掃除機をかける
・じゅうたんやカーペットは敷かない
・ふとんは、干した後やときどき掃除機をかける（ベッドがおすすめ）
・ふとんは、丸洗いできる綿や混紡などの薄手のものを
・タバコは、家の中で吸わない

❷ かぜ・インフルエンザに続いて起こる喘息発作を防ぐために
・園児だけではなく、大人（保護者、職員）も、手洗いとうがいを励行する
・インフルエンザの予防接種を勧める
・混雑した場所や人ごみをなるべくさけ、規則正しい生活をする

❸ 喘息を持っている園児に対して保育園で配慮すること
・入園時に、発作時の対応について保護者に確認し、全職員で情報を共有する
・ウサギなどの飼育動物にアレルゲンがある場合、飼育について保護者と相談してから参加させる（例えばマスクをする、小屋の中には入らず、外でえさの準備をするなどの対応策も）

・煙が出るような行事（夏祭りや合宿時の花火・焼き芋など）に参加するときの注意を確認しておく
・お泊り会や合宿時は、吸入器の取り扱い・薬の管理について、保護者に確認しておく

参考：独立行政法人 環境再生保全機構『小児ぜん息のことがよくわかる本 すこやかライフ 特別号』（平成21年6月発行）
　　　独立行政法人 環境再生保全機構『ここが知りたい小児喘息Q&A喘息児と保護者のためのやさしい基礎知識』（平成26年12月発行）

医療的ケア児

　2021年、医療的ケア児及びその家族に対する支援に関する法律が成立し、保育園でも受け入れが進められています。医療的ケア児を受け入れるにあたっては、保護者に代わり担う医療的ケアの手技の習得、健康管理、体調不良時や緊急時の対応なども含め主治医や保護者と共通理解が必要です。また、園医とも情報共有します。個別支援計画・医療的ケアマニュアル（緊急時や災害時含む）などを作成し、保育にあたります。集団で過すなかで、子どもたちが医療的ケアや機材などに興味を示します。保護者の同意を得て、子どもたちに話をしておくとよいでしょう。

参考：横浜市『保育所等における医療的ケア児受入れ推進ガイドライン』
　　　保育所等における医療的ケア児への支援に関する研究会
　　　『保育所等での医療的ケア児の支援に関するガイドライン』
　　　小児慢性特定疾患児童等の自立支援に資する研究
　　　『慢性疾患児の自立支援のための就園に向けたガイドブック』

9月／健康教育

生活リズム

　近年、子どもの就寝時間が遅くなりつつあることが問題とされ、子どもの慢性的な睡眠不足が心配されています。子どもたちに生活リズムを整えることの大切さを、分かりやすく伝えることが必要です。以下に伝え方の例を記しました。
　一方で、保護者のライフスタイルの変化などが、子どもの生活リズムに影響を与えていることがわかっています。子どものみならず保護者にも、生活リズムの大切さを伝えていくのは重要なことだと考えます。

❶ 生活リズムとは、なんでしょうか？
　皆さんの一日の活動を思い浮かべましょう。朝起きて朝ごはんを食べ、保育園へ行きます。保育園でお友達と楽しく遊び、おいしい給食を食べ、お昼寝をします。起きておやつを食べ、また遊んで、お家に帰ります。お家に帰ったら、夕ご飯を食べ、お風呂に入って、寝ます。
　この毎日の活動の流れを"生活のリズム"といいます。生活のリズムは、とても大切で、毎日規則正しく過ごすと、からだがいきいきして、元気に過ごすことができるのです。

❷ 今日の朝、パッと起きられた人は、いますか？
　毎日起きる時間が決まっていると、起こされなくても自然に目が覚めるようになります。そうすると気持ちよく起きられます。

❸ 朝ごはん、おいしいですか？毎朝、きちんと食べていますか？
　パンでもご飯でもいいです。早起きすると、ご飯がおいしく食べられます。朝ごはんをしっかり食べると、元気になるエネルギーが満タンになって、保育園で元気にいっぱい遊べます。

❹ 朝、うんちが出ましたか？
　毎日、同じ時間にうんちが出るといいですね。朝ごはんを食べると、腸が動いて、いいうんちがたくさん出て、お腹もすっきりします。

❺ 外で元気に遊ぼうね。
　外で元気に遊ぶと、骨も丈夫になります。

❻テレビばっかり見ていませんか？　ゲームばっかりしていませんか？
　テレビやゲームばかりしていると目が悪くなります。お家の人と時間を決めてね。

❼夜遅くまで、起きていませんか？
　早く寝ると、"成長ホルモン"というからだにとても大切な、成長の素が出てきます。身長を伸ばしたり、お昼についた擦り傷も治してくれます。だから、早く寝ようね。

❽毎日、お風呂に入っていますか？
　お風呂でからだを洗うと、からだについた垢やばい菌を流して、みんなを病気から守ってくれます。だから、毎日お風呂に入ります。

参考：『保育園の健康教育』生活リズム　保護者に向けて（P137）

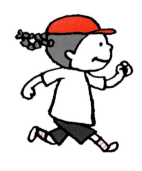
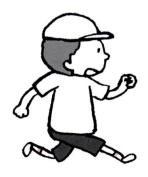

9月／健康教育

今日のうんちはどんなうんち？

　子どもたちは「うんち」にとても興味があります。そこで健康教育では、目に見える「うんち」のかたちから、食べ物の消化の話、その背景にある健康な生活に必要な食生活や運動へと話を進めていきます。4、5歳児への伝え方の例を記しました。

❶ うんちは、何からできる？
　うんちは毎日、食べている朝ご飯、昼ご飯、夕ご飯やおやつから、できます。
　食べ物が胃に入って、消化液と混ざりドロドロになると、小腸に行きます。小腸では栄養を吸いとられ、次に大腸に行きます。大腸では水分を吸いとります。吸いとられて残ったものが"うんち"です。うんちはその日のからだの調子や食事によって硬くなったり、柔らかくなったりします。

❷ いいうんちはどんなうんち？
　ちょうどよいやわらかさの、バナナのようなうんち。色は黄色っぽい茶色です。「お腹にかるく力を入れると、するんと出るうんち」です。

❸ そのほかに、どんなうんちがあるかな？
● コロコロうんち
　うさぎのふんみたいなうんち。「水分やお野菜が足りないとき、コロコロうんちになります」
● かたいうんち
　かたまりがくっついたようなうんち。「コロコロうんちと同じように、水分やお野菜が足りないときになります」
● ドロみたいなうんち
　かたちがなくて、泥みたいなうんち。「悪い菌がおなかに入って病気になると、泥みたいなうんちが出ます」「冷たいものを食べ過ぎたときにも、出ます」
● 水みたいなうんち
　水だけのうんち。「ドロみたいなうんちと同じです」「やっぱり、おなかが病気になったときに出ます」「冷たいものを食べ過ぎると出ます」

❹ いいうんちを毎日出すためには、どうする？
・早起きをして、朝ごはんをしっかり食べます。食べると腸が動いて、うんちが出やすくなります。
・朝食事をしたら、トイレに行きましょう。出る感じがしなくても、トイレに行く習

慣をつけると、出るようになりますよ。
- からだをよく動かして、遊びましょう。
- 好き嫌いをしないで、よく噛んで食べようね。お野菜はうんちを柔らかくしてくれます。
- うんちをしたくなったら、我慢をしないで、すぐにトイレに行きましょう。我慢していると、したい気持ちが消えてうんちが出なくなってしまいます。うんちはおなかの中で水分を取られて、かたいうんちになってしまいます。
- 夏は冷たい飲み物やアイスなどを、食べ過ぎないようにしましょう。

❺ こんなうんちが出たら、教えてね！

　ドロドロしたうんちや水みたいなうんち、赤い色や黒い色、白いうんちが出たときは、流さないで家の人や先生にすぐにおしえてくださいね。

＊パネルシアターや絵を使用すると、わかりやすくなります。
＊便秘、下痢という言葉も、理解できる年齢であればそのまま使います。
参考：『保育園の健康教育』食べものの旅「うんちになるまで」(P139)

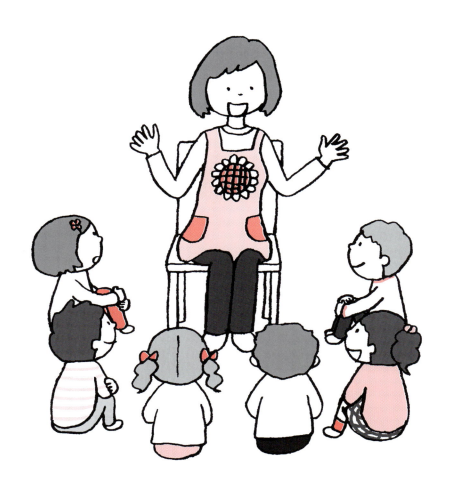

9月／保護者対応

保健だより

　保健だよりは、保健行事や流行しやすい感染症の情報、健康教育情報、保健に関する情報などの保護者に知ってもらいたい情報を掲載します。発行は、月1回のところが多いようですが、年4回の季節ごとの発行や園だよりと一緒に発行しているところもあります。

① 作成のポイント

❶ その月のテーマを決める
❷ わかりやすく、簡潔に
❸ 情報は正確に
❹ 文字だけでなく絵も入れて、読みやすく

② 保健だよりの月別テーマの例

4月	子どもの生活リズムを大切に 予防接種のすすめ 年間保健行事	10月	目の愛護デー・目の役割と視力 薄着の奨励　スキンケア インフルエンザの予防接種
5月	うがい・手洗いの大切さ 朝ごはんの大切さ	11月	感染性胃腸炎 風邪の予防、鼻のかみ方
6月	食中毒の予防 梅雨時の健康管理 むし歯の予防と歯磨き	12月	戸外遊びの必要性 抵抗力を身につける　冬の事故 年末年始の過ごし方
7月	プール・水遊びの注意 夏の疾患予防（とびひ、夏風邪等） 虫刺されに注意	1月	インフルエンザ情報 熱性けいれん やけどに注意
8月	熱中症の予防　水分の大切さ 活動と休息 夏を元気に過ごすために	2月	鼻水・咳・痰のケア 下痢・嘔吐のケア 解熱剤の使い方
9月	夏の疲れを取ろう （生活リズム、睡眠と栄養） 9月9日は救急の日・応急手当	3月	3月3日は耳の日（中耳炎の予防） 1年を振り返って 就学前準備

保護者対応／9月

4月の保健だより

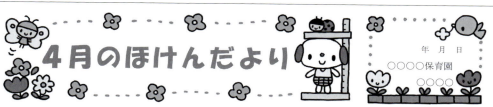

4月のほけんだより

年　月　日
○○○○保育園
○○○○

ご入園、ご進級おめでとうございます。新年度を迎え、初めは緊張していた子どもたち。今では、楽しそうな笑い声が、保育室から聞こえてきています。
子どもの健康に関することや保健行事など、保護者の方にはご協力をお願いすることも多いと思いますが、ご家庭と一緒に、お子さんが健康で楽しく保育園生活を送るお手伝いをさせていただきたいと思っています。今年度もよろしくお願いします。

園医の紹介

内科・小児科　△△医師　　△△医院　院長
　　　　白髪交じりのダンディな先生です。
歯科医師　　　○○医師　　○○歯科　院長
　　　　テニスが大好きな、スポーツマン先生。

予防接種のお願い

保育園は、集団生活になります。感染症（すべての感染症についてではありませんが）を予防する有効な方法に、予防接種があります。お友達同士のエチケットとして、予防接種は積極的に受けていただきます様、お願いいたします。
定期接種、任意接種がありますが、どちらも必要な予防接種です。また、それぞれ適切な接種時期があります。母子健康手帳を参考に、計画的に打ちましょう。

朝の検温、忘れずに！

朝の体温は一日の体調のバロメーターです。測り方で値が変わることがあります。正しく測りましょう。
予測式や実測式など、色々な体温計があります。実測式（１０分計測）に近いほど、正確に測ることができます。メーカーや商品によって特徴がありますので、毎朝の検温には、毎日同じ体温計を使うことをお勧めします。

① 体温計を上向きに当てる　② 大人が抱える

水平はダメ
わきの下の最も深い場所に、斜め上に向けて当てる。
体温計を挟んだほうの腕を脇につけ、大人が抱える。

保健だよりの情報

保育園内の感染症流行状況や欠席状況は、玄関ドアに掲示します。感染症の情報や、区からの健康に関する情報なども掲示しますので、毎日ご確認ください。
園児の感染症の罹患経過や、近隣での感染症の情報などを、お知らせいただきたいと思います。よろしくお願いいたします。
また、緊急連絡先が変更になった場合や、お仕事の都合で通常と連絡先が違う場合は、必ず園にお知らせください。

他機関との連携

・行政センターで行われる健康診断（4か月、1歳半、3歳）は受けるようにしましょう。結果を保育園にお知らせください。
・病児保育室をご利用になる場合は、保育園での様子をお伝え頂き、病児保育室での様子を、登園時にお伝えください。
・何らかの病気が疑われる場合は、受診をお願いする事があります。ご協力をお願いします。

衣類のご協力

保育園内では、基本的に半そで、半ズボンで過ごします。子どもたちは活発に"のびのび"手足を動かす事が出来ます。また、戸外では、紫外線予防や怪我予防のためスモッグと長ズボンを着用します。
個人個人の体質や体調に合わせて衣服の調節を行いますので、ご相談ください。
保育園での衣類は、危険防止のために、ひもや糸付ボタン、フードのないものを選んでください。

9月／保護者対応

8月の保健だより

ほけんだより 8月

7月末から気温がぐんぐん高くなってきましたね。強く照りつける太陽の下でも、子どもたちは笑顔で元気に水遊びを楽しんでいます。「今年も酷暑の夏」になりますが、子どもたちは体温調節の働きが未熟で、大人よりも暑さの影響を受けやすいので注意が必要です。体調の変化に気をつけて、無理なく子どものペースで過ごさせると良いですね。

今月の予定
園医回診…2日・16日

体内リズムを狂わせ、イライラ・不調の原因に → 夜の外出
夜遅くまで、明るく、にぎやかなところで過ごすと、眠りをうながすホルモンが十分に分泌されず、子どもの睡眠の質を低下させます。

こんな影響があります
- 睡眠不足
- イライラ、きげんが悪い。
- 疲れやすい。
- かぜをひきやすい。
- 食欲がない。

子どもを守るために
- 子ども連れの外出は、遅くても午後8時までに帰宅する。
- 寝る時は、なるべく暗く、静かな環境で。

プールに入れる？入れない？

症状が治まったあともウイルスが排せつされる病気があるより、肌どうしが直接触れて、うつることがあるので、注意が必要です。プールに入る際の注意点をあげましたので、目安にしてください。なお、「入るかどうか迷う」場合は、園でのプールあそびの状況を医師に伝えたうえで、相談してください。

	プールに入れる？	
水いぼ	×	園のプールは狭い為プールに入れません。元気で見え出しが肌どうしが触れてうつることがあるので注意する。水遊びはOK。
滲出性中耳炎	▲	定期的に耳鼻科を受診し、相談を。症状が安定していればプールも可能なことが多いが、発熱や耳の痛みを訴える場合、プールは禁止。
アレルギー性鼻炎	●	ほかに症状がなければプールはOK、鼻などをかんでから入る。
アレルギー性結膜炎	●	症状が落ち着いていれば、プールもOK、プールから上がった時の対処をかかりつけ医に聞いておく。
頭ジラミの寄生	×	園のプールは狭い為プールに入れません。髪の毛の接触で感染するので、早急に駆除するように。
手足口病	▲	症状が軽快してから、1か月くらいは、便やのど粘液からウイルスが排せつされることが多く、プールでの感染よりも日常生活で感染することが多いため、本人が元気で登園できるなら、プールもOK。
ヘルパンギーナ	▲	回復してから約1か月は便やのど粘液からウイルスが排せつされるが、発熱、のどの痛みがなくなり、食欲が戻って登園できるなら、プールもOK。
咽頭結膜熱（プール熱）	×	感染すると登園停止になり、登園には医師の許可証が必要。伝染性が強いので、水質管理もしっかりしてもらうことが必要。ゴーグルやタオルの共有でもうつることがあるので要注意。
細菌性腸炎（腸管出血性大腸菌感染症）	×	発病すると登園停止になる。感染することもあるので、登園には許可証が必要。保菌者の便から感染することもあるので、プールに入る際は、おしりの洗浄を念入りに。この菌は低温に強く、水の中で長く生存。ごく少数の菌で感染してしまうので、水質管理が重要。
流行性角結膜炎	×	感染すると登園停止。登園には医師の許可証が必要。プールの水を介する場合による水質管理をしていれば、プールの水で感染する可能性は低いが、ゴーグルやタオルの共有でうつることがあるので要注意。
とびひ	×	プールの水はうつらないが、水ほうやびらんがあるときは、水中でタオルやうきわで悪化しやすい。本人の皮膚の保護のために、プールは避ける。
急性中耳炎	×	症状がある間は、プールには入れない。
外耳炎	×	プールは避ける。傷や膿が出ている間は、外耳の炎症が治まるまでプールOK。
副鼻腔炎	×	鼻の奥の痛みや黄色の鼻水や膿が出ている時は、うがいのみで、医師に相談を。

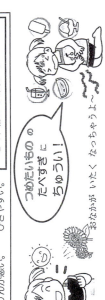

つめたいものの たべすぎに ちゅうい！

おなかが いたく なっちゃうよ〜

保護者対応／9月

8月の保健だより

ほけんだより 8月号

7月から猛暑が続いているますが子どもたちの食欲はどうですか。食欲がおちしているせん時には、冷たいジュースやアイスクリームをほしがるでしょうが、食べすぎると逆に夏バテの原因になります。
1日3食、バランスのよい食事をきちんととらせ、楽しい夏を過ごさせるといいですね。

熱中症を防ぐために！

- 服装に気をつけましょう
  帽子をかぶり、通気性のある服装にしましょう。
- 子どもを観察しましょう
  ちょっとでも変だなと感じたら、涼しいところですぐに休憩させましょう。
- 水分をこまめにとらせましょう
  水やお茶、薄めたスポーツドリンクなどをとらせましょう。
- 日ごろから暑さに慣れさせましょう
  機会をみつけて、外で遊ぶようにしましょう。

こんなときは危険！ 救急車を！

- めまい、頭痛などの症状があるとき + ふらつき
- 体温が高いとき（38℃以上）
- 皮膚が乾燥しているとき
- 意識障害があるとき

※通常、30℃を超えると熱中症の頻度が高くなります。湿度が高く、かぜ症状の高齢者、乳幼児、重度の基礎疾患を持ち、身体所見を使用すると、水分の摂取が少ない場合、加えて排尿に困難です。熱中症に対しかなり重度の熱中症がみられる場合は、治療方法を誤らないため、脱水を助長することになりとても危険な気象も火急の気配を医師に伝えることです。

※熱中症の応急処置は、涼しい場所に移動させ頭、腋の下、太ももの内側（脚の付け根）を冷やしたタオルなどで冷やすと、とくに水分補給が基本です。

※一つの工夫として、凍らせたペットボトルなどの帽子の上にかぶらせることになると、比較的簡単にできるので、覚えておくといいかもしれません。

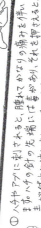

エアコンを上手に使いましょう！

- 冷気は直接あたらないように
  エアコンの吹き出し口を上にに向けるなどして、冷気に直接あたらないようにしましょう。
- 外との気温差は5℃以内に
  外との気温差が大きいと、体温を調節する「自律神経に負担がかかります。
- タイマーを上手に使いましょう
  寝ているときは体温調節ができないので、冷えすぎないよう、タイマーを上手に使いましょう。

虫さされ

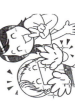
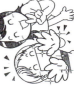
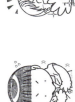

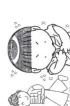

① ハチやアブに刺されたり、腫れがかなりひどく、腫れの先端に赤みがあり、それを押さえると、まるで体内に針が入っているような場合には、注意してください。針が残っている場合は、皮膚に近い部分をピンセットで挟んで早く抜くます。

② 針を抜いた後は、歩き回ることがあがありますので、周囲の皮膚を絞り出すようにして、冷水に浸したタオルなどで、冷やして、注意深く様子を見てください。

③ 刺された部分は、水で洗い、流水に浸したり、水で流したりするように(圧す)。

④ 毎年刺されてきた場合に飲んだ場合は、ぐったりしたり、はあはあいったりして、ペドパンテ、テープなどが貼ってあり、可能性があります。また、水を強く弾くさで、刺激してください。

⑤ それでも腫れがひどくなるようなら、皮膚科か、小児科を受診してください。

― 133 ―

9月の保健だより

ほけんだより VOL6

○○年○月○○日発行　○○保育園　○○

朝晩に吹く風に、秋を感じるようになりました。秋は少し遠くの公園にまでお散歩にでかけています。朝は余裕を持って登園してきてくださいね。そして、午前中の活動が十分にできるように、朝食もしっかり食べてきてください。

9月にはいり、乳児クラスを中心に高い熱が出てお休みする子が多かったです。朝、解熱していても午後になると熱が出てしまうなどのケースも多かったです。そして、とびひになってしまう子も数人いました。

10月の保健行事予定

1日…身体測定
6日…秋の健康診断(全クラス)

体調不良を除き、なるべく受診してくださいますようにお願いいたします。

5歳児…視力検査

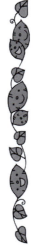

「朝ごはんのすすめ」

1. 朝ごはんを食べるといいことがある!

朝ごはん、きちんと食べていますか?バランスの良い食事は風邪の予防にも役立ちます。「食欲の秋」各前に朝食の役割を一緒に考えてみませんか?

①からだの活性化　調理する音(聴覚)食事の匂い(嗅覚)食べ物の色や形を見る(視覚)手触りや舌触り(触覚)味(味覚)の五感を働かせ、脳に刺激を与え、目覚めさせます。

②肥満防止　朝食を抜くとお昼におなかが空きすぎてしまい、太る原因になります。食べ過ぎだけ完全燃焼できず、食べ過ぎてしまいます。

③快便効果　寝ているとき腸は休んでいます。朝食を食べる事で腸も目覚め、食べ物の刺激で排便しやすくなります。

④脳のエネルギー源　寝ているときでも脳はエネルギーを使っています。朝食をとらないと、脳に必要なエネルギーは不足してしまいます。すると脳が活発に動きません。その結果、ボーっとしたり、活気がなかったり運動量が減ったりします。午前中の不活発さから、生活リズムはますます乱れ、夜更かしへと続いていくのです。

2. どんな朝ごはんがよいのでしょう。

①甘いものばかりの朝食は注意　脳のエネルギー不足のところ、菓子パンやジュース、デザート系の甘いものばかりのとき、血糖値が一気に上昇します。血糖値を下げようとインシュリンという物質が大量にでて、血糖値を一気に下げます。その結果、低血糖状態になり、朝食抜きと同じことになってしまうのです。低血糖になると無気力や神経過敏、暴力の発作、低体温などの症状が出ます。

②脳を動かすのは主食(ご飯、パン、麺類など)
体温を上げ、体を動かすのはたんぱく質(肉、魚、卵、大豆など)

※「せっかく朝ごはんを作ったのに、食べなくて…」こんなお悩みをお持ちの方、就寝時間を見直してください。夜更かしすると食欲がなくなります。理想的には9時、遅くとも9時代には寝かせるようにしてみてください。

参考文献　子どもの脳は食から育つ(芽生えん社)朝ごはん大好き(芽生えん社)

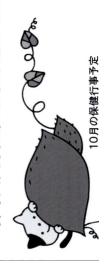
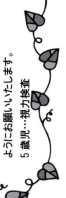

保護者対応／9月

9月の保健だより

9月のほけんだより

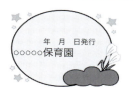
年　月　日発行
○○○○○保育園

暑い夏も終わり、あっという間に過ごしやすくなりました。プール遊びについては、保護者の方々のご理解の下安全に行う事が出来、事故もありませんでした。ありがとうございます。
秋には運動会があり、つくしぐみの子ども達は練習が始まっています。
元気に活動に向かえるよう病気のことをよく知って負けない体をつくりましょう。

9月9日は救急の日

平成28年度の、救急車要請してから到着までの全国の平均時間は、8.6分です。東京都の平均では7.30分でした。救急車は、呼べばすぐに到着するわけではありません。消防署に救急車がいなければ、さらに遠くの署から来るので時間がかかります。むやみに救急車を呼ぶことは避けましょう。また、救急車が到着するまでの応急手当処置を学ばれることをおすすめします。ファーストエイドが大切です。

★東京消防庁　救命講習
http://www.tfd.metro.tokyo.jp/lfe/kyuu-adv/life01-1.htm
★日本赤十字　東京都支部
http://www.tokyo.jrc.or.jp/application/kyukyu/

病気のあれこれ

★子どもの風邪は、何が原因？
→9割はウイルス感染です。風邪のウイルスは230種位あります。230回風邪をひいてもおかしくないのです。
★抗生物質は、風邪を治す？熱を下げる？
→抗生物質は、細菌を抑える薬です。ウイルスには効きません。熱を下げたり痛みを取ったりする作用もありません。中耳炎などの細菌が原因の場合は細菌と闘いますがその他は、二次感染予防として処方されます。
★風邪で処方される薬は・・・？
→多くは対処療法のお薬です。風邪の症状は発熱、咳、鼻水、喉の痛み、嘔吐、下痢など様々なので、それらのつらい症状を和らげるお薬です。
★熱が高くて、頭がおかしくなることは？
→高熱＝重い病気というわけではありません。全身状態をみましょう。顔色が悪い、ぐったりしている、嘔吐が続く、脱水になり唇が渇きおしっこが出ないなどの場合は、救急で受診しましょう。中には、後遺症が残る病気もあります。救急の必要はなくても、診察時間内の受診はしましょう。

傷は洗いましょう

傷ができた時は、すぐに水道水で洗いましょう。水道がない場所では、ペットボトルなどの飲用水でも大丈夫です。その後も出血が止まらない場合は、きれいなガーゼやハンカチを当て、圧迫止血しましょう。
止血できない場合は、受診しましょう。

生活リズムを見直しましょう！

まずは早起き
まずは、遅く寝ても早く起きる習慣をつけましょう。徐々に寝る時間も早くしましょう。

光を浴びる
朝の光で生体時計がリセットされ、体も脳も目覚めます。太陽の光を浴びてすがすがしい朝を迎えましょう。

朝食をとる
朝食で胃腸を働かせ、目覚めさせます。午前中に元気に遊び為の活力です。寝起きすぐは、食欲がない人もいます。早起きをして、時間をおいてから朝食を摂ると良いでしょう。

トイレにすわりましょう
毎朝、家で排便の習慣がつくように、時間に余裕を作って、トイレに座りましょう。

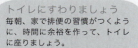

9月／保護者対応

10月の保健だより

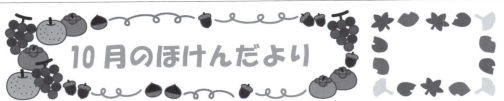

10月のほけんだより

10月になり、急に寒さを感じるようになりました。子どもたちにとっては、どんな秋でしょうか？ スポーツ？ 食欲？ 芋ほりに行くクラスは収穫？……。
園では、★★日（雨天順延）に運動会が開かれます。練習に毎日元気に励んでいる子どもたちは、きらきらしています。

目をたいせつにしましょう

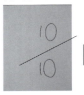
10/10
何に見えますか？

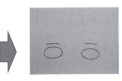
横に向きを変えると・・・

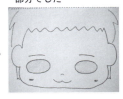
かわいいお顔の、目の部分でした

10月10日は目の愛護デー！

生まれた時から、周りの景色が良く見えているわけではありません。生まれたての頃はモノトーンのぼんやりした世界に見えているようです。パパ、ママの顔や周りのおもちゃや景色を見ることで、視力は発達します。「見る力」は6歳くらいまでに発達するといわれています。その間に何らかの原因でしっかり見えない状態になると、見る力は発達しなくなり、本来あるべき視力よりも低いままになります。何らかの原因はいろいろありますが、結膜炎なども原因になります。「目やにで見えない」「かゆみでかすんで見える」「目が腫れて、視野が狭い」などにより、見にくい状態ために見ることを怠ると、視力の発達に影響します。また、前髪が長く、見にくい状態であることも原因になります。目の病気を疑ったら受診をし、必要であれば早く治療をして治しましょう。前髪は、切るかゴムでまとめて視野に入らないようにしましょう。6歳をすぎると、視力は伸びないといわれています。今の時期を大切にし、見ることでたくさんの刺激を与えましょう。

こんなしぐさがあったら、見にくいのかも・・・
- 目を細める
- 首をかしげて物を見る
- テレビなどに近づいて見る
- 近くでの作業にすぐあきる
- ぶつかったり転んだりしやすい

れんげ組、つくし組では、"めいちゃん"を使って、目の働きなども勉強しました。そして、とても大切な目なので、けがをしないように注意しなけれないけない事を、覚えました。

くつは足に合ってますか？

子どもの足は、あっという間に大きくなります。特にお散歩の為に保育園においているくつを、お迎え時などに履いてみて、「サイズが合っているか」「くつの形がいびつになっていないか」チェックしましょう。また、お時間のあるときには持ちかえり、洗うようにしましょう。

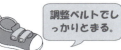

- つま先のゆとりは、5mm。
- 調整ベルトでしっかりとまる。
- くつに足を入れたら、かかとをトントン♪してからベルトを止める。

はじめよう スキンケア！

子どもの肌はとても薄いので、外気が乾燥してくると、肌の水分がすぐに飛ばされてしまいます。早めの時期からのスキンケアがお勧めです。
お風呂では、たっぷりの泡で良く洗いましょう。上がったら、必ずたっぷりと保湿剤を塗りましょう。また、外出前にも塗りましょう。
皮膚科で処方された薬がある場合の使用量の目安は、フィンガーチップユニットといって、大人の人差し指の一番先から第1関節に乗る量で、大人の手のひら2枚分くらいの面積に塗ることができます。

9月の感染症情報！

感染症	0歳児	1歳児
ヘルパンギーナ	3名	
手足口病	2名	
感染性胃腸炎	4名	1名
RSウイルス	1名	

10月の保健だより

ほけんだより

○○年○月○○日
VOL.7　○○保育園　○○

10月は2回も台風が上陸し、真夏のような暑い日もあれば、20度を下回る肌寒い日もありました。日中は汗ばむ陽気でも、朝晩は羽織るものが必要な気温なこともあります。寒暖差が大きく、体調管理が難しい季節ですね。10月は感染症の流行はありませんでしたが、咳や鼻水の出ている子が増えてきたようです。これからますます寒くなりますが、元気に過ごしましょう。

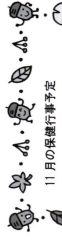
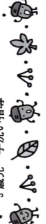
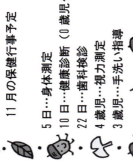

11月の保健行事予定

- 5日…身体測定
- 10日…健康診断（0歳児クラス）
- 22日…歯科検診
- 4歳児…視力測定
- 3歳児…手洗い指導

毎朝の体調チェック

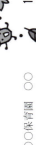

発熱、嘔吐、下痢などの症状のほかに、顔色や発疹、機嫌、食欲など健康を知らせる全身の変化を、気をつけて見てみましょう。いつもと違う！これは子どもからのサインです。

顔・表情
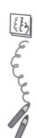
- ◎ 顔色が悪い
- ◎ ぼんやりしている
- ◎ 目の動きに元気が無い

口・のど

- ◎ 唇の色が悪い
- ◎ 唇、口の中に痛みがある
- ◎ 舌が赤く荒れている
- ◎ せきが出る

食欲
- ◎ 普段より食欲がない
- ◎ きっかけが無いのに吐く

目
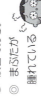
- ◎ 目やにがある
- ◎ 充血している
- ◎ 涙目である
- ◎ まぶたが腫れている

皮膚

- ◎ 赤く腫れている　◎ ほっぺたと温疹がある
- ◎ かさかさしている
- ◎ 水疱、化膿、出血がある
- ◎ 虫ざされが腫れている
- ◎ 今までに無い温疹がある
- （発疹以外の症状は？発疹は増えているか？）

鼻
- ◎ 鼻水、鼻づまり
- ◎ くしゃみ
- ◎ 息が荒い

目
- ◎ 耳垂れがある
- ◎ 耳を痛がる
- ◎ 耳を触る
- ◎ 耳さわりがある

尿・便

- ◎ 回数、色、量がいつもと違う
- ◎ 便がゆるめ
- ◎ 便秘
- ◎ 腹痛

…そのほかにも
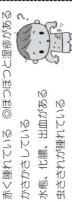
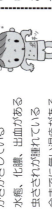
- ◎ 親から離れず泣くことが多い
- ◎ いつもより甘えて抱っこをしたがる
- ◎ なんとなくいつもとちがう

お家の方の感覚は当たっています。体調が崩れる前触れかもしれません。こんな日は特に連絡先などをはっきりさせておいてください。

9月／保護者対応

12月の保健だより

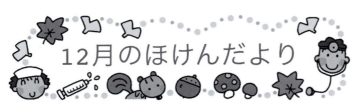

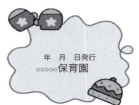

年　月　日発行
○○○○○保育園

朝夕の冷え込みが厳しくなってきました。寒暖差が激しく、衣類調節ができないと抵抗力が下がります。風邪や感染症にもかかりやすくなります。まずは、病気にかかりにくい体づくりから･･･　そして、予防を積極的に行いましょう。

冬に流行りやすい感染症

感染症は一年を通じて発症しますが、冬の寒い時期に流行りやすい感染症をご紹介します。ただし最近では寒くなっても手足口病がはやるなど、季節は関係ない場合もありますので、基本的には年中気を付けていただいた方が良いでしょう。

インフルエンザ

インフルエンザウイルスに感染することで起こります。
症状）高熱・頭痛・関節痛・筋肉痛などの全身症状。喉の痛み・鼻汁・咳など。
治療）抗インフルエンザウイルス薬がありますが医師が必要と認めた人に処方されます。脱水予防には水分補給です。
予防）予防接種・手洗い・咳エチケット
登園基準）解熱して、平熱で3日間経過してから。

感染性胃腸炎

ウイルスが原因で下痢や嘔吐の症状を起こす病気の総称です。有名なウイルスではノロウイルスやロタウイルスがあります。かぜのウイルスで症状を起こすことも多い為「お腹のかぜ」と診断名を言われることもあります。
症状）嘔吐・下痢・腹痛・発熱など
治療）抗ウイルス薬はありません。早くウイルスを体の外に出したほうが早く回復するため、下痢止めや吐き気止めは使わない方が良いでしょう。
登園基準）"園のしおり"の下痢・嘔吐の時の登園基準に準じます。下痢止めや吐き気止めを飲まずに症状が24時間ない事が目安です。

ＲＳウイルス感染症

2歳までのほとんどの子どもが1度は感染すると言われています。ＲＳ呼吸器の感染症です。
症状）初めての感染では、咳・鼻水。悪化すると喘鳴や呼吸困難症状が見られます。次の感染は発熱・咳・鼻水などの症状がみられます。
治療）抗ウイルス薬はありません。症状を和らげる治療です。
予防）ワクチンはありません。手洗い、マスク・咳エチケット

手洗い

●●●●●保育園での手洗いの方法をご紹介します。「あめふりくまのこ」のメロディーで歌いながら、手を丁寧に洗っています。右と左を途中で変えて洗う事も出来ています。12月中には、1歳児以上のクラスで手洗い指導を改めて行う予定です。

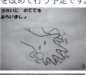
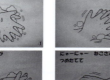
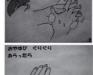
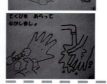

インフルエンザの予防接種をうけましょう

昨年までの予防接種は、3種類のウイルスに対応していましたが、今期はＡ型2種、Ｂ型2種の4種類とカバーできる種類が多くなりました。予防できる方法として有効ですし、罹っても軽い症状になります。
2回接種必要なので、計画的に接種しましょう。
接種された際は、保育士にお伝えください。

風邪とたたかう体づくりを…

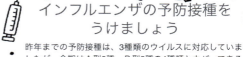
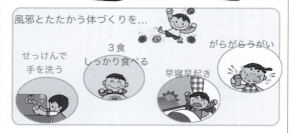

せっけんで手を洗う　3食しっかり食べる　がらがらうがい　早寝早起き

救急救命・救命講習

　保育園における子どもの事故は、発育発達と関連するものが多く、十分な予防や対策を実施すれば大部分は防止可能であるといわれています。しかし、突発的な事故から子どもの命を守るためには、職員が事故発生時に備えて応急手当や適切な事故対応を身につけておくことが必要です。

　入職時に救命講習を受け、以後定期的に再講習を受けるという保育園が多いです。

① 救命講習

　救命講習は、各地域の消防署や日本赤十字社が行うもののほかにも、地域で講習を開催している団体もあります。保育所の全職員が受けておくことが望ましいです。看護職が専門的によく学び、乳幼児の心肺蘇生法について定期的に職員と確認しましょう。

❶ 消防本部が行う応急処置技能認定講習

　保育園により、講習を実施している近くの消防署に申し込みをして、順番に受けに行ったり、園に来てもらって、一度に全員で受けているところもあります。この講習には以下の3コースがあります。

●普通救命講習
　心肺蘇生、自動体外式徐細動器（AED）の使用方法、窒息の手当、止血の方法など

●上級救命講習
　普通救命講習（自動体外式徐細動器業務従事者）の内容に、小児・乳児の心肺蘇生、傷病者管理、外傷の応急手当て、搬送法を加えたコース

●応急手当普及員講習
　普通救命講習、普通救命再講習（自動体外式徐細動器業務従事者）の指導要領を学ぶためのコース

❷ 日本赤十字社が行う救急法講習

●救急法
　日常生活における事故防止、手当ての基本、人工呼吸や心臓マッサージの方法、AEDを用いた除細動、止血の仕方、包帯の使い方、骨折などの場合の固定、搬送、災害時の心得などについての知識と技術を習得できます。

●幼児安全法

　乳幼児に起こりやすい事故の予防とその手当て、かかりやすい病気と発熱・けいれんなどの症状に対する手当てなどの知識と技術を習得できます。

② 救命処置の流れ

　救命処置の流れについては、「心肺蘇生とAEDの手順」（P68）参照。

③ 気道異物除去

　乳幼児において、危険な誤嚥・窒息事故は実際に起きています。離乳食の丸飲みによる誤嚥や、輪切りソーセージ、ミニトマト、白玉団子や球状のチーズによる誤嚥窒息などの事故のほか、遊びの場面では、"トントンおままごと"のいちごや卵は1～2歳児では要注意です。また紙やシール、気管支拡張剤のシールタイプなども誤嚥事故の原因物として報告されています。
「教育・保育施設等における事故防止および事故発生時の対応のためのガイドライン」においても、重大事故が発生しやすい場面ごとの注意事項についての中に、誤嚥（食事中）誤嚥（玩具、小物等）の項目を挙げており、注意を促しています。保育において、直径39ミリ以下または直径45ミリ以下（欧米規格）の玩具を、36ヵ月以下の子どもに与えないなどの事故予防を行うことはもちろんのこと、万が一に備えて背部叩打法、胸部突き上げ法、腹部突き上げ法を訓練しておきましょう。（救命講習の内容に含まれています。）誤嚥時、呼吸困難やぐったりする様子がある場合は、処置を行いながら至急救急車を要請します。反応がなくなった場合は、心肺蘇生法を行います。また。詰まったものを除去させたとしても、処置を行ったら受診しましょう。特に腹部突き上げ法を行った場合は、内臓破裂の可能性があるため必ず受診します。

●気道異物による気道が閉塞したときの症状
　①チョークサイン…窒息を起こし、呼吸が出来なくなった事を
　　　　　　　　　他人に知らせる世界共通のサイン
　②声がだせない。
　③顔色が急に真っ青になる

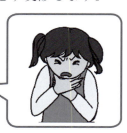

●乳児の場合
　①強い咳込みが出ている場合は、横向きの姿勢（側臥位）にして、
　　咳が出やすいようにします。

②咳をしようとしても弱くて効果が期待できそうに
　なければ背部叩打法を行います。
　　　子どもをうつぶせにし、片手であごを挙上した状態で
　　　支え、前腕に乗せて抱きます。
　　　頭を低くして、子どもの背中を5回ほど叩きます。

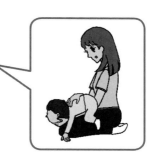

③胸部突き上げ法を行います。
　　　片手で子どもの頭を支え、腕の上で仰向きに抱きます。
　　　胸骨圧迫の要領で、胸を5回ほど圧迫します。

※②と③を繰り返します。

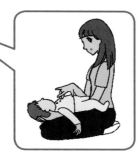

●幼児の場合
①苦しくても息ができている時は、咳をさせます。
②咳をしようとしても弱くて効果が期待できそうに
　なければ背部叩打法を行います。
　　　子どもの前胸部を片手で支えます。
　　　膝の上で固定すると安定します。
　　　前かがみになった子どもの背中を5回ほど叩きます。

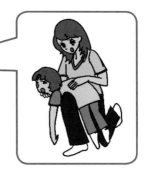

③腹部突き上げ法を行います。
　　　子どもの後ろに回り、子どもの脇の下から腕を入れ、
　　　片手で子どものへそに拳を作って当てます。
　　　反対の手でへその拳を覆い、へその上部へ引き上げます。
　　　素早く、内側上方へ向かって圧迫するように
　　　5回ほど押し上げます。

※②と③を繰り返します。
参考：『保育園の健康教育』子どもの命を守ろう①「気道異物」（P125）

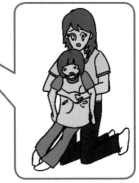

④ AEDによる除細動

　保育園にAEDが設置されていると心強いですが、設置されていない場合は、近隣の設置場所を確認しておきましょう。使用方法の講習を受けておくと、いざというときに役立ちます。

＊未就学児（おおよそ6歳まで）には、小児用の電極パッドを使用します。小児用の電極パッドがAEDのなかに入っていない場合は、成人用の電極パッドを使用します。AED本体に成人と小児の切り替えスイッチがある機種は、小児側に切り替えます。

参考：『保育園の健康教育』応急手当「子どもの命を守ろう」（P123）、子どもの命を守ろう②「溺水」（P127）

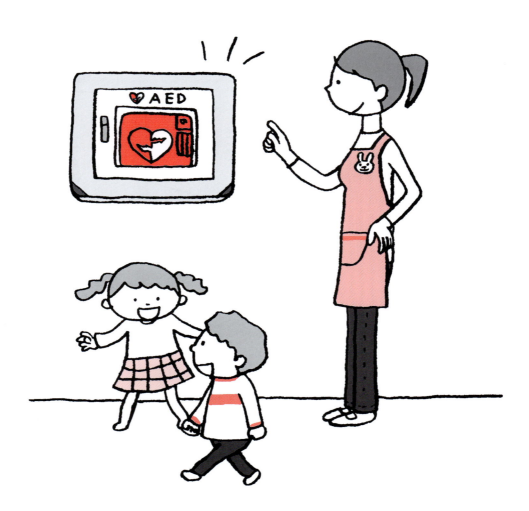

職員指導／9月

防災・災害時対応

　2017年水防法および土砂災害防止法が改正され、浸水想定区域や土砂災害区域の保育園管理者は避難訓練が義務化となっています。保育園の防災計画に従い、防災対策と災害時活動を行います。

① 防災対策

- 全職員と全園児で、月1回避難訓練（火災と地震等）を行います。また、保護者の協力を得て、年1回引き取り訓練を行います。
- 避難場所、避難経路、誘導方法、通報、伝達方法、消火体制、非常持ち出しなどの、役割分担や対策を確認します。
- 非常持ち出し袋と、災害時救急用品の準備と管理をします。

非常持ち出し袋の内容——救急バッグ、ミルク、哺乳瓶、紙おむつ、タオル、非常食・飲料水、おもちゃ・絵本、着替え、LEDヘッドライト等

- 非常食は3～7日分用意している保育園が多いです。アレルギー対応の食品、ミルクも備えます。
- 紙おむつは、使用者の1日○枚くらいを基準として、計算しています。

災害時救急用品の内容——滅菌ガーゼ、絆創膏、はさみ、包帯、ネット、三角巾、さらし、消毒用アルコール等

- 止血パッドを用意している保育園もあります。
- 期限切れがないか、定期的に点検をします。
- 災害時医療体制を把握しておきます。各自治体のホームページで確認します。
- 病院の医療体制を確認しておきます。
- ヘルメット、防災頭巾、さすまたの活用については職員全員が熟知しておきます。

事務書類持出品——園児保護者緊急時連絡先・関係機関連絡先・筆記用具・拡声器・ホイッスル・軍手・油性ペン・ガムテープ・懐中電灯・電池・ラジオ・現金・防災マップ等

備蓄品——飲料水・非常食・粉ミルク（液体ミルク）・哺乳瓶・紙皿・紙コップ・スプーン・箸・カセットコンロ・ラップ・ビニール袋・テッシュ・紙おむつ・おしり拭き・トイレットペーパー・簡易トイレ・タオル・バスタオル・毛布等・石鹸・マスク・アルコールテッシュ・ポリタンク・ブルーシート・バケツ等

- 近隣のAED設置箇所を確認しておきます。近年はコンビニ等でも設置をしているところが多いです。
- 保護者には、事前に災害時の連絡方法や引き渡し方法について、周知しておきます。

・保育室や廊下の室内環境は、安全であるか定期的に点検します。

② 災害発生時

・子どもたちを避難させ、安全確認をします。看護職は担任と一緒に０歳児を避難させている保育園が多いようです。
・０歳児を避難させ、職員に託した後、看護職は救護にまわります。
・必要時、応急処置をおこないます。
・園内で対応しきれない大きなけがを負った場合は、救急車の要請をします。救急車が来られない場合は、救護所のある避難所へ搬送し、治療を受けます。この場合、看護職が搬送することによって不在になる間、どのように対応するか園での役割分担を決めておきましょう。搬送時、二次災害のないよう、十分注意します。

③ 子どもがパニックにならないために

　普段から子どもたちに次のことを伝えておきます。子どもの年齢や性格によって伝え方に配慮をしましょう。
・地震や火事のときは、警報が鳴って、みんなに知らせます。
・先生の言うことをよく聞いて、あわてずに、落ち着いて、避難しましょう。
・けがをしたときは、近くの先生に言ってください。
・先生がいるから、大丈夫です。
・お家の人がお迎えにくるから、一緒に待っていましょうね。
・「押さない、かけない、しゃべらない、戻らない」を守りましょう（「おかしも」を守ろう）。

参考：『保育園の健康教育』防災安全①「災害から身を守る」（P52）、防災安全②「防災ポーズ」（P54）、防災安全「いかのおすし」（P56）

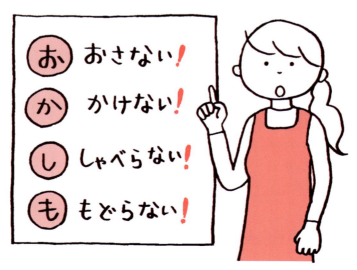

不審者対応

　令和5年4月1日より、園の安全計画を策定することが義務づけられました。安全計画に則り、不審者対応マニュアルを作成し施設設備の防犯対策と不審者が侵入したことを想定した対応訓練を行います。日頃から子どもへの安全教育も行いましょう。

① 防犯対策

❶ 施設内の防犯対策
- 玄関や門などの出入り口は、施錠する。
- 出入り口の施錠やインターフォン・モニターなどの防犯設備の点検を定期的に行う。
- 施設の周辺に、侵入の足掛かりとなるような物は置かない。
- 垣根は剪定して死角を無くし、見通しをよくしておく。

❷ 不審者の侵入対応訓練
- 園児：「合言葉」を用いて、安全な場所へ避難する訓練を行う。
- 職員：役割分担を明確にし、シミュレーション訓練をする。

❸ 子どもへの安全教育
- 保育園内外で、発生した時の避難の方法を「合言葉」と共に教えておく。
- 「知らない人についていかない、知らない人の車にのらない、助けてと大声を出す、怖いことがあったらすぐに逃げる、怖いことがあったら先生やおうちの人に知らせる（いかのおすし）」を教える。

❹ 職員の危機管理
- 「合言葉」を決め、職員間で速やかに不審者の情報を共有できるようにする。
- 保育園への業者の搬入口・搬入手順は、予め決めておく。
- インターフォンやモニターで来訪者を確認する。

❺ 地域や警察などの関係機関との連携
- 地域や保育課等と不審者や防犯関係の情報を共有する。
- 不審者の侵入対応訓練は、警察に相談するとよい。訓練を依頼することもできる。

② 不審者侵入時の対応

❶ 子どもの安全確保
・「合言葉」を使って子どもが不安にならないよう配慮し、安全な場所に避難させる。その際、不審者を刺激しないように努める。

❷ 不審者への対応
・必ず複数の職員で対応する。その際、不審者との距離をとり職員の安全を確保しながら、不審者を刺激しない言葉遣いに留意し退去を求める。

❸ 通報
・速やかに警察に通報する。

参考：厚生労働省子ども家庭局保育課『保育所等における安全計画の策定に関する留意事項等について』

第３期

10月／健康管理

薬の管理

　医師から子どもに処方された薬は、本来保護者が与えるべきものですが、保育園に子どもを預けている間は、保護者が与えることができません。その場合、保護者より依頼があれば、保育園は一定の条件のもとで保護者の代わりに薬を与えることがあります。現状としては、与薬をしている園、していない園、一部している園などさまざまです。自治体によって対応のしかたが決まっているところもあります。薬を預かる場合は、薬の管理や与薬に事故がないように注意、配慮をします。

　日常多い「かぜ」症状で受診する場合には、保育園児であることを伝えてもらい、家庭でできる方法を医師と相談してもらいましょう。与薬3回の場合、朝・帰宅時・寝る前、または1日2回（朝・夕）の処方が可能かなど、保育園で誤って与薬することを防ぐために、保護者に協力してもらいましょう。

① 薬を預かるときの注意事項

- 与薬依頼書等（P150「連絡票」参照）に保護者が必要事項を記入、薬に添えて保育園に提出する。内服薬と外用薬で、与薬依頼書を分けている保育園もある。
- 薬剤情報提供書がある場合は、それも添付してもらうことが望ましい。
- 預かる薬は医師の処方による薬のみとし、市販薬は預からない。
- 以前に処方された薬は預からない。
- 与薬する薬は、少なくとも一度は保護者が与えた薬とする。
- 解熱剤・下痢止めは預からない。
- 与薬時間の指定や、咳が出始めたら等の判断を要する薬は預からない。ただし、慢性疾患等で治療上必要な薬の場合や、特殊な時間の与薬などについては、医師と保護者と保育園の三者で協議して対応を検討する。
- 1回分のみを預かる。特にシロップ等は、1回分を別容器に分けてもらう。
- 薬の容器や袋に子どもの名前が明記されていることを確認する。
- 薬は職員が保護者から直接預かる。不明な点や不備があった場合（書類等の未記入、誤記入等を含む）は、保護者に連絡し、確認する。
- 熱性けいれん予防薬（ダイアップ座薬）、食物アレルギーの緊急時対応薬（エピペン、その他内服薬）が医師より必要といわれている場合は、主治医の具体的な指示書に基づき対応する。
- アレルギー疾患（気管支喘息・アトピー性皮膚炎・アレルギー性結膜炎・食物アレルギー・アナフィラキシー・アレルギー性鼻炎）で薬等の特別な配慮が必要な場合は、主治医に生活管理指導表を記入してもらうとよい。

② 与薬をするにあたっての注意事項

・与薬する際は、複数の職員で与薬依頼書と薬と子どもを照合し、確認する。
・与薬責任者を決めて与薬する。
・与薬後は、与薬依頼書に与薬した時間と与薬者のサインを記入する。

③ 薬の保管

・預かった薬は、他の子どもが誤って服用することがないよう、子どもの手の届かないところ、または施錠できる場所に保管する。
・保管方法について、室温か冷蔵庫かを確認し、保管する。

参考：日本保育保健協議会『保育施設とくすり』

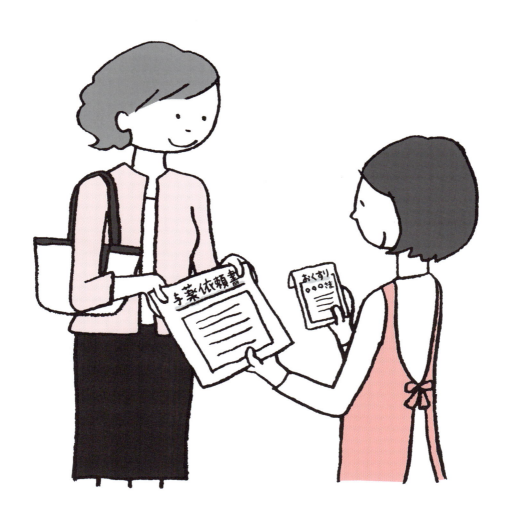

10月／健康管理

連絡票

連絡票
（保護者記載用）

　　　　　　　　　　　　　　　　　　　　　　　　　　　年　　月　　日記

依頼先	保育園名　　　　　　　　　　　　　　　　　　　　　　　　　宛
依頼者	保護者氏名　　　　　　　　　　　㊞　連絡先　電話 子ども氏名　　　　　　　　　　（男・女）　　歳　カ月　日
主治医	電話 （　　　　　　　　　　　病院・医院）　FAX
病　名 （又は症状）	

（該当するものに○、または明記）

(1) 持参した薬は　　年　　月　　日に処方された　　日分のうちの本日分

(2) 保管は　室温・冷蔵庫・その他（　　　　　　　　　　　　　　　　　　）

(3) 薬の剤型　粉・液（シロップ）・外用薬・その他（　　　　　　　　　　）

(4) 薬の内容　抗生物質・咳止め・整腸剤・かぜ薬・外用薬（　　　　　　）
　　（調剤内容）

(5) 与薬方法　　食事（おやつ）の　　前・後
　　　　　　　　その他具体的に（　　　　　　　　　　　　　　　　　　　）

(6) 外用薬などの使用法

(7) その他の注意事項

　　　　　　　　　　　　　　　　　　　　薬剤情報提供書　（あり・なし）

保育園記載
受領者サイン
保管時サイン　　　　　　　　　　月　　日　　時　　分
与薬者サイン　　　　　与薬時刻　月　　日　午前・午後　時　　分
実施状況など

『連絡票』一般社団法人日本保育保健協議会　一部改変

園外保育・運動会

　何日も前から練習し、子どもたちがとても楽しみにしている運動会。子どもたちだけでなく、競技に参加した保護者にも思わぬけがや事故が起こることがあります。保護者には、けがを防ぐために長そで長ズボン着用のお願いをし、競技に参加する前に準備体操を行ってもらいましょう。

　けがや事故が起きた場合、あわてず対応ができるよう、救急バッグ（P31「けが・事故の緊急時の対応」参照）を準備しておきます。打撲や捻挫等を起こしやすいので、すぐにアイシングができるように氷やバケツ、保冷剤、湿布薬等を用意しておくとよいでしょう。

　保育園によっては園庭ではなく、近くの公園や小学校の校庭を借りておこなう場合があります。けがや事故が起きたとき、誰がどう対応するか、役割分担を決め、近くの病院の連絡先、場所を調べるなど、事前に確認しておくことも大切です。

　また、開催の時期や天候により、紫外線対策や熱中症予防対策も必要になります。

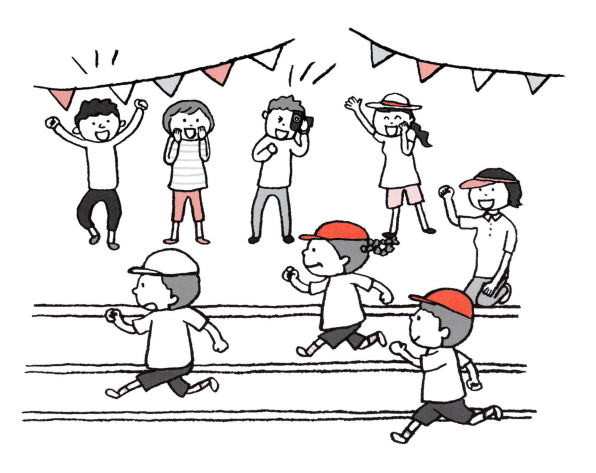

視力測定

　2010年3月文部科学省より、学校保健安全法に基づき視力検査を実施するよう各自治体へ通知が出されました。保育園の健康管理は同法に基づき行われます。そのため視力測定を実施することが望ましいのですが、現状は園により対象年齢はさまざまで、4、5歳児のみ実施する園もあれば、2歳児（満3歳以上）から実施する園もあります。生涯にわたる健全な視生活のために、視力の発達を促す援助をしましょう。
　一般的には、3歳6ヵ月ころから信頼できる検査結果が得られるようです。子どもたちの様子や在園児数等を考慮しながら、対象クラスを設定していく必要があります。
　また、子どもたちにとっては、はじめて行う場合は、緊張からうまくできなかったり、検査表の絵をきちんと判断できなかったりすることがあります。検査表は、絵をあてるタイプのものと方向を指すものなどがあります。多くの保育園では、3〜5歳児クラスを対象に、方向を指す、「字一つ視標（ランドルト環単独視標）」での測定を利用しています。ここでは日本眼科医会も推奨している「字一つ視標（ランドルト環単独視標）」の視力測定方法をご紹介します。

① 視力の発達

　子どもの視力は、生まれたときから6歳にかけて発達して、大人に近い視力になります。しかし、強い遠視や斜視、けがなどが原因で視力の発達が遅れ、弱視になることがあります。弱視は検査をすることでしか発見できません。異常を早期に発見し、治療を開始することが大切です。また、近年斜視の原因として、スマートフォンや携帯ゲームなどデジタル端末の長時間使用による急性内斜視（後天性）の懸念も指摘されています。

② 準備

①視力表
　国際標準に準拠したランドルト環を使用した視力表の0.3、0.7、1.0の単独（字ひとつ）視標を使用する。視標は5m用が望ましいが、5mの視力測定場所を確保することが困難な場合は、3m用を使用してもよい。視力表から5（3）m離れた床上に白色テープなどで印をつけておく。
②測定用検眼枠、遮眼器の用意
　検眼枠のフレームサイズは50（52）mmが望ましい。確実に覆うためには、検眼枠用の遮閉板（黒板）の使用が望ましいが、遮眼子、アイパッチなどでもよい。

③検査場所と明るさ

　明るい室内で、検査場所に直接日光があたらないようにする（カーテンで遮る等）。視標が光でまぶしすぎて、あるいは暗すぎて見えにくくならないように配慮する。また、視標は背後の窓などで逆光にならないように配慮する。
　同じ部屋に被検者以外の園児を入れないことが望ましい。

③ 測定方法

　測定に対する不安や慣れていないために、正確な測定結果が得られないこともあるので、事前に練習をしておく。1.0の視標を用い、円の切れ目の方向を指示することができるように指導しておく。

①測定をする児は、立たせるか椅子にかけさせる。
②眼の高さと視標の高さはほぼ同じにする。視標は垂直にして、子どもの視線と視標面が直角になるようにする。
③測定するときは、職員二人（AとB）でおこなう。
・Aは5（3）m離れた位置で視標を提示し、Bは測定児の近くにつく。
・Aは縦のみ・横のみの正解では、乱視を見逃すことがあるので、縦横のバランスが偏らないように視標を提示する。
・Bは、眼を細めていないか、顔を傾けていないか、横から覗きこんで見ていないかを確認する。また、飽きてしまうと視標を見ないことがあるので、励ましの声をかけ、測定に集中するように促す。
・測定中に他の子どもたちが測定児の視野に入ったり、近くにいて集中を妨げることのないように配慮する。
④右眼、左眼の順で測定する。
・眼を遮閉するときに、眼を圧迫しない。のぞき見ができないよう注意しながら遮閉する。
・右眼から視標のランドルト環の切れ目を答えさせる。
・はじめに0.3視標から開始する。上下左右のうち4方向を見せる。視標を見せるのは、約5秒間。3方向を正しく判別できれば、順次0.7、1.0の視標に移り、判定する。答えのはっきりしない子どもには、もう一度測定の方法を説明する。判別できない場合は0.7、0.3の視標についてさらに測定を続ける。左眼についても同様に行う。
⑤視標の方向を変えるときは、裏返してくるりと回しながら変えていく。判定はランドルト環の切れ目が上下左右にあるもののみとし、斜め方向での判別はしない。

④ 眼科への受診を勧める場合

- 視力測定で左右どちらか片方でも、年長児は1.0未満、年少・年中児は0.7未満である者。
- 視力測定中、次のようなことが認められた者
  片目を隠すと異常にいやがる。
  測定中どうしても眼を細める。顔を傾けたり、顔を曲げてのぞく。
  測定中眼が揺れている。

⑤ 配慮する点

- 保護者へ、事前に視力測定実施についてのお知らせを配布する。
- 保護者や保育士から、子どもの眼のことで気になること（眼にものを近づけて見る、テレビを見るときに近づいて見る、眼を細めて見る、顔を傾けて見る、片目をつぶって見るなど）がないか確認する。
- 眼科に通院中であれば、経過を把握しておく。
- 視力測定に対する不安などから、見えない、集中力がない、わからないときは測定を長引かせずに後日再度測定する。
- 眼鏡を使用している園児は、眼科受診済みとみなし、裸眼の視力測定はしないこともある。眼鏡をかけて視力測定をし、保護者にその結果のみ伝えてもよい。

参考：日本眼科医会『園児のための視力測定マニュアル』（2012年12月）
　　　『保育園の健康教育』視力測定の練習（P144）、視力測定の事前調査と練習　保護者に向けて（P148）

保育園で眼鏡を着用することになったら

　2歳児以上の子どもが眼鏡を着用するケースが増えています。集団生活の中で慣れない眼鏡の着用は、子どもも保護者も不安です。事前に保育園での対応について、子どもと保護者と話をしておきましょう。運動時・午睡時は外すことや、眼鏡ケースや保管場所の確認をします。眼鏡の破損や眼鏡をかけていることで起こるケガや友達とのトラブルなどの可能性もあります。保護者とその際の保障や弁償についても確認をしておきます。クラスの子ども達にも、眼鏡を着用することについてのお話をするとよいですね。

参考：日本眼科学会他『幼稚園、保育所、認定こども園の皆様へ～弱視や斜視の子どもの眼鏡装用等に関するお願い～』

健康教育／10月

目の大切さ

　視力測定を行うと同時に、「目の大切さ」について健康教育を行うことも大切です。目の役割や、なぜ大切にしなくてはならないのか、目を大切にするにはどうしたらよいのかなどを分かりやすくお話しします。以下に伝え方の例を記しました。

❶ **目・まつげ・まゆげ等のからだの名称やその働き**
- 目はまわりのようすを知るために、とても大切なものです。
- 物の形や色を、目で見て判断することができます。
- 目は、ボールのような丸い形をしています。真ん中の黒いところは、中にレンズがあります。カメラに似ています。白いところは、目を守る丈夫な膜になっています。
- 膜には、筋肉がついていて、目を動かします。
- 危険な物がとんでくると、まぶたを閉じて目を守ります。
- まつげは、目のまわりでゴミが入らないように目を守っています。
- 涙は、目が乾かないようにいつも少しずつ出ています。
- 目にゴミや砂などが入ったときには、涙を出して洗い流そうとします。

❷ **目はどうしてふたつあるの？（どんな答えが返ってくるかな）**
　距離を知るためです。右目で見たときと左目で見たときとは見え方が違います。この違いで距離がわかります。
　（年長児へは、子どもたちに答えてもらうクイズ形式で行うのも楽しいです）

❸ **目を大切にするために、子どもたちに約束してほしいこと**
- 絵本を見るときは、本と顔を腕の長さくらいは離しましょう。
- テレビを見るときは、テレビから２ｍ以上離れて、姿勢を正しましょう。
- 目に砂やゴミが入ったときには、こすらずにまず洗い流します。
- おもちゃや先の尖ったもの（鉛筆やハサミなどを例にあげて）は、お友だちの顔にむけないでね。危険です。
- 砂をお友だちに向けて投げないでね。

　日本眼科医会『子どもの目・啓発コンテンツ』にデジタル画面視聴時の留意点がまとめられています。
参考：日本眼科医会『子どもの目・啓発コンテンツについて』
　　　『保育園の健康教育』目（P142）・スマホの影響 保護者に向けて（P198）

10月／保護者対応

足の成長と靴

　自分のからだを支える足。その足を健康に成長させるには、足を使うこと、靴の選び方と履かせ方がとても大切です。靴のサイズが合わないと足が変形することもあります。3ヵ月から半年に1回、靴のサイズを確認しましょう。

① 足の成長

　赤ちゃんの足の骨は、まだ柔らかい骨（成長軟骨）の状態です。成長発達とともに、骨にカルシウムが蓄積されて硬い骨へと成長していきます。13歳頃までは、脂肪がクッションとなり守られていて、10歳頃から硬い骨へと成長し、骨が完成するのは18歳頃です。

　赤ちゃんの足の裏は、土踏まずがまだありません。歩き始めてもすぐにはできず、2歳をすぎたころからゆっくりできはじめます。土踏まずは、足裏の3つのアーチのうちの1つです。踵から親趾の付け根の縦のアーチ（土踏まず）と踵から小趾の付け根の縦のアーチ、親趾の付け根と小趾の付け根の横のアーチの3つがあります。7歳頃に大人に近いアーチになってきます。

＊脚の形は、2歳頃までは生理的にO脚です。成長と共に自然に改善されます。逆に3歳頃からは、生理的にX脚となることがありますが、小学生の頃には自然に改善されます。

② 子どもの歩行

　歩きはじめの頃は、上肢でバランスをとり（ハイガード）、足底全体で着地し足底全体で蹴って歩きます。上肢の位置は、歩行が進むにつれミドルガード・ロウガードとなります。3歳頃から、踵から着地し、つま先へと体重移動するあおり歩行が徐々にできるようになっていきます。

③ 足の成長・発達のために

　立つ・歩く・走る・ジャンプするなど足を動かすことが、骨、足の筋力や土踏まずのアーチを形成する靭帯を発達させます。外遊びや散歩などをしてたくさん歩くようにしましょう。特に、足や足の指をしっかり使うことができる裸足は、室内や園庭の砂場などで安全を確保したうえ経験するとよいでしょう。また、ペンギン歩きなど、足を使った楽しくできる遊びを取り入れるのもいいですね。

> 〔ペンギン歩き〕
> 　大人の足の甲の上に、同じ方向を向いた子どもを立たせます。子どもの手を持って体のバランスを取り、その状態で「イチ、ニ、イチ、ニ」とリズムをつけながら歩きます。大人と子どもが向かい合うやり方もあります。大人が歩くリズムや歩幅を変えたり、音楽に合わせて歩くことも楽しいですね。

④ 足に適した靴

　成長発達の途中にある子どもの足を保護してくれる靴の役割は、とても大切です。子どもの足の発達に合わせた靴選びをしましょう。選び方のポイントをご紹介します。

●歩き始めの頃
・靴のサイズ
　すぐに大きくなってしまうからといって、大きめの靴を選ばないようにしましょう。靴の中で足が遊んでしまい、上手に歩いたり動いたりできません。靴のかかとに足のかかとを合わせたとき、つま先に1センチ程度の余裕があるといいでしょう。足は歩くときに指に力が入って5ミリぐらい伸びるので、ぴったりの大きさもよりも少し余裕が必要だからです。足のサイズは、靴を履く状態のように立って測りましょう。立つと足に加重がかかり、足の指の位置が変わるため、そのサイズで靴を選びます。
・靴のかかと
　かかとが包み込まれていると足の運びが安定します。まだ柔らかい状態の足の骨を守るためにも、靴のかかとの部分がしっかりした靴を選びます。
・靴の底
　靴底が固かったり厚かったりすると靴が足になじまず、足の動きも不自由になってしまいます。靴を手にとって、靴底が指の付け根部分で自由に曲がるかどうか確認します。
・靴のつま先
　子どもは、自分の目で段差などの高低を意識しながらうまく歩くことができません。ほんの少しの高さでも段差に靴の先がひっかかってしまいますから、靴のつま先が少し上がっていると、足運びがしやすくなります。
・靴の甲にマジックベルト
　靴の甲のマジックベルトは、足の甲の高さに合わせて調節がしやすく、大人による靴の着脱の介助がしやすくなります。緩みがないように止めましょう。
・履かせ方
　靴のかかと部分に足のかかとをしっかり合わせて履かせ、甲のマジックベルトを締

めます。「足のかかとを靴のかかとに合わせる」ことや「甲のマジックベルトによる靴のフィット感」を子ども自身が覚えられるよう、大人が教えながら履かせるとよいでしょう。

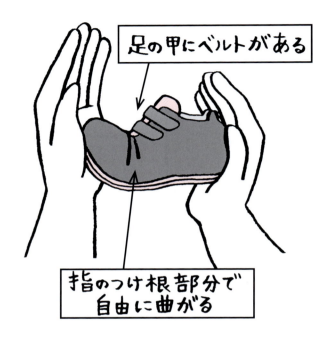

●走ったり・蹴ったりできるようになった頃
　上記の「歩き始めの頃の靴」の選び方に加えて、運動量が増えるこの時期の子どもの靴選びのポイントは、通気性がよく洗える靴です。
　土踏まずの形成に合わせた中敷がある靴がいいでしょう。中敷きが外せると、靴を洗いやすいだけでなく、中敷きを外して足のサイズを確認でき便利です。
　また、靴の着脱は大人に見守られながら子ども自身ができるよう支援していきます。正しく靴が履けると、靴が脱げにくくなり、健康な足の成長を助けます。

＊小さい子どもは、靴がきついと訴えることはできません。靴の着脱の際に、指先が靴のつま先にあたっていないか、定期的にチェックしましょう。
＊上履きも同様に選びましょう。

健康管理／11月

飼育動物の衛生管理

　保育園で小動物を飼育する場合には、飼育環境を衛生的に整え、適宜獣医師の診察を受けるなどして飼育動物の健康管理に気を配る必要があります。また、動物と人との間には、共通の感染症があることを理解して、飼育動物から園児への感染を予防することが大切です。動物に対するアレルギーをもっている園児もいるので、配慮が必要です。

① 飼育動物の健康管理

- 飼育環境は常に乾燥させ、衛生的にしましょう。
- 動物に適したエサを与え、十分な栄養管理をしましょう。
- エサや水は、毎日新しいものに取り換えましょう。
- 毎日、飼育舎とその周辺を掃除しましょう。
- それぞれの動物の習性を理解し、その動物に適した飼育をしましょう。
- 愛情をもって動物に接し、ストレスを与えないようにしましょう。

② 飼育動物と人との間の感染症の予防

❶ 飼育動物別の感染症の予防ポイント

- カメのサルモネラ菌に注意しましょう。
　サルモネラ菌は、犬、猫、カメ等の爬虫類、鳥類の腸管の「常在菌」です。特にカメ等の爬虫類にはサルモネラ菌が多数ついています。触れた後は石けんで手をしっかり洗いましょう。
- ウサギは、ツメダニ症、皮膚糸状菌症などに注意しましょう。
- 鳥に口うつしでえさをやる、噛まれる等で、オウム病に感染します。
- ハムスターは、ネズミと同様齧歯類なので、ノミやシラミに感染していることもあるため、触れた後は、石けんで手をしっかり洗いましょう。
- 犬や猫の回虫、猫のトキソプラズマに注意しましょう。
　犬や猫には回虫、猫にはトキソプラズマという寄生虫が体内にいることが少なくありません。犬や猫が砂場で糞をし、砂遊びをした子どもが感染する場合があります。

❷ 飼育動物から園児への感染を予防するための注意点

- 飼育動物の糞便の処理や飼育舎を清掃して、清潔な飼育環境で飼いましょう。
- 飼育動物を触った後は、石けんを使って手をしっかり洗いましょう。

11月／健康管理

- 飼育動物からうつる病気があることを子どもたちにも説明し、理解させましょう。
- わざと噛まれたり、ひっかかれたりしないようにしましょう。噛まれたときは、傷口を流水でよく洗い、受診します。

❸アレルギー疾患をもつ園児に対する注意点

　園児が飼育当番をする際、特に動物アレルギーのある園児は、保護者とよく相談して、無理のない程度でおこなうようにしましょう。動物の毛や羽毛、ほこりを吸い込まないようにマスクを着用させ、動物の毛が衣類についていないかも確認しましょう。少しでもアレルギー症状が出る場合は、えさの準備などの役割をもたせ、残念ですが直接の触れ合いはしないようにします。そのことで園児が悲しんでいると思われるときには、心のケアに配慮しましょう。

③ 飼育動物が死んでしまったら

　園庭の隅に小さな墓を作って埋めることは、日本の文化的な背景から一般的には支持されますが、家畜伝染病や園児に対する衛生管理の面から、園庭に埋めることは避けなければならない場合があります。まずは、保健所や獣医師に相談するとよいでしょう。

　「家畜伝染病予防法」により、犬・ヤギ・ニワトリ・ウズラ・アヒル・ウサギ等の疾病や死亡の際は、近くの獣医師に連絡する必要があります。これは、家畜伝染病の蔓延防止のためです。詳しくは、獣医師に相談するとよいでしょう。

> **★ポイント　公益社団法人　東京都獣医師会**
>
> 　学校・幼稚園・保育園で飼育していた動物が亡くなった場合、東京都獣医師会に連絡すると、近くの獣医（東京都獣医師会会員）と埋葬業者を紹介してくれ、業者が無料で埋葬してくれます。各自治体の獣医師会に問い合わせてみましょう。
>
> 参考：神奈川県獣医師会『学校動物飼育マニュアル』（2006年）
> 　　　野田市児童家庭部保育課『保育施設における感染症対応マニュアル作成の手引き』
> 　　　（2011年3月）

●散歩の際に、近隣の飼っている犬や猫、カメなどに近づき噛まれることもあるので注意しましょう。

砂場の衛生管理

　子どもたちが安心して砂場で遊べるように、砂場の衛生管理が必要です。砂場で犬や猫が糞をしないように（P159②参照）、使用していないときはシート等で必ず覆います。犬や猫の糞・尿がある場合は、その周囲の砂を含め処分します。処分したところは次亜塩素酸ナトリウム0.02%（200ppm）で消毒してもよいでしょう。週に1回はできるだけ深く砂の掘り起こしをしましょう。砂を乾燥させ、日光消毒をします。また、落ち葉やごみ等も取り除き、安全で衛生的な砂場を保ちましょう。子どもたちには、砂場で遊んだあとは、石けんで手を洗う習慣を身につけさせます。

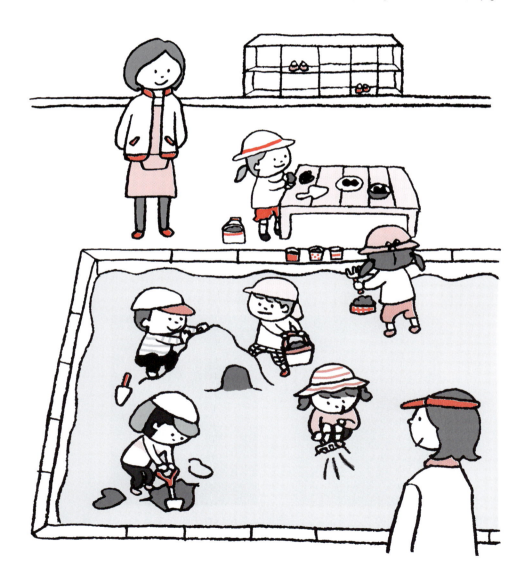

かぜ予防

　保育園内で最も多い病気が「かぜ」です。ひと口にかぜといっても症状はさまざまです。発熱、のどの痛み、咳、鼻水などの症状が重なったときに、「かぜ」と診断されます。

　かぜの予防には、手洗い・うがい、咳エチケットが大切ですが、生活リズムを整える、バランスの取れた食生活を心がけるなど、体力向上をはかることも大切なことを伝えます。以下に伝え方の例を記しました。

① かぜをひくしくみ～なぜ、かぜをひくのかな？～

①鼻と口はのどでつながっていて、気管を通り、肺までひとつの道になっていることを、絵を見せながら説明します。
②「バイ菌」にテープをつけて子どもの手やからだにつけ、からだから手、手から口、口からからだの中に入っていく様子を見せます。
③からだの仕組みとバイ菌が入る仕組みを理解すると、手洗いとうがいの両方の大切さがわかります。
「手についたバイ菌は、手を洗うと流れ落ちていくよ」
「口に入ったバイ菌は、がらがらうがいをすると水といっしょに出ていくよ」
④手洗いやうがいをしないと、バイ菌がからだの中に入って、悪さをして熱や咳が出たりします。

手洗い・うがいの指導用教材例

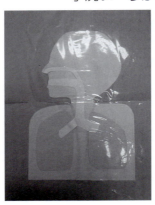 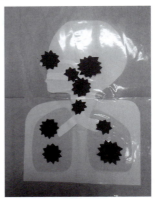

＊画用紙で作成し、ビニールのフィルムでコーティングかパウチ等をすると、繰り返し使えます。

② 手洗いの大切さ

紙芝居にして話します。

外遊びをしたあと、面倒くさくなって手洗いをせずに給食を食べてしまい、おなかが痛くなってしまった様子を伝えます。

おなかに拡大鏡をあてると、「バイ菌」がたくさんいて、手洗いの大切さがわかります。拡大鏡は両面になっていて、白い面を最初に見せておなかの前でひっくり返すと、「バイ菌」がたくさん見えるというしくみです。

■手を洗わないで食べると…

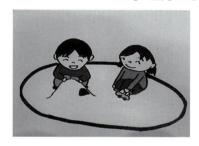
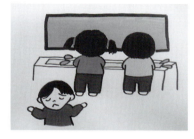
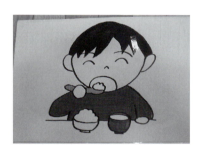
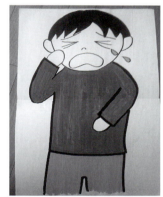
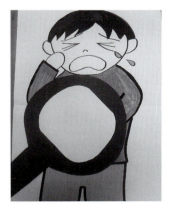
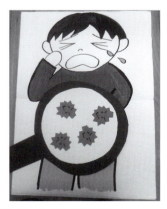

＊「手洗い指導」P81、「うがい」P94を参照。

③ かぜに負けない体力づくりをしよう

●**寒くても外で元気に遊ぼう**
　寒いからと、たくさん着ていると、思うようにからだを動かして遊べません。薄着になって、少し寒くてもからだを動かして遊ぶと暖かくなります。からだをたくさん動かして遊びましょう。皮膚は「暑い」「寒い」などの刺激を受けて強くなります。

●**睡眠をたくさんとりましょう**
　寝ている間に成長ホルモンという元気になるもとが出て、からだを元気にしてくれます。

●**バランスよく食べましょう**
　好き・嫌いしないで、野菜、肉、魚、なんでも食べましょう。かぜに負けない丈夫なからだがつくられます。

④ 咳(せき)エチケットって、知っていますか？

咳をすると、バイ菌はこんなに飛ぶよ

　かぜをひくとコンコン、クシャンと　咳や、くしゃみ　鼻水がでますね。
　咳やくしゃみは、のどの奥についたバイ菌を、外へ追い出すためにでます。
　咳やくしゃみの中には、かぜのバイ菌がいて、一緒にとんでいきます。
　どのくらい飛んでいくか知っていますか？
　コンコンとすると、2m（このくらい）、ハクション！とすると、5m（こんなに）くらい遠くまでとんでいきます。

■咳やくしゃみはこんなに飛ぶよ

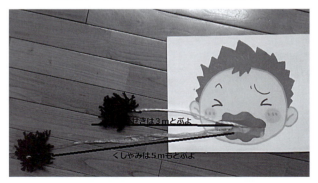

　そうすると　ここにいるみんなのところまで、かぜのバイ菌が飛んできます。
　咳やくしゃみをするときは、お友だちにかからないように、他の人にしぶき（飛沫）をかけないように、心がけましょう。

健康教育／11月

どうしたら、いいかな？

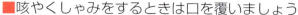
■咳やくしゃみをするときは口を覆いましょう

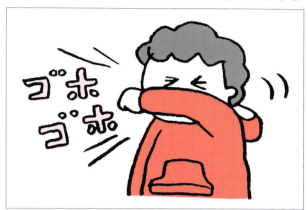

　一番よいのは、咳やくしゃみがあるときにはマスクをすることです。
　咳やくしゃみが出るときは、ティッシュなどで口と鼻を覆うか、口を腕で覆います。絶対にお友だちの顔に向けてはしません。
　使ったティッシュは、すぐにごみ箱へ捨てましょう。
　手で口を覆い咳やくしゃみをした後は、手にかぜのバイ菌がついているので、石けんで手を洗います。

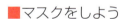
■マスクをしよう

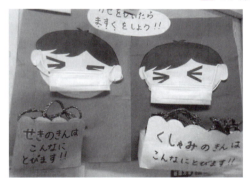
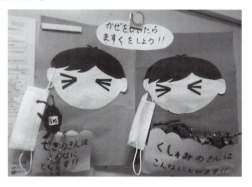

　食事やおやつ、昼寝のときは、マスクをはずします。
※マスクの着用方法、外し方、外した後の保管方法を教えましょう。2歳未満のマスクの着用は、窒息などの危険があるため控えます。
参考：日本小児科学会『乳幼児のマスク着用の考え方』
　　　『保育園の健康教育』かぜをひくしくみ（P150）、咳エチケット（P157）

11月／保護者対応

秋・冬のスキンケア

　秋から冬になり外気の温度や湿度が下がり、さらに暖房器具を使用し空気が乾燥してくると、子どもたちの皮膚が、かさかさになってくることがあります。子どもの皮膚は薄く、バリア機能が未熟で、保水能力が低く、皮脂の分泌も少ないため、乾燥肌の原因になり、肌のトラブルを起こしやすくなります。すべすべの健康な肌を保つために、冬はスキンケアが大切です。

① 冬の皮膚

・毛細血管が収縮し、血行が悪くなります。
・汗や皮脂の分泌が減少して、皮脂膜が不足してきます。
・空気の乾燥で、肌の水分がなくなり、肌がかさついてきます。

② 子どもの皮膚とバリア機能

　皮膚のいちばん外側の角質層には、外部の刺激から肌を守るバリア機能がありますが、子どもの角質層は大人の1/2～1/3の厚みしかありません。角質層は、皮脂膜（汗と皮脂でつくられる天然のクリーム）で覆われることによって乾燥から守られています。生後2～3ヵ月までは、皮脂の分泌量が盛んですが、この時期を過ぎると、皮脂の分泌はだんだん減ってきて、1歳ごろから思春期前までが、いちばん皮脂の分泌量が少なくなる時期にあたります。

　子どもは、皮膚が乾燥するとかゆみが生じます。掻くことによって角質層が傷つき、よりバリア機能が低下します。ケアをしなければ、さらに皮膚は乾燥を増していくという悪循環につながります。

　皮膚のバリアが破壊されると、水いぼなどの皮膚の感染症にかかりやすくなり、アトピー性皮膚炎を持っている子どもの場合は、皮膚炎がさらに悪化します。

③ 日頃のケア

　0～1歳児は、よだれやミルク、食事の食べこぼしなどが頬やあごにつきやすく、そのままにしておくと肌荒れの原因にもなります。よだれはこまめにふき取り、食後はあたたかいタオルで優しく拭き、保湿剤も利用しましょう。

　手足の皮膚が乾燥して、ひびやあかぎれ等を起こしたり、しもやけになった場合は、早めに皮膚科の受診を勧めます。

● しもやけ

耳や手足などが長時間寒さにさらされると、皮膚の血行が悪くなり、しもやけが起こりやすくなります。赤紫色に皮膚が腫れて、かゆくなります。日中と夜間の温度差が10℃位、外気温3～5℃くらいのときにできやすいそうです。

④ 皮膚の状態が悪いときは

皮膚の乾燥がひどかったり、アトピー性皮膚炎等で皮膚の状態が悪く、主治医から塗り薬が処方されている場合は、保育園でもスキンケアをおこなってあげましょう。軟膏類は小分けにしてもらい、園用として預かるとよいでしょう。その際は、与薬依頼書に記載してもらいます（P150「連絡票」参照）。皮膚を清潔にした後、塗布します。

軽い乾燥肌で、保育園で用意したワセリンやローション等を使用するときは、事前に保護者に使用してもよいか確認をします。

⑤ 保護者に対して

保健だより等を利用して、「冬のスキンケア」について、伝えます。

（保健だよりの例）冬のスキンケアについて

寒くなると、子どもの皮膚は大人に比べて薄いので乾燥しやすく、刺激や摩擦による抵抗力も弱いため、とても傷つきやすくなります。皮膚が乾燥すると痒くなるので、掻いてしまい、たくさん傷がついてしまったということもあると思います。冬、皮膚が乾燥する時期は、清潔と保湿を心がけましょう。

★体調が悪くなければ、毎日入浴し、清潔を保ちましょう。
★入浴時、ゴシゴシ洗うと、皮膚を傷つけるので、優しく手で洗ってあげましょう。
★入浴後、タオルでやさしく拭いたらすぐに、刺激の少ない保湿剤などで、スキンケアをしましょう。
★直接肌に触れる部分は、木綿の衣類がよいです。化学繊維の衣類は、静電気が起こりやすく、皮膚に目に見えない傷をつけます。
★毎日手入れをしていても肌荒れが続く場合は、受診して相談しましょう。

● 保湿剤の塗り方のポイント

皮膚を清潔にした後に、こすらず、手のひらを使って滑らせるように、塗ります。

参考：『保育園の健康教育』スキンケア（P153）

感染性胃腸炎

　感染性胃腸炎は感染力が強く、汚物処理（消毒）が不完全であれば、感染が拡大してしまいます。集団感染の予防対策として、感染性胃腸炎が流行する前に、全職員が同じように汚物処理できるよう処理の方法を徹底しておくことが大切です。また、汚物処理の物品は、置き場所を職員全員に周知して、速やかに処理できるようにしておきましょう。

① 嘔吐時の処理方法

　保育園では、子どもが咳もなく急に嘔吐した場合、または時期的に感染性胃腸炎が考えられる場合には、ほかの子どもたちへの感染を防がなければなりません。看護職の役割は、嘔吐した子どもの看護や着替え、他の子どもたちの隔離誘導、嘔吐物の処理など、職員が分担して感染拡大を防ぐように適切に指示することです。

汚物処理の物品

　使い捨て手袋2組、マスク、ガウンまたは長そでのエプロン、足カバー、拭き取るための布やペーパータオル、新聞紙（ペットシートなどが便利）、ビニール袋（スーパーの袋等大きめの物）、次亜塩素酸ナトリウム、専用バケツ、その他必要な物品

①嘔吐物の上には、ペーパタオルや新聞紙などをすぐに掛けておく。
②窓を開けて換気をする。
③嘔吐物の周囲から、嘔吐をした児以外の園児を離れさせる。できれば別の部屋等に移動させ、汚染された部屋から退出させる。
※職員で声を掛けあい2、3人で役割分担する。
④嘔吐をした児の着替えを新聞紙の上でする。着替え終わったら、隔離できる部屋へ連れて行く。汚れた服はビニール袋を二重にして密閉し、園では消毒せずに返却する。家庭での衣類の消毒方法のプリントを添付する。
⑤汚物処理物品は、汚染区域から2mくらい離れたところに置く。
⑥処理をする人は、使い捨て手袋とマスクとエプロン、足カバーなどを着用する。
⑦嘔吐物を覆っているペーパータオルや新聞紙の上から、嘔吐物を中心に集めながら取り除くように拭く。
⑧残った嘔吐物を、次亜塩素酸ナトリウム0.1％（1000ppm）液を染み込ませた布や、ペーパータオルで外側から内側に向けて拭き取り、ビニール袋に入れ、次亜塩素酸

ナトリウム0.1％（1000ppm）液を染み込む程度に入れて口を結ぶ。もう一重ビニール袋に入れ、手袋も一緒に捨てる。
⑨手袋をかえて、嘔吐物が付着していた床とその周囲を、次亜塩素酸ナトリウム0.1％（1000ppm）液を染み込ませた布やペーパータオル等で覆い、10分程度おく。次亜塩素酸ナトリウム0.1％（1000ppm）液は、金属を腐食するので、拭き取ったあとは水拭きをする。
⑩足カバー、覆っていたもの等をビニール袋に捨てたら、手袋をはずし、エプロンとマスクをはずして一緒にビニール袋に入れて密封し、園舎外のごみ置き場に出す。
⑪処理後は手洗い、うがいをする。服や靴下等も着替えるとよい。
⑫消毒した部屋は、30分程度換気した後、使用とする。
※床に漏れた水様便も、上記と同じ方法で処理をする。
※具体的な実践について映像化した『保育園における感染症対策DVD』2012年（全国保育園保健師看護師連絡会）が参考になります。

② 下痢便時のおむつ交換

・下痢便のおむつ交換時は、手袋、マスク、エプロンをつける。おむつ交換台の上に防水紙（広告紙等で代用可能）を敷く。
・布おむつを使用している保育園は、下痢便をしたら、よくなるまでの間紙おむつに替えるほうが望ましい。
・汚れた紙おむつ、使用後の手袋、エプロン、マスクの順に外し、ビニール袋を二重にして密封し、処理する。
・感染拡大防止のため、お尻はシャワー等で洗わず、拭く。
・おむつ交換後は、石けんと流水で手洗いを十分にする。子どもがお尻を触ったら、子どもの手も洗う。

③ おもちゃが汚染されたら

・直接、汚物がついてしまったら、処分する。
・処分できないおもちゃや半径2ｍ以内のおもちゃは、次亜塩素酸ナトリウム0.1％（1000ppm）液に10分以上浸して消毒し、水洗い後乾燥させる。
・半径2ｍ以上の周りにあったおもちゃは、次亜塩素酸ナトリウム0.02％（200ppm）液で消毒する。
・布製のおもちゃは、次亜塩素酸ナトリウムを用いて消毒すると色落ちする場合があるので、熱湯をかけ消毒するとよい（85℃で1分間以上）。

④ 食事中に嘔吐したら

・半径2mは、汚染されている可能性があるので、その範囲の食べ物は処分したほうがよい。
・汚染された食器と2m以内の食器は、次亜塩素酸ナトリウム0.02％（200ppm）の消毒液に10分以上つけて消毒し、水道水で洗ってから、給食室に返却する。その際、必ず一声かけて戻す。

⑤ 職員が注意すること

・嘔気、嘔吐、下痢等の症状がある場合は、速やかに上司に報告し受診する。特に調理や調乳に関わる職員は、上記の症状があるときは就業制限が発生することがある。
・手洗いは丁寧に行う。特に、指先、指の間、爪の間、親指の周り、手首も忘れずに洗う。

⑥ 保護者に対して

●汚れた衣類・リネンの家庭での消毒方法について

必ず使い捨て手袋、マスク、エプロンを着用して、汚物を十分に落とした後、消毒する。家庭用塩素系漂白剤で消毒する方法と熱湯で消毒する方法は、以下の通り。消毒後、他のものとは別に洗う。

●次亜塩素酸ナトリウムで消毒する方法

■塩素濃度5％の家庭用塩素系漂白剤の消毒液の作り方

水の量（ペットボトルのサイズ）	家庭用漂白剤の量
2ℓ	ペットボトルのキャップ約2杯（約10ml）
500ml	ペットボトルのキャップ半分弱（約2ml）

消毒液に、10分以上浸す。

●熱湯で消毒する方法

衣類等を熱湯につける（85℃で1分以上）。

⑦ 下痢便等でおしりがかぶれたら

周囲への2次感染防止のため園児のお尻をシャワーで流すことはしません。お尻拭き等できれいにした後、清潔に保ちましょう。処方された軟膏がある場合は、清潔な使い捨て手袋を用いて塗ります。

参考：『保育園の健康教育』感染性胃腸炎　保護者に向けて（P154）

インフルエンザ

　保育園において集団発生が起こりやすい疾患のひとつです。保育園では、集団感染防止のための学級閉鎖等は通常行われていません。保護者の協力を得て、インフルエンザの集団感染を予防しましょう。予防対策の基本は、手洗いです。重症化予防のために、流行期の前に、園児、職員ともに予防接種の勧奨をしましょう。

① 職員への指導

・咳や鼻水の症状があるときは、咳エチケット（P164 参照）を励行しマスクを使用するように説明する。
・流行時に熱やかぜ症状のある職員は、早めに医療機関を受診することを勧める。
・流行時期は、特に手洗い・うがいを励行する。
・手洗いのあとの手拭きは、個別タオルやペーパータオルとし、共用はしない。
・職員の家族内で感染者が出た場合、その職員も罹患のリスクや不顕性感染も考えられるので、保育園への報告と、症状の把握を依頼する。
・職員が罹患したときは、医師の許可を得て出勤とする（職員は発症した後5日を経過し、かつ、解熱した後2日を経過してから）。
・インフルエンザウイルスは低温・低湿度で長く生存するため、保育室の湿度は60％を目安にする。
・職員間で罹患園児の情報を把握しておく。
・鼻水をふいたティッシュは、ふた付きのごみ箱にすぐ捨てるようにする。すぐに捨てられない場合、ビニール袋に入れる等、エプロンのポケットに直接入れないようにする。鼻をかんだ後は、その都度アルコール消毒か手洗いをする。
・日常の保育室やおもちゃ等の、清掃・管理を日常より徹底する。

② 保護者対応について

・インフルエンザの症状や予防接種について、流行期の前に保健だよりで情報提供するとよい（P138「12月のほけんだより」参照）。
・かぜ症状がある場合、園児（低年齢の場合は可能な限り）と保護者にマスクの着用を依頼する。また早めに医療機関を受診してもらえるよう声かけをしていく。
・保健だよりや掲示などで、保育園・地域の感染症発生状況を伝えて、注意・協力を呼びかける。
・感染が疑われる園児が早退し受診するときは、園内の発生状況を伝えてもらう。

- 家族内に感染者が出た場合は、保育園への報告を依頼する。やむを得ず、感染した家族が送迎をする場合は、マスク着用のうえ玄関前で園児の引き渡しを行う。
- 園児が罹患後登園する際には、医師の許可が必要であることを伝える。自治体により、医師が記入する意見書や保護者が記入する登園届け等の書類が必要な場合と必要のない場合があるので、保育園の現状に合わせて事前に保護者に伝えておく。
- 確定診断を受けたときは、速やかに保育園へ連絡を入れてもらう。
- 予防のために以下のことに、注意、協力してもらう。

具体的な予防方法

- 水分補給と衛生管理としてのうがいのほか、インフルエンザの予防として有効な手洗いも家庭で励行する。
- 流行時期には、人ごみを避ける（やむを得ない場合は、マスク着用）。
- 早寝早起きで、生活のリズムを整え、疲れを残さないようにする。
- 食事は栄養のバランスをとり、粘膜を丈夫にするビタミンが不足しないように配慮し、からだを温める根野菜（大根、かぶ、にんじん等）もしっかりとるよう勧める。
- 適度な湿度（60％）と換気を心がける。
- ワクチン接種の勧奨（接種したときは、保育園へ伝えてもらう）。

③ 保護者から電話連絡があったときの聞き取りのポイント

保護者の了解を得たうえで、園児の経過を下記の票を用い、ていねいに聞き取ります。下記の票を電話のそばに準備しておくとよいでしょう。聞き取った情報は、保育園内のインフルエンザ対策に活用します。

■園児の経過票

日　時	クラス 氏　名	発熱の経過と その他の症状 ワクチン接種状況	受診先と日時 診断の結果	治療と今後の 登園予定	家族の健康状態
月　日 曜日 時　分 記録者 （　　）	（　　）組 氏　名 （　　）	発熱は、 いつから（　　） 体温（　　℃） その後の経過 （　　　　　） その他の症状の有無 （咳・鼻水・のどの痛み・嘔吐・下痢） ワクチン接種状況 （未・1回・2回）	受診先 （　　　　　） 受診日時 （　月　日　時） 診断結果 （インフルエンザ A型・B型 その他　　　） 検査等 （した・しない）	処方薬 （タミフル・ リレンザ・イナビル） その他（　　　） が （　　）日分処方 された 今後の登園予定 （　　）日から	気になる症状が （ある・ない） 誰（　　　　　） いつから（　　） 受診や診断結果 （　　　　　） その他特記事項 （　　　　　）

参考：『保育園の健康教育』インフルエンザ　職員に向けて（P162）

第 4 期

1月／健康管理

冬期の保育室内の加湿

　冬期は室温20℃から23℃、湿度60％が目安といわれています。1時間位に1回、5分程度は窓を開け、空気の入れ換えをします。暖房使用時は、加湿器を使用するなどして加湿を心がけましょう。

① 冬期の保育室内の湿度管理

　冬は乾燥しやすく、室内の湿度調整をする必要があります。
　空気が乾燥するとウイルスが活発になり、喉の粘膜は乾燥して弱くなることから上気道感染症が流行したり、肌の水分が奪われるために乾燥し、皮膚トラブルを起こしやすくなります。室内の温度は60％を目安に調整しましょう。

② 湿度を６０％程度にするための工夫

・加湿器の使用
　カビやレジオネラ発生予防のため、水を毎日交換し、保育終了後はタンクを乾燥させます。器内のフィルターは月に1回は清掃し、清潔に使用します。
　加湿器の種類はさまざまで、蒸気式、気化式、細霧式、ハイブリッド（蒸気式＋気化式）や、水道管直結型の加湿器（この場合は、タンクがないので水の交換なども不要）もあります。保育室の広さや環境にあったものを選びましょう。
　加湿器のレンタル会社もあります。使用しない時期の保管に困らないのが利点です。

・濡れタオルによる加湿
　タオルを濡らして水が垂れない程度にしぼってから、室内に干します。
　同じタオルを繰り返し使用するとタオルにカビが発生することがあるので毎日洗濯し、よく乾燥させましょう。

・霧吹きによる加湿
　霧吹きに清潔な水を入れ、室内にまんべんなく吹き付けます。中の水は毎回交換します。霧吹きの容器は、使用後、乾燥させましょう。

・ペーパー加湿器
　広い室内には適しませんが、一人分の周囲程度の範囲であれば加湿可能です。

健康教育／1月

鼻のかみ方（年齢別目標）

　各年齢に合わせた目標を設定し、鼻のかみ方を指導します（P83「鼻のかみ方指導」参照）。子どもがわかりやすい言葉を使い、紙芝居や実際に鼻をかむ様子を見せるなど、視覚的な方法も用いるとよいでしょう（P176、177参照）。

① 年齢別の目標

　清潔のための生活習慣のひとつとして、鼻のかみ方を指導します。年齢別の目標は次のとおりです。

- 0歳児　鼻水が出たら嫌がらずに拭いてもらうことができる。大人の介助でフンとかむ意識を持てる。
- 1歳児　大人の介助でフンとかめる。自分で拭き、大人に仕上げてもらい、きれいになったとわかる。
- 2歳児　大人の介助でフンとかめる。うながされて拭ける、かめる。きれいになったことを鏡で確認し、喜ぶ。
- 3歳児　声をかけられて、自分でフンとかめる。面倒がらずにかめる。きれいになったことを鏡で確認し、喜ぶ。
- 4歳児　面倒がらずにかめる。左右片方ずつかめる。
- 5歳児　自ら鼻をかめる。左右片方ずつかめる。

② 方法

- 鼻をかむところを大人が実際に行い、子どもに見せる。
- 鼻をかむときの注意点を伝える。
  左右片方ずつかみ、両方一緒にはかまない。
  やさしくかむ。強くかむと鼓膜を傷つける。鼻水のバイ菌が耳にまで行ってしまう。
  鼻をかんだら手を洗う。
- 鼻のかみ方の練習
  ①ティッシュを細長く切り、鼻の前に垂らす。
  ②片方の鼻を押さえる。
  ③ティッシュを揺らすように鼻から息を出す。
  ④反対も同じように片方の鼻を押さえ、もう片方の鼻から息を出す。

鼻のかみ方

　このようなイラストを使って子どもに指導すると、わかりやすいです。順番やストーリーに決まりはないので、アレンジしてみてはいかがでしょうか？

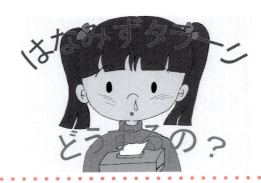

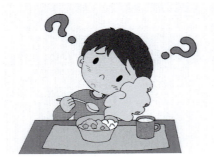

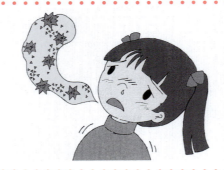

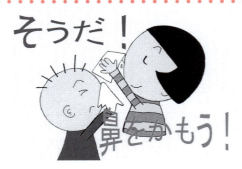

健康教育／1月

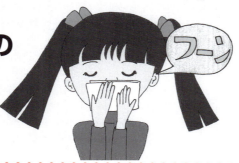

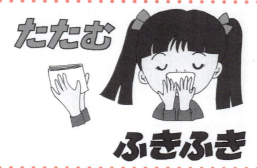

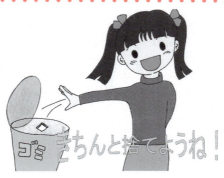

・鼻をかむ練習をしたことを保健だより等で保護者に伝え、家でも練習してもらいましょう。
・指導後も経過を見ながら、必要であれば指導を繰り返します。

2月／保護者対応

冬の事故

　乳幼児の豆類による誤嚥や窒息事故予防の注意喚起の対象は、これまで3歳以下でした。しかし、4歳以上でも同様の事故が起きています。2021年1月、消費者庁は5歳以下の子どもには硬い豆類やナッツ類を食べさせないよう警告しています。

　その他、冬に起きやすいやけどは、特に子どもの発達に応じた対策が重要です。保健だよりや掲示板等で家庭に伝えるときの例を、以下に記しました。

① 豆まき時の誤嚥

　ご家庭での豆まきは、大豆で行うことが多いと思いますが、お掃除の簡便さから最近では、殻つき落花生（ピーナッツ）で行う家庭も増えてきました。0〜4歳の気道異物の上位は、ほぼピーナッツ・豆類が占めています。子どもが急に咳き込んだり、ゼーゼーした場合は要注意です。

　ピーナッツは、4、5歳ぐらいの子どもの気管の直径とほぼ同じなので、間違って吸い込むと声帯にぴったりはさまり、窒息するという事故を起こします。ぴったりはさまらなくても、ふやけて窒息につながったり、小さなかけらが気管に入ってしまうと、治りにくい肺炎や喘息を起こすこともあります。

　また、ピーナッツにアレルギーのある子どもが増えています。殻つきのピーナッツを投げると殻の粉が飛び散ったり、まいた殻つきピーナッツを踏みつけることで粉が飛び散ります。殻をつかんだ手で目をこすり、結膜（目の白いところ）が腫れたり、粉を吸いこんでアレルギー性鼻炎や喘息を起こす危険性もあります。食べて蕁麻疹やアナフィラキシーを起こしたり、豆まきの翌日、床に落ちた殻の粉で症状を起こす例もありますので、豆の取り扱いには注意が必要です。

　消費者庁は、国民生活センターと共同で、2010年12月から、医療機関（2020年10月時点で30機関が参画）から事故情報の提供を受けており（「医療機関ネットワーク」事業）、例えば豆まきの季節になると、『豆、ナッツ類は、喉につまりやすいので気をつけて！』といった注意を保護者へ呼びかけています。

　消費者庁発信の、子どもの月齢に応じて起こりやすい事故や、季節的に起こりやすい事故をメールで知らせてくれるサービスなどを保育園や保護者で共有し注意喚起を促すことは、子どもの事故予防にとても有効です。

「子どもを事故から守る！　プロジェクト」
　http://www.caa.go.jp/kodomo/index.php

「子どもの安全メール」http://www.caa.go.jp/kodomo/mail/index.php
「消費者庁 子どもを事故から守る！」https://twitter.com/caa_kodomo
「消費者庁YouTube」https://youtu.be/H1h5N27IJJ4

②やけど

　暖房器具（ストーブ、ファンヒーター）、調理器具（炊飯器、ポット）が、子どもの手の届くところにありませんか。冬は、やけどを起こしやすい状況が多くなります。調理器具などは、子どもが「おままごと」での興味のある対象で、触ってしまうので注意しましょう。

　最近では低温やけど（ホットカーペットや使い捨てカイロに、長時間触れることで起きる）も増えています。熱い食べ物（お茶、鍋）や、家庭用のグリルに触れて、手のひらのやけども多くみられます。ポット等のコンセントも、手が届くところにあると引っ張りやすく危険です。言葉による理解ができない年齢（0〜3歳頃）では、ベビーゲートなどの柵の利用もよいでしょう。

　誤ってやけどをしてしまったら、落ちついて対処しましょう。すぐに水道水で最低でも15〜30分は冷やします。発赤部位が広い（大人の手のひらくらい）、水疱が大きい（500円玉くらい）、痛みがあるときは、受診しましょう。水疱はつぶすと細菌感染を起こすこともあるので、自然に吸収されるまで、つぶさないようにします。

●手足のやけど
　水道水で冷やし、痛みや熱さが感じられなくなったら、病院へ行きます。

●胸・おなかのやけど
　すぐホースで服の上から水をかけるか、水風呂につけ冷やすことが大切です。長く水につけることによる低体温に注意します。服を脱がせるか、切るか、そのままにするかはその状況によります。やけどの部分に軽くガーゼかきれいなタオルを当て、病院へ行くか、やけどの程度により救急車を呼びます。

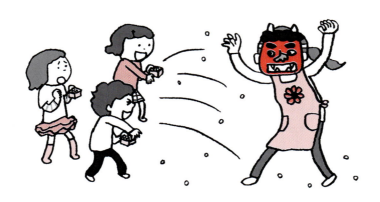

就学にむけて①　けがの対応

　絵や紙芝居などを使用して、小学生になったときに「学校でけがをしたらどうしたらよいか」を子どもたちと確認します。学校には保健室があり、養護教諭がいることも伝えます。以下に伝え方の例を記します。

❶ ころんで血が出たとき、すり傷や切り傷ができたとき
　傷を水道水できれいに洗います。保健室へ行って、救急絆創膏をもらって貼りましょう。

❷ 鼻血が出たとき
　ティッシュやハンカチで鼻をおさえます。顔を上には向けません。血が止まらないときは、近くの先生に伝え、保健室へ行きます。

❸ 指をはさんだとき
　水で冷やします。痛みが取れないときや、腫れてきたときは、担任の先生に伝え、保健室へ行きます。

❹ 頭をぶつけたとき
　たんこぶができたり、出血したら、すぐに担任など近くにいる先生に伝えます。

参考：『保育園の健康教育』ケガの対応と血液について（P171）、小学校の生活リズム（P177）

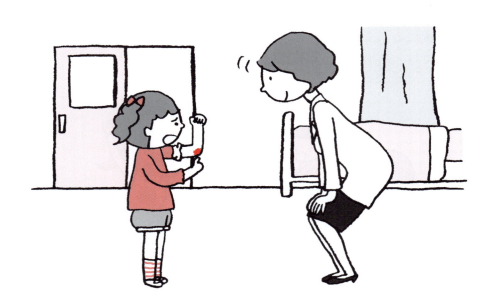

健康教育／2月

就学にむけて②　小学1年生の生活リズム

　各保育園での年長児の午睡に対する考え方は様々ですが、小学校生活にむけて、4歳後半から午睡をしない保育園が増えてきます。5歳児の1、2月頃には、午睡のない生活に徐々に慣らしていくのが、子どもの負担を少なくするようです。2月頃に、学校の生活時間を伝え、今の生活時間とのずれがある場合、どうしたらずれを少なくできるか、子どもたちと話し合うことが大切です。

❶ 小学校1年生の生活（例）の紹介
◆小学生になってからの生活リズムを確認し、少しずつ生活を合わせていきましょう。

6：00～7：00	起きます。トイレに行き、顔を洗います。
6：30～7：30	朝食を食べた後に、歯みがきをします。
7：30～8：00	うんちをすませて、登校します。
8：30～	授業が始まります。
休み時間	トイレに行きます。
11：30～11：50	給食当番は着替えて準備します。
12：15～12：45	給食を食べます。
13：15～	午後の授業が始まります。午後の授業がない日は下校します。
下校の時間	学童保育へ行きます。
15：00	おやつの時間です。
18：00～19：00	学童保育から帰ります。
19：00～20：00	夕食を食べたら歯みがきをします。お風呂に入ります。
20：00～21：00	明日の準備をして、寝ます。

トイレは、休み時間に行きましょう。もし授業中にトイレへ行きたくなったら、先生に言います。
参考：『保育園の健康教育』小学校の生活リズム（P177）

❷ 遅く起きていませんか？　早く起きるには、どうしたらいいかな？

　早く起きられないときは、お家の人に、どんなに遅く寝てしまっても、朝、必ず7時に起こしてもらってください。起きたら朝の光をあびてね。目が覚めます。

　朝ごはんをしっかり食べましょう。朝食をしっかり食べると、朝にうんちが出るようになり、おなかがすっきりします。朝、早く起きると、夜早く眠くなります。そして夜、早く寝ると、朝早く起きられるようになっていきますよ。

＊小学生は、毎日8～9時間の睡眠が必要です。睡眠時間が足りないうえ、午睡もなくなった状態では、病気をしやすくなりますし、授業に集中することもできません。生活のリズムはとても大切です。
参考：『保育園の健康教育』生活リズム　保護者に向けて（P137）

就学にむけて③　和式トイレの使い方

　保育園は洋式トイレが多いと思いますが、小学校は、洋式トイレが増えたとはいえ、まだ和式トイレがあります。困らないように、入学前の時期に和式トイレの使い方について、お話しします。保護者にも伝え、駅や公園に行ったとき、また遠足等で経験しておくのもよいですね。

① 教えかた

　トイレの絵を使い、「和式トイレの使いかた」を教えます。
①前を向いて、便器をまたぎ、真ん中より少し前に立ちます。
②ズボンとパンツをひざ位までおろして、しゃがみます。
③便器に反対向きには、腰かけません。
④うんちやおしっこをして、ペーパーできれいに拭きます。
⑤ボタンやレバーを押して水を流します。

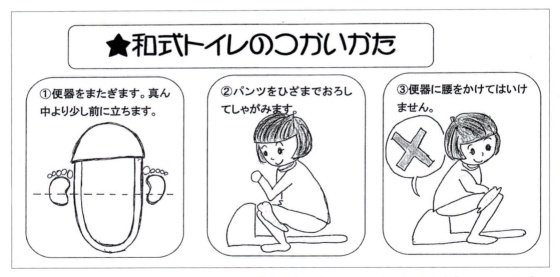

男の子も、うんちのときにはこのようにつかいます。

参考：『保育園の健康教育』トイレの使い方「正しく使おう！みんなのトイレ」(P80)

健康管理／3月

就学にむけて④　小学校との連携

　近年、小学1年生が、幼稚園・保育園の生活から小学校の生活へと、環境の変化にうまく対応できず、行動上の問題を起こすこともあると報告されています。環境の変化は、子どもにとっても保護者にとっても、大きな緊張と不安をつのらせ、「小1プロブレム問題」などその後の生活に影響をおよぼすこともあります。十分な準備をして、小学校生活を楽しくスタートできるようにしましょう。

① 子どもの様子の把握と支援

　保育園は子どもをあずかったときから、毎日の保育を通して、発育・発達、その子どもの特徴等を職員全員で把握します。行動に落ち着きがない、行動を起こすのに時間がかかる、担任に何度いわれても行動に結びつかない、けんかを起こしやすく、よくトラブルになる、意見が通らないとパニックになりやすいなどの、保育者側からみて少し気になる様子は、職員会議等で報告し、保育方法などの対応を考えていきます。

　特に年長児は、小学校入学に向けてその子どもがスムーズに、小学校という環境の変化に対応できるよう支援します。就学に向け、学校公開日、地元の小学校１年生との交流会、体験学習、学芸会等に参加して、小学校の雰囲気を体験するのもよい機会です。また、日々の保育の中で散歩時や遠足の際に、交通ルールや公共マナーが身につくよう、教えます。

② 看護職として

　担任保育士が保育所児童保育要録を作成し、就学先に提出します。保育要録記入時は、慢性疾患、けがや病気に対して特に留意する必要がある場合は、看護職がアドバイスをしたり、記入する場合もあります。また、保幼小連携、接続の場が設けられています。出席する職員と事前に話し合いアドバイスすることもあります。保護者が、就学に対する不安や悩みのある場合は、各小学校の就学前健康診断や、就学教育相談で専門家と相談（望ましい学習形態や支援方法等）できることを伝えます。

　就学支援シートは、発達の遅れや不安、悩みがある保護者からの希望がある場合に活用します。保育園、医療機関、発達センター等と保護者が協力して作成し、就学する小学校に引き継ぎます。

　5歳児で受けた健康診断、視力測定等で指摘されたことは、就学前、早めの治療を勧めます。肥満等がある場合は、保護者、栄養士とともに、対応を話し合うことも大切です。低身長の確認も行っておくとよいでしょう。

3月／健康管理

　　未接種の予防接種はないか確認を行い、未接種の場合は、早めの接種を勧めましょう。

　　年間を通して実施してきたいろいろな健康教育やお話のうち、小学校で元気に生活するために以下のことを確認すると、より身につきます。

・早寝、早起きは、できていますか？
・朝食はしっかり食べていますか？
・朝食後、トイレに行ってうんちが出ていますか？
・手洗いは、きちんとできていますか？　特にトイレを使用したあと、きちんと洗って、自分のきれいなハンカチやペーパータオルで拭いていますか？
・うがいができますか？　がらがらうがいと、ぶくぶくうがいの違いがわかっていますか？
・洗濯されたハンカチとティッシュはいつも持っていますか？

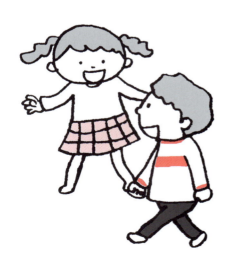

健康管理／3月

新入園児を迎える準備

　新入園児の健診や面接は、子どもの健康状態を把握する上で非常に重要です。保護者面接では、あらかじめ必要な情報は書類で把握しておき、保護者から聞くポイントと伝える内容はまとめておきましょう。特にアレルギー疾患がある場合は生活管理指導表など、保育園での対応をきちんと説明します。

　新入園児の保護者に対する説明会では、子どもの健康についての考え方や、けが・病気のときの対応、薬の扱いについてなど簡潔に伝えます（P79参考を参照）。

① 新入園児の健康診査

　新入園児の健康状態を把握するために保護者に記入してもらう書類（P24「入園時健康調査表」参照）を事前に準備しておきます。保護者に確認する内容としては、生まれたときの様子、発達状況、既往歴、アレルギーの有無、予防接種歴、かかりつけ医療機関などがあります。

　集団生活に問題があるか、保育園生活で健康上の留意点があるかなどを園医やかかりつけ医に診察を行ってもらいます。診察の場所は、各保育園で園医が健康診査をする園と、かかりつけ医で健康診査を受け、診断書を提出してもらう保育園があります。

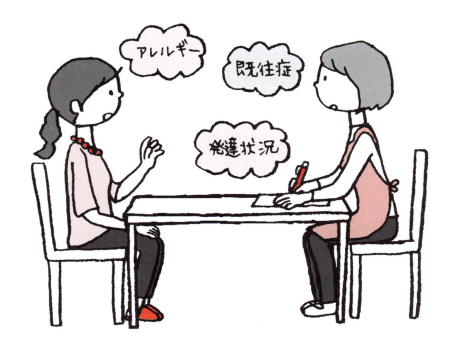

②新入園児の面接

　入園時健康調査表（P24 参照）を元に、成育歴、既往歴、慢性疾患、熱性けいれん、食物アレルギーの有無、肘内障の既住の有無、予防接種歴等を確認します。

　食物アレルギーがある場合には、「保育所におけるアレルギー疾患生活管理指導表」（厚生労働省）を渡し、入園までに受診しておいてもらうようにします（P56「食物アレルギーの対応」参照）。その指導表をもとに保護者とのアレルギー面談を園長、担任保育士、栄養士、看護職で行います。

　その他、医療的なケアが必要な疾患（喘息、熱性けいれん、先天性心疾患等）や特別な配慮が必要な場合は、医師からの指示を保護者に確認してもらいます。その後、園長、担任、看護職等で面談を行い、確認します。

③新入園児説明会

　説明会で健康管理について、話すことがあります。
・感染症にかかったときの対応、登園基準について
・保健行事について
・保育園での薬の取り扱いについて
・けがの対応について

　説明会は時間も限られているため、詳しい内容については、保健だよりや懇談会等で入園後なるべく早く伝えていく必要があります。

④職員間の情報共有

　新入園児の健康上で配慮が必要なことは、会議や報告会等で他の職員にも知らせ、共通の理解をしておきます。

一年の総括

　保育園によって総括のしかたは違い、決められたものはありませんので、その一例を掲載します。表の作成や統計をとって分析し、問題点を見つけ一年を振り返り、次年度に向けての課題を見つけます。その他一年間力を入れたり取り組んだりしたものがあれば、それをまとめて、評価や反省などを行うとよいでしょう。

●総括（P188〜193）
・病気などでの欠席人数とその内訳
・感染症の内訳と年間・月別発生人数
・年間・月別与薬件数と内訳
・けが、事故の状況
・内科、歯科、耳鼻科、眼科などの健診結果
・身体計測結果
・衛生管理、感染症対策
・健康教育
・保護者対応
・職員教育
・環境点検結果
・反省と評価

●次年度の課題
　反省や評価から見つかった課題は、次年度の計画に役立てます。

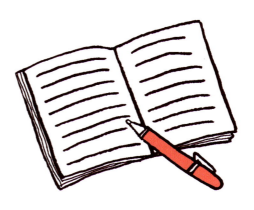

3月／健康管理

保健総括

年度　　　　　　　　　　　　　　　　　　年　月　日

1．延べ欠席数と内訳（月〜金）（昨年　　　）

	4月	5月	6月	7月	8月	9月	10月	11月	12月	1月	2月	3月	計
延欠席数													
1日平均													
病欠数													
内訳　感染症													
風邪													
咳													
発熱													
体調													
静養													
喘息													
入院													
健診													
予防接種													
私用													

【記入例】入院件数　　　件（昨年　　件）

月	人数	内容
4月	1	0歳児組○○（アレルギー負荷検査）
5月	2	1歳児組○○（肺炎）、○○（尿路感染症）
6月	1	0歳児組○○（高熱で入院→結果プール熱）
7月	2	1歳児組○○（熱性痙攣）2歳児組○○（気管支炎と喘息の疑い）
8月	1	2歳児組○○（喘息）
9月	2	0歳児組○○（肺炎）1歳児組○○（臍ヘルニア手術）
10月	2	5歳児組○○（アデノイド手術）

【記入例】喘息にて欠席

4月	1歳児組○○	8月	2歳児組○○
9月	2歳児組○○、○○	11月	3歳児組○○

＊11月、保育中に喘息発作　5歳児組○○

【記入例】肘内障

12. 28	2歳児組　○○	左肘内障

健康管理／3月

2．感染症の内訳と発生人数　　　　人（昨年　　　人）

	4月	5月	6月	7月	8月	9月	10月	11月	12月	1月	2月	3月	計
新型コロナウイルス													
水　痘													
帯状疱疹													
インフルエンザ													
おたふくかぜ													
プール熱													
ヘルパンギーナ													
手足口病													
感染性胃腸炎													
ヘルペス													
はやり目													
溶連菌													
とびひ													
突　発													
RSウイルス													
ヒトメタニューモウイルス													
頭ジラミ													
マイコプラズマ													
リンゴ病													
その他													
計													

【記入例】

2月　新型コロナウイルス陽性者2歳児クラス〇〇名となり、保健所、行政に報告。
4～5月ロタウイルス含む感染性胃腸炎流行。4/17保健所連絡。4/19保健所職員来園指導あり。5/7終息。
7月　1歳児組　〇〇　O157感染（ベロ毒素なし）抗菌薬内服登園。7/25陰性へ。
9月　0～1，3歳児組RSウイルス流行。3歳児は体力があり。喘息ありも薬内服しながら登園。
1月　インフルエンザ流行。1／22に保育課に連絡。保育課から保健所に連絡へ。

3月／健康管理

3．与薬件数（内服薬のみ）（昨年　　　件）

	4月	5月	6月	7月	8月	9月	10月	11月	12月	1月	2月	3月	計
0歳児組													
1歳児組													
2歳児組													
3歳児組													
4歳児組													
5歳児組													
計													

【記入例】ダイアップ使用　1件

4月（1件）	4歳児組○○	T38.2℃。ダイアップ4mg 1個挿入

4．【記入例】健康診断報告

月／日	健診・検査	対象	結果
5/10. 31	春の内科健診	全園児	心雑音（○○、○○）アトピー肌（○○）水いぼ（○○） X脚（○○）
6/13	耳鼻科健診	3歳児組以上	△△人受診　　異常なし△人　　有症状○人（複数回答） 耳垢○人、鼻炎○人、副鼻腔炎○人
6/15	眼科健診	3歳児組以上	△△人受診　　異常なし△人 結膜炎△人、眼瞼縁炎△人、外斜視疑い△人（○○→受診 し治療不要）
10/3 10/18	秋の内科健診 3歳児組 RS流行中	全園児	喘鳴（○○、○○、○○）　薬内服中（○○、○○、○○） 咳（○○、○○、○○、○○、○○） ホクナリンテープ貼用中（○○）　→　上記全員3歳児 心雑音2（○○、○○）　鼻水○○，アトピー肌○○
10/4	視力測定	5歳児組	△人測定　受診対象者△人（○○、○○）
10/19	〃	4歳児組	△人測定　受診対象者△人（○○、○○、○○、○○） 様子見へ
11/8	〃	3歳児組	△人測定　受診対象者△人（○○） 来年まで様子見の子△名（○○、○○、○○・・・）
10/11	歯科健診	全園児	△人受診　虫歯全くなし△人（８６％） 虫歯あり△人（治療後なし△人含む）未処置歯数△本 ※現在　治療済み△人、治療中△人、観察中△人
1/17	検尿	3歳児組以上	△名提出　　所見あり△名 3歳　潜血±（○○、○○）潜血＋（○○）　4歳　潜血±（○ ○）

— 190 —

【記入例】健康診断から

心雑音	4歳児組	○○12.16に指摘有り。受診後結果を知らせるとのこと。
	5歳児組	○○春に心雑音あり。（機能性心雑音）
	2歳児組	○○　1歳児で心雑音有り、受診し異常なし。現在はほとんど聞かれず。
	3歳児組	○○　無害性心雑音
視力測定	診察後の結果	3歳児組	○○　右（0.5）左（1.2）→多少の乱視、範囲内で特に問題なし
		4歳児組	○○　右（1.2）左（0.6）→右（1.0）左（1.2）異常なし
			○○　右（0.3）左（0.5）→右（0.4（1.2））左（0.7（1.0））様子観察へ
			○○　（0.6）左（0.5）→右（0.8（1.0））左（0.4（1.0））乱視が強い。矯正は小学校で。
			○○右（0.5）左（0.6）→右（0.8）左（0.8）乱視疑い、様子観察へ
		5歳児組	○○　右（0.6）左（1.2）→右（0.8）左（1.5）右目遠視＋乱視、矯正不要
			○○　右（0.6）左（0.6）→右（0.7）左（0.8）乱視、様子観察へ

5．【記入例】保健室利用状況（4～12月）

　　総件数△件（昨年△件）　　　　受診件数△件（昨年△件）

内訳	隔離△件	熱△，嘔吐△，下痢△，熱と嘔吐△，発熱と下痢△，熱と頭痛△、腹痛△、熱と充血△
		熱と腹痛△，耳の下の腫れと痛み△、発疹△、熱と発疹△
	打撲△件	打撲創（頭部△、額△、目周囲△、口△、腹部△、顎△）
		上唇小帯損傷△
	喘息△、けいれん△、骨折△、誤食△、ダイアップ 使用△件、
	耳痛△、目に砂△、眼充血と腫れ△、蕁麻疹△，指の傷△、とげ△、すり傷△
	虫さされ広範囲△

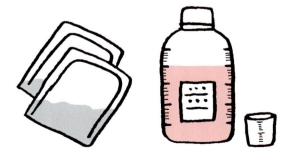

3月／健康管理

【記入例】保健室利用状況から　　受診件数△件（昨年△件）
受診先（救急車△件　歯科△件　形成外科△件　整形外科△件）

5月 （3件）	2歳児組○○	床に上の歯をぶつけぐらつき軽度。翌日受診。様子見てOK。	○○歯科
	1歳児組○○	乗用玩具に乗っていて口を打撲。上の前歯2本のぐらつきあり。様子見てOK。	○○歯科
	2歳児組○○	保育室内を走って転び机の角にぶつけ約1cm裂傷。傷深く受診。5針縫合。	○○形成外科
6月 （2件）	2歳児組○○	舞台の上から床にジャンプ。足をかばって歩く。腫れ（＋）にて受診。X－P検査。骨に異常なし。腫れは1週間で引くでしょうとのこと。	○○整形外科
	1歳児組○○	外から入室時、けいれん起こす。4分間。熱なし。救急車要請。後日検査へ。	○○病院
8月 （2件）	1歳児組○○	車玩具に乗っていて前のめりになりコンクリートに口打撲。歯にぐらつきなし。腫れがあり。午後受診へ。X－P検査。様子見てOK。	○○歯科
	3歳児組○○	ヒモブランコに足をかけようとしそのまま地面に引きずられた状態で落下。 X－P検査の結果、左中足骨亀裂骨折。通院5回。	○○病院 整形外科
10月 （3件）	0歳児組○○	つかまり立ち時後方に振り返り転倒。上唇小帯損傷。受診へ。様子見てOK。	○○歯科
	5歳児組○○	床に転倒、口をぶつける。歯のぐらつきにてプラスチック固定。12/11治療済み。	○○歯科
	0歳児組○○	玩具を抱えていて前に転倒。顎に深さ1mmぐらいの傷。テープで固定。	○○整形外科

6．【記入例】健康教育

4/4	むし歯予防、薄着、免疫と病気について　0歳組の保護者対象
	1歳組　むし歯予防、薄着、免疫と病気について用紙配付
5/11	3歳組手洗い指導
6/20	5歳組歯磨き指導
6/22	4歳組歯磨き指導
6/7,24	3歳、2歳学年担任にプール消毒の説明
7/11	3歳組歯磨き指導
7/20	4歳組安全指導
2/19	身体のしくみについて　5歳組予定

7.【記入例】その他
　＊保健衛生マニュアル改訂。
　＊感染症マニュアル改訂。　保育所における感染症対策ガイドライン（2018年改訂版・2023（令和5）年10月一部修正）に合わせて改訂。2023年12月から実施。
　＊アレルギー対応マニュアル改訂。2023年9月より実施。
　＊予防接種は大幅な改訂があり、本年度整理し、新一覧表を作成。
　＊健康カード改訂し、3～5歳児組新健康カードに成長曲線（男女別）を入れた。
　＊健康カードから感染症一覧表削除へ。感染症一覧表は連絡帳・出席簿の後ろに入れた。

8.【記入例】反省
・今年度は、感染症では新型コロナウイルス感染症や感染性胃腸炎が増えた。保育園全体で消毒方法などを見直したが、次年度にも感染症対策を継続し、全職員が共通した認識と感染予防を行うことができるように、次年度の初めに勉強会を実施したい。
・ダイアップの使用は、2015年に熱性けいれん診療ガイドラインが改訂されて以後、処方預かりが減少している。熱性けいれんの再発は見られていない。引き続き留意したい。
・ヒヤリハットや事故報告の内容を検討し、次年度の事故予防につなげたい。

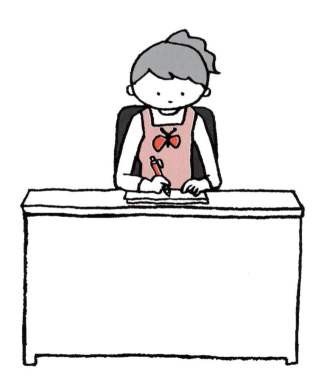

3月／健康管理

年間保健計画（例）

○○○○保育園

保健目標 子どもたちが健康に発達し、保育園生活を快適に送ることができる

		4月	5月	6月
目標		保育園に慣れ、情緒の安定した状態で、過ごす。	重大事故につながる怪我がなく、元気に遊ぶ。	歯を大切にする。 梅雨期を健康に過ごす。
保健行事		・0歳児健診 ・身体測定（0才児四測定）	・春の定期健康診断 ・身体測定	・歯科健診　・0歳児健診 ・身体測定　・衛生検査
保健活動		・新入園児の成育歴、健康状態、予防接種歴などの把握 ・入園時オリエンテーション ・予防接種の推進 ・個人健康記録票の確認	・事故防止に心がける。 ・安全に配慮する ・気温の変化に沿って衣類の調節ができるように心がける。 ・腹痛、下痢、嘔吐などに注意する	・気温の変化に応じ、クーラーの使用など快適な環境を設定する。（室温22〜26℃） ・発汗などを考慮して衣類の調整をする。
健康教育		・部屋の使い方（危険防止） ・災害時の身の守り方指導	・安全指導 ・けがの予防	・歯磨き指導 ・歯科検診受診前指導 ・虫歯治療指導
家庭との関わり		・活動中の薄着指導 ・予防接種未接種者への指導 ・集団生活により、感染症罹患の可能性が強くなるため、十分な休養、観察を促す	・保育園に慣れ、疲れが出やすい時期のため、家庭での十分な休養を促す。 ・懇談会にて、保育園の安全管理、怪我の応急処置などの指導	・虫歯保有児の受診指導 ・家庭での仕上げ磨き指導 ・下痢や嘔吐時の処置方法や、過ごし方の指導 ・保育参観、個人面談
年齢別配慮	0歳児	新入園児のストレスが最小限になるように配慮する。	慣れてきた室内で、発達上不安定な動きがみられる為、十分注意する。	体調の変化に周囲が気づくことができ、早期に対応できるようにする。
	1歳児	進級児と新入園児が混在するため、事故がない様心がける。	けがに注意する。 脱臼や転倒など。	歯磨きが楽しんでできるように配慮する。
	2歳児	室内の広さ考慮し、事故に注意する。	活動範囲が広く、活発になるため予期せぬ事故に注意する。	体の異常を、担任に知らせる事ができるように配慮する。
	3歳児	縦割り保育となり、年齢の大きな子供と一緒に生活をするため、疲れが出ない様配慮する	けがに注意する。 脱臼や転倒など。	歯磨きは鏡を見て、行うことができるよう配慮する。
	4歳児	ストレスを感じない生活ができるように個々の感情を受け止める。	新しい事に挑戦しつつ、自分の能力を知る。	体の異常を、担任に正しく知らせ、安静をとることができる。
	5歳児	年長になった自覚が出る分、負担にならぬ様配慮する。	散歩先の公園などでの突発的な事故に、注意する。	
職員との連携		・進級、入園による環境の変化による事故発生に留意する ・子どもの情緒安定に努める。 ・睡眠時チェックの方法の確認	・全職員が安全、衛生管理を意識し、共通の知識を得る。 ・救命救急講習	・水分補給（脱水予防） ・水遊び時の注意事項の確認 ・水遊びプールの監視について勉強会 ・戸外活動時の紫外線予防
職員の健康管理		・新入職員の健康状態の把握 ・予防接種歴の把握と推奨	・子どもからの感染に留意する。 ・ヒヤリハットの活用方法	・子宮がん検診 ・35歳以上健康診断
反省				

健康管理／3月

		7月	8月	9月
目標		夏の感染症を予防する。熱中症を予防できる。	暑さに負けず健康に過ごす。	夏の疲れを回復させ、生活リズムを整える。
保健行事		・0歳児健診 ・身体測定	・0歳児健診 ・身体測定	・0歳児健診 ・身体測定　・衛生検査
保健活動		・プールの準備 ・沐浴水遊び前の健康チェック ・水遊び時の安全、清潔に努める ・夏の疾病予防に努める ・皮膚の健康状態チェック	・水遊びの安全、清潔に努める ・夏の疾病予防に努める ・熱中症予防・脱水注意 ・室温や外気温との関係を考慮しながら、発汗も体験できる環境をつくる。	・夏の疲れに配慮し、健康状態を把握して生活のリズムやバランスに留意する。 ・予防接種の確認と推進 ・避難リュックの確認 ・ヒヤリハットを見直して、今後の課題に取り組む。
健康教育		・プール遊びのお約束 ・夏の健康生活 ・水分の摂り方指導	・熱中症の予防 ・夏バテ防止	・姿勢よく過ごす ・トイレ指導（和式便器）
家庭との関わり		・水遊び時期の体調管理 ・夏の感染症予防の指導 ・熱中症の予防指導 ・とびひ、汗疹の対処方法	・夏の疲れが出ないよう、休養を促す。 ・バギーでの登降園は、地面からの放射熱に注意する。 ・旅行時は、ゆとりのあるスケジュールを立て、事故、感染症に注意するよう指導する。	・けがの応急処置 ・衛生検査後の家庭指導 ・睡眠、食事などの生活リズムを整える様に指導。 ・0、1歳児の保育参観
年齢別配慮	0歳児	汗疹、おむつかぶれ、とびひ、などの皮膚状態に留意し、悪化させない。	こまめな水分補給で脱水を予防する。水遊び時の危険防止に努める。	夏の疲れがとれる様に、余裕をもったデイリーで、生活をする。
	1歳児	体調不良の早期発見。水遊びでの転倒防止。	とびひなど感染性のある皮膚症状に留意し感染を防止する。	活動後の発汗が多いので、清拭や更衣を行い清潔に努める。
	2歳児	水遊びでの事故防止。水遊びの注意事項を理解できるように説明を行う。	食欲不振や睡眠不足に注意し、体調不良の早期発見に心がける。	色々な食品を食べてみようという気持ちを大切にし、食の興味が持てるようにする。
	3歳児	体調不良の早期発見。発汗時、清拭などで清潔にできる。	水分補給をこまめにできる。早寝早起きを心がける。プール遊びを安全に楽しむ。	活動後の更衣や清拭を行い、清潔に努める。
	4歳児	プールでの事故防止。プールでの注意事項が理解できるようにする。	食欲不振や睡眠不足に注意し、体調不良の早期発見に心がける。	自分の体調を知り、食べられる食事の量を伝えられる。食の興味が持てるようにする。
	5歳児	体調不良を担任に伝えることができる様にする。プールでの事故防止。	虫刺され痕など、かきこわさない事がわかり自分から担任に声をかけられるようにする。	早寝早起きができる。食材に興味を持ち、食事への意欲を高めるように指導する。
職員との連携		・水遊び時の、綿密な連絡。 ・冷房使用時の換気、温度差に注意する。	・子どもの健康状態や、事故やけがの情報を共有する。 ・WBGT31℃以上時の戸外活動中止の連絡	・子どもたちの休み中の健康状態の把握と共通理解。体調不良の早期発見。
職員の健康管理		・職員の夏休み時の健康管理	・職員の夏休み時の健康管理	・35歳未満　健康診断 ・職員の夏休み時の健康管理
反省				

3月／健康管理

		10月	11月	12月
目標		戸外活動を積極的に行い、体力づくりができる。目を大切にできる。	風邪の予防ができる。手洗いが丁寧にできる。	冬の感染症を予防ができる。寒さに負けない体づくりができる。
保健行事		・秋の定期健康診断 ・身体測定（0才児四測定）	・0歳児健診 ・身体測定	・0歳児健診 ・身体測定　・衛生検査
保健活動		・気温の変化に応じた衣類の調節 ・健康状態を把握し、適切な遊び方を勧める。 ・かぜなどの体調不良の早期発見に努める。 ・運動会（救護） ・皮膚乾燥児へのケア	・インフルエンザ情報収集 ・風邪の流行、合併症に注意する。 ・手洗い、うがいの推進 ・かぜの合併症に留意する ・皮膚乾燥児へのケア ・インフルエンザ予防接種の推進	・インフルエンザ情報収集 ・年末年始を健康に留意しながら、生活できるように促す。 ・湿度に注意をし、加湿する ・暖房器具を適切に使用する。（温度20～23℃、湿度60～70%）
健康教育		・手洗い指導 ・目の衛生指導	・鼻のかみ方 ・うんち指導	・咳エチケット指導 ・感染症予防指導 ・年長児の健康教育開始
家庭との関わり		・下痢、嘔吐時の正しい処理の指導 ・定期健康診断の事後処置 ・保湿ケア	・感染予防対策 ・皮膚の保湿指導 ・各クラス 秋の懇談会（応急手当など）	・体調不良時の過ごし方の指導 ・衛生検査後の家庭指導 ・冬の感染症の流行状況報告 ・薄着指導
年齢別配慮	0歳児	散歩へ行く子どもが増え、探索活動も楽しむようになるため、安全に注意してすすめる。	室内の温度をチェックし、健康に過ごせるように配慮する。傷をつけないように鼻汁をぬぐう。	生理機能をふまえ、運動を妨げない様な衣類を身につける。室内の換気に心がける。
	1歳児	散歩の際も、危険が予想される場所には保育者が留意し、安全に体を動かせるようにする。	子ども自ら鼻汁を不快に感じ、訴えられるように配慮する。鼻汁をぬぐい、中耳炎を予防する。	手洗いの介助をしながら、正しく手洗いが行える様に配慮する。
	2歳児	安全に配慮しながら、伸び伸びと体を動かして遊べる環境をつくる。	少しずつ衛生習慣を身につける事が出来るように援助する。	衛生習慣が身に付き、自ら手洗うやうがいなどができる様に配慮する。
	3歳児	運動会の練習は安全に行う。疲れが見られた場合は、早めに休憩を行う。	鼻の粘膜を傷つけないように鼻汁をぬぐい、中耳炎を予防する。	手洗いの意味を知り、一人でも正しく手洗いが行える様に配慮する
	4歳児	懸命に運動会の練習をしすぎて、怪我がないよう努める。眼を守る必要を知る。	声かけで、衛生習慣を身につけ感染防止ができるよう教える。	衛生習慣が身につき、自ら行動できるように教える。自ら衣類調整ができるように教える。
	5歳児	活動量や範囲が増える為、事故や体調不良に注意する。自分の目に関心をもつ。	自分で、感染症の予防に気をつける事が出来るようにする。衛生習慣が身につくように教える。	積極的に手洗いを行う事ができ、体調不良の友人を気遣う事ができるように配慮する。
職員との連携		・下痢、嘔吐時の正しい処置の指導 ・感染症についての共通理解	・体調不良児の迅速な発見と報告 ・保育室内の温度や換気に気を配り、温度調節や、加湿を行う。 ・虐待について勉強会	・保育室内の温度や換気に気を配り、温度調節や、加湿を行う。 ・大掃除を行い環境整備を行う。
職員の健康管理		・下痢、嘔吐処理職員のその後の健康チェック	・インフルエンザ予防接種	
反省				

健康管理／3月

		1月	2月	3月
目標		年末年始休み後の生活リズムを整える。	寒さに負けず健康に過ごす。衛生習慣が身につく。	耳を大切にする。不安なく進級の準備ができる。
保健行事		・0歳児健診 ・身体測定	・歯科健診　・0歳児健診 ・身体測定　・衛生検査	・0歳児健診 ・身体測定
保健活動		・予防接種の確認と推進 ・インフルエンザ情報収集 ・感染症の把握と予防 ・スキンケアに心がける ・予防接種状況の把握	・インフルエンザ情報収集 ・寒い日も体力づくりの基本である外遊びを勧める ・感染症の把握と予防	・新入園児面接 ・進級お祝い会(虫歯なし表彰) ・健康カード返却 ・新クラスの打ち合わせ ・年間保健統計結果を次年度に生かす。
健康教育		・防寒対策、薄着指導 ・感染症予防対策	・歯磨き指導 ・歯科健診受診前指導 ・虫歯治療指導	・耳のはたらき ・自分でできるけがの応急処置
家庭との関わり		・感染症に罹った時の過ごし方を伝える。 ・プラークテストでの結果と歯磨き指導。 ・面談での規則正しい生活リズムの指導	・虫歯保有児の受診指導 ・感染症の情報提供 ・衛生検査後の指導 ・スキンケアについて	・予防接種の奨励 ・進級、転園、卒園に向けての子どもの不安を、軽減できる様な援助をお願いする。 ・耳の衛生について ・尿検査後の事後指導
年齢別配慮	0歳児	一人ひとりの体調や情緒面に気を配り、職員間でも連絡を取り合う	乾燥により、皮膚のかゆみが出る事があるので、事前に保湿出来るように心がける。	加湿を心がけ、気管を守るようにする。衛生的な環境をつくる。
	1歳児	一人一人の体調や、発達に応じた活動が行えるように配慮する。	身の回りの事を自分でやろうとする気持ちを大事にし、危険のないように援助する。	安全な環境の中で十分に体を動かしたり、食べたりして、健康な体づくりができる。
	2歳児	無理のないデイリーで過ごし、少しずつ生活のリズムを戻す様に配慮する。	外気温、室温や湿度に留意して、衣類の調整をして、健康に過ごせるような配慮をする。	発達を良くふまえて、安全に留意する。
	3歳児	お休み後の生活リズムを正すことができるように配慮する。	自分の支度などを、意味を理解しながら、行うことができるように配慮する。	耳に興味を持ち、自分の体にも興味を持てるよう配慮する。
	4歳児	無理のないデイリーで過ごし、少しずつ生活のリズムを戻す様に配慮する。	外気温、室温や湿度に留意したうえで、暑い寒いが伝えるよう配慮する。	次年度、最年長になる自覚を持ち、小さなお友達に優しく接することができるようにする
	5歳児	自分の体の仕組みに興味を持ち、大切にすることが出来るように配慮する。	積極的に戸外で元気に遊び、体温調節機能を高めるように心がける。	命の大切さを感じ、自分や他の人を大切にすることができる。耳の働きに興味を持つ。
職員との連携		・年末年始の健康状態の把握 ・子どもの健康状態の変化の早期発見と適切な対応。	・子どもの健康状態の変化の早期発見と適切な対応の共通理解。	・新入園児面接報告 ・新年度クラス申し送り
職員の健康管理				
反省				

3月／健康管理

年間安全計画（例）

　児童福祉施設の設備運営基準等の一部を改正する省令（令和4年厚生労働省令第159号）により、令和5年4月1日より安全に関する事項についての計画「安全計画」を各施設において策定することが義務付けられました。PDCAにて、定期的に安全計画の見直しを行い、変更もするように指示があります。この計画の内容には、各種マニュアルも必要です。それらを年度末に見直しましょう。

　参考：厚生労働省子ども家庭局保育課『保育所等における安全計画の策定に関する留意事項等について』事務連絡令和4年12月15日

◎**安全点検**　　　　　　　　　令和5年度　〇〇〇〇〇保育園　安全計画　〇年〇月〇日

（1）施設・設備・園外環境（散歩コースや緊急避難先等）の安全点検

★点検の際は、『安全とは何か？』を考えながら、点検を行う。

月	4月	5月	6月	7月	8月	9月
重点点検箇所	散歩ルート 出欠確認の徹底 保護者の連絡先の確認	室内避難ルートの確認 戸外遊具の整備と点検 消火器等防火設備	戸外避難ルート	園庭 プール・水遊びの設備と用具	保育室内備品 室内避難ルート	散歩ルート 戸外避難ルート

月	10月	11月	12月	1月	2月	3月
重点点検箇所	室内遊具、環境 暖房・加湿器	避難滑り台等 消火器等防火設備	室内避難ルート 室内家具等の耐震	散歩ルート 積雪時の安全	室内遊具 戸外遊具	避難滑り台等 室内環境

※ 毎月各クラスのチェックリストにて全員が点検。共有部分はリスクマネージメント委員の担当者が点検。

※ ハザード(子どもにとっての危険性)を理解したうえで点検。危険性はその日の状況で変化する為、点検日だけでなく日常的に点検をして活動を行う。

（2）マニュアル等の策定・共有

分野	見直し(再点検)予定時期	掲示・管理場所
重大事故防止マニュアル □午睡　□食事　□プール・水遊び　□園外活動	〇年 〇月 〇日	各クラスマニュアル内
食物アレルギー対応マニュアル	〇年 〇月 〇日	各クラス食物アレルギーマニュアル内
災害時マニュアル	〇年 〇月 〇日	各クラスマニュアル内、各クラス掲示
119番対応時マニュアル	〇年 〇月 〇日	各クラスマニュアル内、各クラス掲示
救急対応時マニュアル	〇年 〇月 〇日	各クラスマニュアル内、各クラス掲示
不審者対応マニュアル	〇年 〇月 〇日	各クラスマニュアル内、各クラス掲示
各クラスチェックリスト	〇年 〇月 〇日	各クラス チェックリストファイル
保育園内 安全点検表	〇年 〇月 〇日	PC 共有

健康管理／3月

◎児童・保護者に対する安全指導等

(1) 児童への安全指導（保育所の生活における安全、災害や事故発生時の対応、交通安全等）

	乳児・1歳以上3歳未満児		3歳以上児	
4～6月	災害時の初動対応 保育室内・戸外での安全	〈配慮〉 乳児が自ら安全対策をとることはできないため、習慣づくような指導を行う	災害時の初動対応 歯みがき時の事故予防 保育室・戸外での安全	〈配慮〉 災害時に声掛けで、身を守る体制ができるよう練習をする 雨の日の歩き方の練習
7～9月	水遊び中の安全 熱中症予防	〈配慮〉 熱中症対策は、基本的には大人が責任をもって行う。 決まり事や約束は、毎回伝える	防犯教育（プライベートパーツ）水遊び中の安全 熱中症予防	〈配慮〉 水遊び時の決まり事や約束は毎回伝える 熱中症対策のために、戸外に出られないことも伝える。
10～12月	事故予防などの安全 電車に乗る際の安全	〈配慮〉 信号や道の端を歩くなど、具体的に安全な行動を伝える。	事故・窒息予防の安全 電車に乗る際の安全（鉄道会社）	〈配慮〉 安全な食べかたを伝える。 万が一詰まったときは戦火を叩く、咳をする。 安全な電車の乗り方を伝える
1～3月	災害時対応	〈配慮〉 2歳以上は、可能な限り、災害時の身を守る体制（ダンゴムシのポーズ）ができるように、練習を行う	交通安全教室（警察署）	〈配慮〉 信号の正しい見方、道路の安全な 歩き方、交通ルールの再認識

(2) 保護者への説明・共有

4～6月	保育園の防災、避難 出欠連絡の徹底 保育園での安全対策の共有	〈方法〉懇談会　入園児の説明　重要事項説明
7～9月	川や水遊び時の安全（ライフジャケットの着用・溺水時の対応）	〈方法〉ほけんだより　掲示板
10～12月	転落の危険 （頭部打撲・捻挫等の処置を含む）誤飲窒息予防	〈方法〉e-learning 方式　ほけんだより　掲示板
1～3月	交通事故 （自転車でのヘルメット着用・車のチャイルドシートの着用）	〈方法〉事故予防パンフレット作成　ほけんだより　掲示板

3月／健康管理

◎訓練・研修

(1) 訓練のテーマ・取組

月	避難 訓練等 ※1	その他 ※2	月	避難 訓練等 ※1	その他 ※2
4月	年間避難訓練計画に準ずる	避難時の役割確認 消火器の使い方 児童の避難靴の確認	10月	年間避難訓練計画に準ずる	交通事故時対応 （机上学習） 児童の避難靴の確認
5月	年間避難訓練計画に準ずる	消火・通報伝達訓練 （消防署にて）	11月	年間避難訓練計画に準ずる	初発アレルギー対応
6月	年間避難訓練計画に準ずる	心肺蘇生・AED 気道異物除去法確認	12月	年間避難訓練計画に準ずる	不審者対応 （戸外）
7月	年間避難訓練計画に準ずる	睡眠中・水遊び時の事故対応	1月	年間避難訓練計画に準ずる	児童取り残し対応 （机上学習）
8月	年間避難訓練計画に準ずる	室内大地震時対応	2月	年間避難訓練計画に準ずる	不審者対応 （室内）
9月	年間避難訓練計画に準ずる	避難食の試食 備蓄避難食の確認 避難リュックの確認	3月	年間避難訓練計画に準ずる	心肺蘇生・AED 気道異物除去法 エピペン対応確認

※1 「避難訓練等」… 設備運営基準第6条第2項の規定に基づき毎月1回以上実施する避難及び消火に対する訓練
※2 「その他」…「避難訓練等」以外の119番通報、救急対応（心肺蘇生法、気道内異物除去、AED・エピペン®の使用等）、不審者対応、見落とし防止等

(2) 訓練の参加予定者（全員参加を除く。）

訓練内容	参加予定者
消火・通報伝達訓練（消防署）	副園長、調理職員、リスクマネージメント委員、各クラス1名
通報伝達訓練	0歳児、1歳児、2歳児、3歳児、4歳児、5歳児クラス職員
睡眠中の事故対応	0歳児、1歳児、2歳児クラス職員
水遊び中の事故対応	2歳児、3歳児、4歳、5歳児クラス職員
初発アレルギー対応	0歳児、2歳児クラス職員
児童取り残し対応	0歳児、1歳児、2歳児、3歳児、4歳児、5歳児クラス職員
不審者対応	全職員

(3) 職員への研修・講習（園内実施・外部実施を明記）

4〜6月	防災体験学習（そなエリア東京）72時間体験（外部研修） 心肺蘇生・ＡＥＤの使い方復習
7〜9月	チェックリストの内容確認、活用方法研修（園内研修） プール・水遊び時の管理体制・監視の方法（園内研修）
10〜12月	緊急時対応について（園内勉強会） 気道異物除去法の復習 事故予防研修（外部研修）
1〜3月	心肺蘇生法の復習（園内で個別） 年間を通して、注意点のまとめや再認識（園内）

◎再発防止策の徹底（ヒヤリ・ハット事例の収集・分析及び対策とその共有の方法等）

- 付箋によるヒヤリハット収集、階段踊り場へ添付し、共有する。
- ヒヤリハット事例検討3例を各クラスで分析し考える。
- SHELL分析を用いて、事故の分析を行い改善予防に努める。
- ヒヤリハットで上がった事例で、シミュレーション訓練を行う。
- ヒヤリハットや事故事例に基づき、改善可能なところがある場合は、早急に改善を行う。
- 事故が発生したものについて、分析も含めて職員間で共有し、再発防止に努める。

◎その他の安全確保に向けた取組（地域住民や地域の関係者と連携した取組、登降園管理システムを活用した安全管理等）

- 登降園管理システムを使用し、9：20までに連絡のない子どもの保護者へ必ず連絡を入れる。その後も連絡がない場合は、10：00頃に電話連絡を行い、連絡の取れない場合はその後も電話連絡をし続ける。所在不明の子どもを0にする。
- 地域の防災訓練等に参加する。
- 散歩時に、近所の方々とあいさつなどのコミュニケーションを積極的に取っていく。
- 普段から、避難場所となる公園に遊びに行く。

3月／健康教育

耳の話

　3月3日は耳の日です。この「耳の日」や耳鼻科健診に合わせて、耳についての健康教育を行う保育園も多いようです。よくみる耳の断面図は、大人には理解できますが、子どもたちには難しいので、説明は簡潔にわかりやすく行うのがポイントです。以下に伝え方の例を記しました。

　目的は、耳の働きに興味を持ち、耳の大切さを知ること。耳の大切さを知ることで、自分の耳やお友だちの耳を大切にできるようになることです。

❶ 耳のはたらき

　ひとつは、音を聞くことができます。私たちの顔の横にちょこんと、右と左に2個ついていますが、右からと左からと違う音が流れてきても、聞くことができるのです。また、いろいろな音を聞き分けられます。お友だちの声を聞いただけで、誰なのかわかりますよね。もうひとつは、バランスを保つ役割もしています。片足で立ったり、細い平均台を歩くことができるのは、耳が働いているからなのです。

❷ 耳のしくみ

　耳の奥には、「こまく」という薄い膜があって、それがふるえて音を伝えます。顔の中で口や鼻、のどにもつながっています。このため、かぜをひいたりして鼻水をすすると、鼻水が耳に流れ込むので中耳炎になります。鼻水の中にはバイ菌がいっぱいです。だから、鼻水はすすらないで、かんで外に出すようにしましょう。

　また、食べ物をたくさんかむと、顎がよく動いて、耳あかが出やすくなります。食べるときはよくかみましょうね。

　大切な耳ですから、働きが悪くなったら大変です。自分やお友だちの耳が聞こえなくなったら困りますから、「こまく」を傷つけないようにするために、次のことに気をつけましょう。

・耳掃除は大人の人にしてもらいましょう。
・耳にものを入れてはいけません。
・耳の近くで大きな声を出さないようにしましょう。
・叩いてはいけません。
・けがのないようにします。

参考：『保育園の健康教育』耳①「もしもしきこえるかな？」（P180）、耳②「どこまで聞こえる？」（P183）

健康教育／3月

からだの部位のなまえやはたらき

　からだの部位の名称を知っていると、けがや体調変化の際などに人に伝えやすくなります。手のひらや手の甲、足のすねやくるぶしなど、からだの細かい部分も覚えておくとよいでしょう。資料P252「からだのしくみ」も参考にしてみてください。

① からだの部位のなまえ

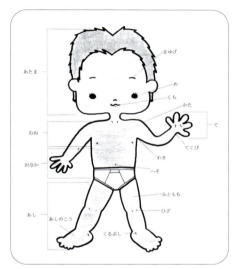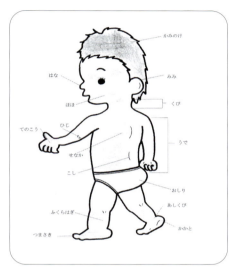

参考：『保育園の健康教育』からだの部位のなまえ（P185）

② からだのしくみやはたらき

　骨や内臓の役割なども、模型図などを使って学ぶとわかりやすいです。

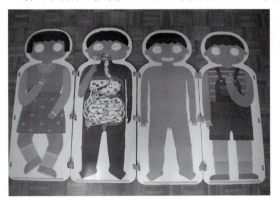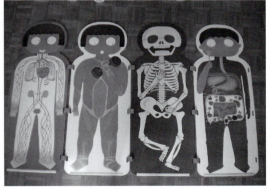

参考：Gakken「からだのひみつパネル」　・骨の役割　・食べ物の旅（うんちができるまで）　・とっても大事な心臓と脳について　・血液について　・おしっこについて

脳について

① 脳の発達と構造

　生まれたばかりの赤ちゃんの脳の重さは、大人の1/3しかありません。しかしどんどん成長し、5歳くらいまでに大人の大きさに達します。特に生後2年間は脳重量の増加率も大きく、めざましく発育します。

　脳の重さは、1.3～1.5kg位になります。砂袋などを使って、実際の脳の重さを手に取ってみると、肌で重さを感じることができます。

　脳の表面はしわがたくさんあります。そのしわを伸ばすと新聞紙の広さくらいになります。実際の布や紙で子どもたちに見せると、大きさがよくわかります。

　脳は、豆腐のように柔らかく、崩れやすい精密機械のようなものです。けがで頭を打つことがあると、すぐに壊れてしまいます。お友だちや自分の頭をけがさせることがないように注意することも伝えるとよいでしょう。粘土や、豆腐、生卵などを落としてみて、崩れてしまう様子を見て伝える方法もありますが、食べものを食べること以外で使用するときは、食育との兼ね合いも考える必要があるので注意しましょう。

② 生活習慣と脳の発育

　寝ること、食べること、遊ぶことなど、子どもらしい生活が送れると、脳の土台は立派にできあがります。この土台がしっかりしていないと、脳はバランスよく育たず、心も育ちません。

　愛情、光、睡眠、運動、栄養、刺激などがバランスよくたっぷりと与えられると、人間形成の基礎を築くことができます。

　生活リズムを整えるために、「早く寝て、早く起きて、よく食べて、よく遊ぶ」ことができる環境づくりを、保護者と協力しておこないましょう。

③ がまんができる脳へ

　成長した脳は、「おもちゃを借りたいけど、友だちが遊んでいるから、今はがまんしよう」「おなかがすいたけど、ここは食べるところではないので、がまんしよう」というように、自分の欲求をがまんすることができるようになります。

　お兄さん、お姉さんの脳になったことを伝えることで、子どもたちは「自分は赤ちゃんではないのだ、がまんしよう！」と友だちに譲ったり、待つことができるようになります。

　欲求を感じたときに、周囲の状況をみて適切に判断やコントロールをして行動ができるようになることが、脳が育つことの目標のひとつといえます。

健康教育／3月

参考：『保育園の健康教育』脳のはたらき「脳はたくさんお仕事してる！」（P187）

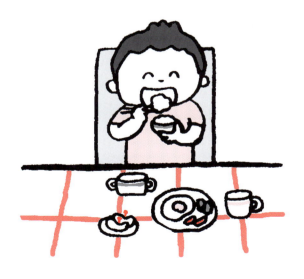

3月／健康教育

④ 五感クイズ　あたま　〜頭はどうして大事なの？〜

　五感クイズとは、子どもたちが頭（脳）のはたらきをわかりやすく感じられるように工夫されたクイズです。自分のからだを知ってもらうために効果的なので例を記します。クイズの答えは、子どもたちの興味のあるものから選ぶとよいでしょう。五感クイズを行う際は、障がいのある園児への配慮も必要です。

❶ 五感クイズの内容

●視覚

絵本やおもちゃ等を見せて、**これな〜に？**
目で見てなんだかわかるね。

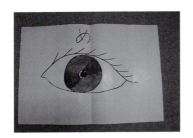

●聴覚

CD等を使用して、動物の鳴き声・乗り物の音を聞かせて、**この音な〜んだ？**
音を聞いて○○（クイズの答え）ってわかるのは、耳から音が聞こえているからだね。

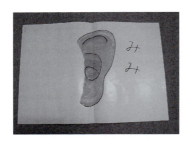

●味覚

目を閉じた子どもの口のなかに、そっと一口大の果物やおせんべい等を入れて、食べさせて、**これな〜んだ？**
お口のなかで、食べ物を味わうことができるから、答えがわかるね。

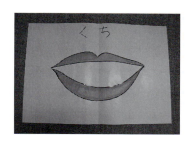

●嗅覚

　なかが見えない袋ににおいのするもの（柑橘系の果物を切って入れるとわかりやすい）を入れて、においをかがせて、**これ何の臭い?**

　臭いが分かるのは、お鼻があるからです。

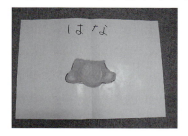

●触覚

　なかが見えない袋に子どもたちが知っているものを入れる。袋に子どもが手を入れて、手の感覚だけで、なかのものをあてる（ぬいぐるみ・お人形・ミニカー・積み木等）。**袋の中はな〜んだ？**

　手が△△（クイズの答え）を覚えていたからだね。

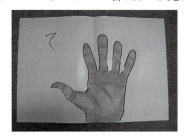

❷ クイズが終了したら

　皆さんが、このクイズをあてることができるのは、脳がいろいろなこと（クイズの答え）を覚えているからです。脳は、どこにあるかわかりますか？　そうです、頭のなかにありますね。じゃあ、皆さんの頭のなかを見てみましょう。

・頭のなかには、脳があります。

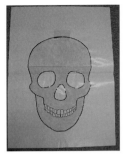 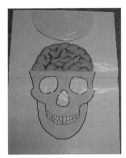

・大人の脳と子どもの脳は、大きさがちがいます。

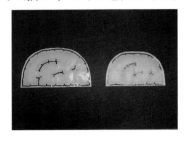

・脳の柔らかさはお豆腐と同じくらいです。じゃあ、ぶつかったらどうなるかな？
・柔らかい脳を骨（頭蓋骨）が守っています。

　それでは、脳はどうしてクイズの答えを覚えているのかな？　皆さんの目や耳や口、鼻や手や足と脳は、神経という道でつながっています（図）。皆さんの脳は、赤ちゃんのときからどんどん大きくなって、いろいろなことを覚えてきましたね。

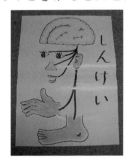

　大事な脳は、いろいろなことを覚えてくれるけど、お休みすることも必要です。脳にとって、お休みすることは、何だと思いますか？　答えは、寝ることです。
　皆さんは、いつ寝ていますか？　そうですね。夜、おうちで寝ますね。保育園で、お昼寝もしますね。皆さんが寝ている夜やお昼寝の間、脳は休んでいます。起きている間に、見たり聞いたりしたたくさんのことを、覚えこんでいます。
　そのいろいろなことを覚えてきた脳は、キックやパンチしたらどうなるのかな？　そうですね、脳がけがをしてしまいます。自分の脳もお友だちの脳も、とても大事です。だから、みんなの頭、大事にしようね。

幼児への性教育

　自分自身や友だちに興味が出てきて、自分と他人との違いに気づき始める幼児期。思春期や大人になってからの犯罪や偏見を防ぐためにも、この時期に自分や友だちの命の大切さやからだのしくみなどの正しい知識を得ておくことは大事なことです。

　間違った情報にさらされる前に、子どもの理解力に合わせて、性教育を行っておくとよいでしょう。以下に伝え方の例を記しました。

① プライベート・ゾーン

　プールに入るときに水着や下着をつけている場所を『プライベート・ゾーン』といいます。子どもには水着で他人には見せないプライベート・ゾーンは、大切にしなければいけないことを教えます。

　清潔にしておかないと、かゆくなったりします。大切な場所だから、他の人に見えないようにします。『簡単に見せたり、触られたりしてはいけない場所』なので、そのような要求をされたら「いやだ」といって断ってよいことを教えましょう。

　プライベート・ゾーンを理解することは、性犯罪に巻き込まれないための必要な感覚でもあります。知らない人と話すときは、両手を広げた距離をとることや、嫌だと思ったら大声を出して逃げることなども、性犯罪防止策として教えるとよいでしょう。

　普段から、「嫌だ」と言える練習をしておく、『子どもへの暴力防止プログラム www.cap-j.net』もあります。また、下のようなパネルシアターを使うと、男女の違いや、下着や水着で隠れているところは大切なところだと教えることができます。

参考：『保育園の健康教育』プライベート・ゾーン（P189）

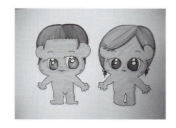
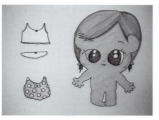
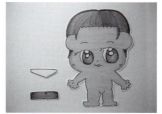
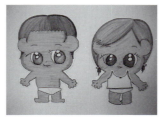
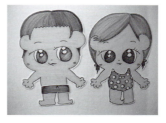

② 自尊心を育てる

　自尊心とは、自分自身のありのままを好きになる心です。自尊心を持つことができると、他人を尊敬し、愛し、信じることができるだけでなく、自信がついて何事へもチャレンジすることができます。そのため、自分の周りの人も大切にすることができます。

　自尊心を育てるためには、自分がかけがえのない存在であると感じることが大事です。命のはじめはピンホールくらいの大きさだったのが、お母さんのおなかのなかで大切に守られて大きくなっていくこと、おなかの中では胎盤やへその緒でお母さんとつながって栄養をもらっていたこと、生まれたときに周りの人が喜んだこと、生まれたときの話などを子どもたちに伝えることもよいでしょう。

　子どもたちが、「生まれてきてよかった。産んでくれてありがとう」と思えるような内容であれば、どんな方法でもよいでしょう。

　父子家庭や母子家庭の子どももいるため、配慮を要する場合も多くあります。事前に家庭へアンケートをとったり目的・内容説明を行ったりして、性教育への取り組みの理解を求めておきましょう。

●命について…

- きょうだいが生まれたお友だちに、赤ちゃんの様子をみんなに話してもらう。
- 妊婦の職員がいたら、経過を追っておなかを触らせてもらう。
- 生まれたときの話を保護者にしてもらう。
- 誕生日から逆算して、在胎週数の胎児の大きさや形、胎内音を聞いておなかのなかにいたときの疑似体験をして学ぶ（音源は動画サイトやダウンロードサイトで聞くことが可能）。
- お友だちとお互いに聴診器で心臓の音を聞いて、生きていることを感じる。
- ペットを飼っている保育園では、ペットの命を身近に感じることから、学ぶこともできる。

参考：『保育園の健康教育』プライベートゾーン（P189）いのちのはなし（P191）

●子どもたちと読みたい本

ぼくのはなし	童心社	1992年	海という名のぼくは、父親と母親が愛し合ったから受精卵となり、成長した。死んでしまった父親がぼくという大切な人間を残してくれ、ぼくがぼくとして生まれたことを喜ぶ。
こころ・からだ・おおきくなあれ	かもがわ出版	2006年	実際に行っている性教育や実際に読み聞かせている絵本を紹介している。
からだドックンドックン…	赤ちゃんとママ社	2013年	全身の機能を紹介している。そのなかで、子どもにわかりやすい言葉で受精から人間は生きていくことを説明している。
だいじ だいじ どーこだ	大泉書店	2020年	子どもに分かりやすい言葉でプライベートパーツを説明し、自分のたいせつなところだと教えている。性犯罪防止にも役立つ。
うみとりくのからだのはなし	童心社	2022年	人は違う感情をもっているので嫌だと声を出して伝えることの大切さを教えながら、自分の体を守ることを教えてくれる。

参考：『保育園の健康教育』P38～39　　健康教育　絵本・紙芝居の紹介

世界の性教育

　世界的な教育の指標として、国際セクシュアリティ教育ガイダンス（ITSE，International technical guidance on sexuality education）があります。日本人向けに翻訳されたものもあり、原文はユネスコ公式HPで見ることができます。

　https://unesdoc.unesco.org/ark:/48223/pf0000260770
　国際セクシュアリティ教育ガイダンス（日本語訳PDF）
　https://sexology.life/world/itgse/

1．関係性
2．価値観、権利、文化、セクシュアリティ
3．ジェンダーの理解
4．暴力と安全確保
5．健康と幸福のためのスキル
6．人間のからだと発達
7．セクシュアリティと性的行動
8．生徒生殖に関する健康

　国際セクシュアリティ教育ガイダンスでは、学習目標を年齢別に設けており、保育園に在園している5歳から性教育は始まります。

　5～8歳への性教育のガイダンスhttps://sexology.life/data/5-8years.pdf

3月／職員教育

血液の取り扱い

　保育園では転倒やけがによるひっかき傷やすり傷、鼻出血は日常的にみられます。その際に血液や傷口からの浸出液にさらされる機会も多くなります。しかし、血液には病原体が潜んでいる可能性があることは一般にはあまり知られていないため、素手で処置してしまうこともあります。保育園の職員は子どもたちの特徴を理解し、感染症対策として血液、体液の取扱いについての知識を習得する必要があります。

　保育園での血液の取扱いについては「保育所における感染症対策ガイドライン（2018年改訂版）」（厚生労働省）、2014年３月に発行された「保育の場において血液を介して感染する病気を防止するためのガイドライン」（厚生労働省）でも取り上げられています。

① 血液とは

　けがなどで出血すると、赤い色をしています。これは、「赤血球」という成分のためです。赤血球は酸素を全身に運ぶ役割をしています。そのほか、血液の成分には、免疫を担当する「白血球」や止血を担当する「血小板」が含まれます。

　傷口から赤い血液以外に、薄い黄色の液体が出てくることもあります。これを「浸出液」といい、傷を治す役割をします。これも血液の一部なので、血液と同じ取り扱いをします。

② 気をつけなければいけない理由

　血液には感染症の病原体が潜んでいることがあります。その病原体は、血液に混じって傷口や目、口などの粘膜から感染します。潜伏期間を経て発症することがあります。これを「血液媒介感染症」といい、「HIV」「B型肝炎」などはその代表です。

　血液の取り扱いには、十分注意し、他人の血液に触れる可能性のある場合は、必ず使い捨て手袋をつける必要があります。

③ 血液媒介感染症「B型肝炎」について

❶ 感染経路

　B型肝炎ウイルスを含んだ血液や成分が、傷口についたり、眼や口のなかに入ると感染することがあります。

❷ 症状

B型肝炎ウイルスに感染しても、70～80％は無症状で知らない間に治りますが、残りの20～30％は急性肝炎を起こし、このうち2％が劇症肝炎になります。劇症肝炎になると約70％が死亡するといわれています。

また、免疫機能が未熟な出生時や乳幼児期にB型肝炎ウイルスに感染すると、からだからウイルスを排除することができないため、慢性的にウイルスを保持する（これをキャリア化といいます）可能性が高くなります。さらに小児の場合には「ジアノッティ病＊」という病気を発病することがあります。

＊ジアノッティ病とは、肝機能障害のほかに四肢伸側にかゆみのない発疹が多発する病気。

❸ B型肝炎キャリアについて

慢性的にB型肝炎ウイルスを持っていても、85～90％は免疫ができて、最終的には肝臓の機能は正常化しますが、残りの15～20％は将来、肝臓の病気（慢性肝炎、肝硬変、肝臓がん）へ移行するといわれています。

B型肝炎ウイルスキャリアは、世界中に3億人以上いるといわれています。日本では、1986年から、B型肝炎ウイルスを持っているお母さんから生まれた赤ちゃんに、B型肝炎ウイルスの検査や、生後すぐの免疫グロブリンの注射、B型肝炎ワクチン接種を実施してきましたが、2016年10月よりB型肝炎ワクチンが全乳児対象の定期の予防接種になりました。

2014年「保育の場において血液を介して感染する病気を予防するためのガイドライン―ウイルス性肝炎の感染予防を中心に―」が発行され、1歳までにB型肝炎ウイルス（3回）を済ませておくことや、家族に肝炎ウイルスキャリアがいる場合は、ワクチンを受けて免疫力を獲得しておくことが強くのぞまれています。

④ 保育園で気をつけなければいけないこと

2002年、佐賀県の保育園において、園児19名、職員6名がB型肝炎に感染するという集団感染がありました。2004年、佐賀県B型肝炎集団発生対策委員会より、もともとの感染源はB型肝炎ウイルスキャリアの元職員であると推定されましたが、全ての感染者の感染源であるとはいえず、個々の感染源を推定するには至りませんでした。また、感染リスクを分析した結果、①皮膚疾患を有する場合②年少児の保育は相対的に感染リスクが高いことが推定されたとの報告が公表されました。佐賀大学医学部市丸智浩（小児科学）らは、アトピー性皮膚炎を持つ児童の集団が、持たない集団よりも感染しやすさが4倍ほど高いと報告しています。

保育園では、けがをしたり、引っ掻いたり、皮膚炎の処置をしたり、鼻血が出たりと出血の処置をすることも多々あります。全職員に、血液には病原体が潜んでいる可

能性があることを理解してもらい、他人の血液に触れるときには必ず手袋を着用すること、反対に自分の血液や浸出液が他人に付着しないように注意すること、赤い血液だけでなく、薄い黄色の浸出液も同様の扱いをする必要があることを指導します。

・血液に触れる場合は使い捨て手袋を使用し、決して素手では触れない。使い捨て手袋がない場合は、ビニール袋でも代用可能。
・血液の付着した物は、ビニール袋に密閉して破棄する。
・皮膚への軟膏塗布は使い捨て手袋を着用する。
・血液が付着した衣類などは、手袋を着用したうえで石鹸と流水で洗い、ビニール袋に入れて持ち帰ってもらう。
・血液の付着する可能性のある、共用で使用するものは使い捨て製品を使用する。

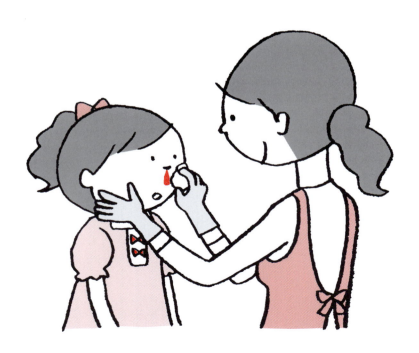

応急処置

　保育園での応急処置は、主に看護職が行いますが、不在のときもあります。職員教育を行い、職員全員が対応できるようにしましょう。

　けがをした場合は、「どこをどのようにけがしたのか？」を本人や周りで見ていた人に聞いて確認をします。その後それぞれに適した処置を行います。必要な場合は救急車を要請します。

傷病名	処置	受診のめやす
擦り傷・切り傷・引っかき傷	・傷口を流水できれいに洗います。 ・出血があれば清潔なガーゼをあて患部を5〜10分直接圧迫止血をします（途中でガーゼを創部から離して確認しません）。 ・止血を確認し、血液が付着する場合は救急絆創膏等で保護します。	傷口がきれいにならないか、傷が深い場合は必ず受診します。出血が止まらない場合は、患部を心臓より高くし、動かさないようにして直ちに受診します。受傷部位が顔の場合は、受診すると安心です。
手足の打撲	・打撲した部位を安静にして、10〜15分冷やします。 ・患部はできるだけ心臓より高くします。	受傷後に痛み、腫れ、皮膚の変色、手足の変形がある場合は受診します。
骨折・捻挫	・腫れ、痛みの強い部分を冷やします。 ・骨折が疑われる場合、患部に副木をあて三角巾等で固定し、安静にします。 ・患部はできるだけ心臓より高くします。	骨折が疑われる場合は受診をします。 捻挫の疑いの場合も、腫れが出てきた場合は受診します。
頭部打撲	・すぐに泣いたか、意識はあるか、出血・頭痛・嘔吐・けいれんはないかなどの経過をみます。 ・打撲部を冷やします（15〜20分位）。 ・食事は経過をみて与えましょう。 保護者にも観察のポイントを伝えて連絡を密にします（48時間は注意して観察します）。	気を失ったり、けいれんをおこしたとき、頭に凹みができたり、触るとブヨブヨした部分があるとき、傷が大きく出血をしているとき、激しく痛がり顔色が悪くなったり、吐き気・嘔吐があるときは、すぐに受診します。
肘内障	・急に手を強くひいたりしたときに起こりやすいです。 ・手をついたり、寝返りで起こすケースもあります。 ・手をダラーンとして動かさない場合や痛みがある場合は、三角巾や包帯で胸前に固定して安静にします。 ・繰り返し起こしやすいので、注意します。	固定して整形外科を受診します。

噛み傷	・洗ってから冷やし、安静にします（出血がない場合も冷やします）。 ・傷口は、もむと炎症を強めるのでもみません。	犬や猫の場合、流水でよく洗い受診します（犬の場合狂犬病の予防接種の有無を確認）。子どもの噛みつきでも出血をともなう場合や、感染のおそれのあるときは受診します。
鼻出血	・少し前かがみにして座らせます。血液がのどに入るので頭をうしろにそらせたり、寝かせたりしません。 ・出血している側のキーゼルバッハ部位(鼻の付け根)を圧迫します（5〜10分。呼吸は口で）。止血に時間がかかるときは、綿花やガーゼの表面にワセリンを塗り、鼻腔に挿入して内側からも圧迫止血をします。後頸部を叩いてはいけません。 ・鼻から額にかけて冷やします。	止まらないときは受診（耳鼻科）します。 頻繁に鼻出血がある場合は専門医の受診を勧めます。
目の砂	・目はこすらないようにします。 ・水道水でよく洗い流します。水道水で洗うのは痛いので、可能なら生理食塩水か蒸留水が望ましいです。 ・水でぬらした清潔なガーゼ、または綿棒で異物を取り除きます。	痛みや充血が治まらないときは、眼科を受診します。
目の刺傷	・水道水で洗います。 ・刺さったものは抜きません。 ・清潔なガーゼで目を覆い、触らないようにします。ガーゼで覆えない場合は紙コップなどで覆います。	必ず受診します。
口唇のけが・歯の打撲	・うがいをして傷の様子、歯の様子を確認し、10〜15分冷やします。 ・5分ほど圧迫して止血をします。口唇は、腫れるので冷やしながら止血をします。	傷が深いときや出血が止まりにくいときは、清潔なガーゼで圧迫し、受診します。歯肉からの出血や歯肉の変色、根元の炎症がみられる場合は受診します。
歯の脱臼・歯折	・抜けた歯の保存状態や、歯科にかかるまで2時間以内が再植固定可能な目安となります。抜けた歯は水で洗わずに速やかに歯牙保存液（ないときは牛乳でも可）に浸します。（歯根膜繊維の生存） ・歯の根は触らないようにします。	歯を乾燥させないように注意して歯科受診をします。 歯のぐらつき、痛み、出血や腫れ、歯肉の変色があるときも受診します。

※出血をともなうけがのときは、使い捨て手袋を使用し、血液の付着したガーゼや綿花などと使用した手袋を一緒に密閉して破棄します。

職員教育／3月

創傷処置の方法

　保育園では安全に配慮して保育していますが、子どもたちの転倒や衝突は避けられず、中にはけがをする子どももいます。受診するほどではない切り傷、すり傷程度なら消毒液を使わない、傷を乾かさない方法で処置します。

① 処置方法

　傷の処置は、「消毒をしてガーゼを当て、乾かしてかさぶたをつくる」という方法から、「傷は水道水でよく洗い、ガーゼは使わず被覆材で覆い、乾かさない」処置方法になりました。

　湿潤療法、モイストヒーリング、閉鎖療法、潤い療法（うるおい療法）とも呼ばれます。保育園では被覆材使用の判断やその後の管理が困難などから実施するうえで難しい面もあります。取り入れる場合は保護者の了解を得る必要があります。使用にあたっては、園医や主治医と看護職との連携が必要です。

　この創傷処置方法の考え方は、傷口から出る浸出液は細胞の成長や再生を促す成分が含まれており、創部を湿潤状態に保つことで、創部の再生を促すというものです。傷が早く治り、痕が残りにくく、傷を密閉環境におくことで感染が抑えられ、乾燥による神経への刺激が少ないため痛みが少ないことは、大きなメリットです。消毒液は再生組織や細胞も殺してしまうので、使いません。

② 被覆材

　創部を覆う被覆材は、ハイドロコロイド・ドレッシング剤やアルギン酸塩被覆材です。市販されているものもあります。添付されている使用上の注意事項をよく読み、使用後も創部をよく観察しましょう。食品用ラップを使用する方法もインターネットなどに紹介されていますが、感染症を引き起こしたり傷が悪化したりする事例も多く報告されているため、日本熱傷学会は「食品用ラップは極力使わず、医療用創傷被覆材を使用すること」を勧めています。市販の被覆材を使用する場合も、傷の状態の改善が見られなかったり、傷の悪化がみられる場合は、すぐに受診しましょう。

③ 処置方法の注意点

　傷の状態によっては、閉鎖してはいけないものもあります。釘や枝などの刺し傷や、動物による咬創などは、傷口を洗浄の上、必ず受診が必要です。創傷周囲に発赤、腫脹、しびれがある場合、発熱、悪寒がある場合もすぐに受診しましょう。

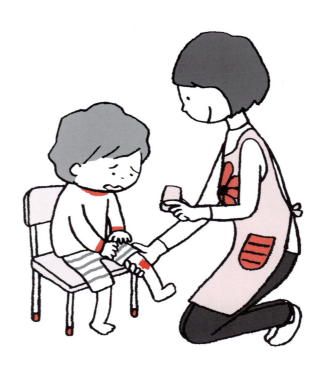

冷凍母乳

　母乳には「母親が過去に獲得した免疫物質を含む」という大きなメリットがあることから、母乳育児を続けたいという保護者の希望は多いです。

　母乳育児は望ましいのですが、その場合、直接保育園に来園して母乳を与えられる母親は少ないので、搾乳し、冷凍したものを預かることがほとんどです。預かった母乳は清潔に取り扱うことが重要です。冷凍母乳の取り扱いについて、保育園で決めておく必要があります。

① 母乳の取り扱い

　直接母乳を与えるのと異なり、いろいろな過程を経るので、衛生的な配慮と手順が大切です。また母乳は血液からつくられるので、血液と同じ扱いにし、十分な注意が必要です。

・冷凍母乳は、搾乳後速やかに冷凍する。（－20度以下が望ましい）
・搾乳後、どのくらいの期間までの冷凍母乳を預かるか、保育園で決めておく。
　冷凍母乳の保存期間については、下記参考資料に示されています。
　しかし、保育園で預かる場合は持ち運び時の温度管理や家庭の冷凍庫の温度が一定でないことや、搾乳時の環境が同じでないことなどを考慮し、決める必要があります。例えば、東京都杉並区の冷凍母乳の預かり期間を、以前は搾乳後1週間でしたが、衛生面などを考え、平成29年4月からは、搾乳後72時間以内に飲ませることに変更されました。また、他の地域の保育園では、24時間以内の冷凍母乳を預かると決めているところもあります。

●冷凍保存した母乳は家庭用冷蔵庫の冷凍室の奥深くで貯蔵すれば、6ヶ月は保存できます（3ヵ月をめやすに与えることをおすすめします）。
・カネソン　柳瀬ワイチ株式会社　母乳バッグQ＆A
　https://www.kaneson.co.jp/faq/index.html
・冷凍保存した母乳はマイナス20℃の冷凍庫で、12ヵ月まで保存できます。
　　　　　　「母乳の保存に関するガイドライン」メデラ社
●推奨される母乳の保存期間（大山、2010）より
　冷凍母乳（1ドア冷蔵庫製氷室）　　　健康な乳児は2週間
　冷凍母乳（2ドア冷凍冷蔵庫、－20℃）　健康な乳児は12ヵ月
　（ただし3ヶ月未満が望ましい）
　　　　　　「NICUに入院した新生児のための母乳育児支援のガイドライン」

日本新生児看護学会　日本助産学会　　平成22年4月
　●冷凍庫（≦－20℃）　健康な正期産児　理想：≦3ヵ月
　　　　　　　　　　　月齢の大きなこども　≦12ヵ月
「赤ちゃんとお母さんにやさしい母乳育児支援」
　公益社団法人　日本助産師会　・　母乳育児支援業務基準検討特別委員会

・一度預かった冷凍母乳を何らかの理由で使用しなかった場合の残った冷凍母乳の対応（返却、園での保存、破棄など）を保育園で決めておく。
・持参するときは、保冷バッグと保冷剤を使用し、温度が上がらないように注意してもらう。
・冷凍母乳を預かる際は、名前、搾乳日時、冷凍状態（解けていないか）などを確認し、冷凍庫で保管する。
・専用の冷凍庫がない場合は、他の食品と触れないよう、専用の容器やビニール袋に入れて保管する。

② 解凍と加温の方法

・授乳時間にあわせて解凍する。
・室温（約25℃）で自然解凍する。
・解凍するときは、名前の確認をして冷凍庫から取り出し、母乳バッグを個人別の容器に入れ、水道水で流水にて解凍する（熱湯や電子レンジで急激に加熱すると、免疫物質が破壊されるので、使用しない）。
・解凍した母乳を、37℃程度（体温に近い温度）の湯煎で20分以内で加温する。
・一度解凍したものを使用しなかった場合は、冷蔵庫に保存し、24時間以内に使用する。再冷凍はしない。

③ 飲ませるときの注意点

・母乳は、間違えて飲ませることがないよう、哺乳瓶の名札と母乳パックの名前、飲ませる子どもを、必ず複数の職員で確認するなど厳重に注意する。
・成分が分離しやすいので、ゆっくり振り混ぜ合わせてから与える。
・飲み残した母乳は、廃棄する。

●取り間違えのないように

　母乳は白い血液と例えられるように、体液として扱わなければなりません。間違えて飲ませてしまった場合は、感染症の有無の確認を行う必要があります。血液を介し

て感染する病気は、B型肝炎（HBV）、C型肝炎（HCU）、エイズ（HIV）、梅毒、ATL（成人T細胞白血病）など、たくさんあります。

④ 冷凍母乳持参中の母親に

　母親の健康状態が母乳に影響することもあるので、健康状態に気をつけ、バランスのとれた食生活を心がけるように伝えます。また、母親に次のようなことがある場合は、医師に母乳の保存が可能か、相談してもらいます。
・乳房、乳頭に、発赤・しこり・痛みなどがあるとき
・発熱や下痢をしているとき
・肝炎や慢性の病気（糖尿病・心臓病・腎臓病等）があり、状態がよくないとき
・服薬中

⑤ 冷凍母乳で使用した哺乳瓶の取り扱い

　冷凍母乳で使用した哺乳瓶は、他の哺乳瓶とは別に専用の瓶ブラシを使用して洗浄し、次亜塩素酸ナトリウムで消毒することが望ましいでしょう。

⑥ 育児支援

　就労しながら保育園に預ける子どものための搾乳など、悩みや苦労のある母親もいるでしょう。そんなときに保育園でのアドバイスがあると力強いものです。

参考：厚生労働省「授乳・離乳の支援ガイド」改定に関する研究会『授乳・離乳の支援ガイド』
　　　（2019年改定版）

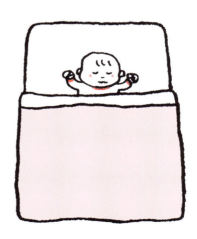

冷凍母乳をご希望のお母様へ

〇〇〇〇保育園

　保育園では、冷凍母乳をご持参いただければ、お子さんに飲ませることができます。お持ちになった母乳の量で足りない場合は、保育園の育児用粉ミルクで補充します。
　直接授乳と違って、搾乳～冷凍保存～運搬～冷凍保存～解凍～加熱～授乳という過程を経るため、衛生面や感染面で配慮する必要があります。
　ご家庭での母乳の扱い方においても、以下の点に注意、御協力をお願いします。

入園前に慣れておくこと
　母乳を哺乳瓶に入れて飲む練習をしておいてください。哺乳瓶の乳首の感触に慣れておきます。

消毒
　搾乳に必要な器具類は、使用前に必ず消毒をしましょう。
　消毒方法は、煮沸消毒・薬液消毒・高熱消毒（レンジなど）があります。
　搾乳時の注意
・搾乳されるときは、衛生的なところでおこないましょう。トイレや更衣室は避けましょう。
・始める前は、手、爪、手首を、石鹸を使って丁寧に洗いましょう。
・乳首や乳房は、清浄綿で拭いてから搾乳しましょう。
・はじめの5、6滴は捨てましょう。
・搾乳した母乳を新しい母乳パックに入れます。1回分以上の量は入れないでください。
・母乳パックの内側を手で触ったり、息を吹きかけたりしないでください。
・パックは空気を抜いて、ゆるまないように巻いて密着させます。
・付属のテープにお子さんの名前・搾乳した日時・量を必ず記入してください。

母乳の保管
・母乳パックは、ビニール袋かラップに包み、他の食品と直接触れない様にして、すぐに冷凍庫で保管します。
・一度解凍したものは、再冷凍しないでください。

保育園への運搬
・完全に冷凍した母乳を凍ったままの状態でアイスボックスや保冷袋に入れて、保冷剤を同封し、解凍されないようにお持ちください。
・保育園では、基本的には搾乳してから24時間以内のものをお預かりいたします。
・一度お預かりした母乳は、返却致しません。
・お預かりする期間は、9～11ヵ月頃食の園児までとします。

お母様の健康管理
　お母さんの体調が母乳を通じてお子さんの健康に大きく影響します。お母さんも健康管理をしましょう。特に、乳腺炎の症状（発熱、乳房のしこりや痛みや発赤、膿のような乳汁）があった時は、ご相談ください。

調乳の方法

　調乳にあたっては、清潔な環境整備が重要です。調乳室の清掃、入室時の白衣（エプロン）、帽子や三角巾の着用および手洗い、調乳器具の消毒と保管、ミルクの衛生的な保管とミルク缶への使用開始日の記入などがあげられます。以下の内容を参考に、保育園の調乳マニュアルを作成し調乳しましょう。

① 調乳するときの注意

　清潔な場所で、清潔に、正確な量を調乳します。自分の手から細菌・ウイルスのミルクへの混入を防止します。嘔気や嘔吐・下痢等の症状があるときは調乳できません。「調乳従事者等の衛生管理点検表」（P226）を参考にしましょう。

　ごく微量ですが、粉ミルクそのものや溶かした粉ミルクに、腸内細菌（サカザキ菌やサルモネラ菌）が入っていることがあり、それらの菌は、乾燥した粉ミルクの中で長期間生存できることがわかっています。

　主に製造環境で混入するサカザキ菌に感染すると、乳児（1歳未満の子）、特に未熟児や免疫不全児、低出生体重児を中心として「敗血症」や「壊死性腸炎」を起こすことがあり、重篤な場合には、「髄膜炎」を併発することがあります。

　サルモネラ菌は、チフス性疾患を起こすものや、下痢・発熱といった食中毒を起こすものがありますが、製造過程で混入することはほとんどなく、粉ミルクを溶かすときや、溶かした後に混入することがあるようです。サカザキ菌は70℃以上の温度で速やかに不活化するといわれています（これが調乳するときの温度を70℃以上にする理由です。そのためには80℃以上のお湯を準備するのが望ましいのです）。

　以上のことをふまえ、適切な方法で、調乳・保存する必要があります。

② 調乳の手順

1 調乳をする人は、毎日健康チェックを行う（月1回の検便必要）。

2

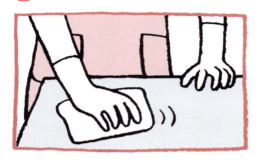

調乳をする場所を、次亜塩素酸ナトリウム溶液0.02％（200ppm）にて消毒する。

3

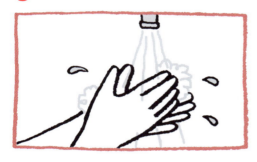

調乳者は、帽子や三角巾を着用し、手を石けんでていねいに洗い、流水で十分すすぎ、清潔なエプロンを着用する。

4 煮沸した飲用水で、ミルクと混ざったときに70℃以上になる温度のお湯を準備する（80℃以上が望ましい）。

5 やけどに注意しながら、殺菌した哺乳瓶に半量の湯を入れる。

6

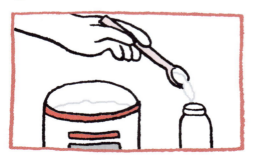

清潔な専用のスプーンを使用し、粉ミルクのメーカーの指示どおりの粉ミルクを瓶の中に入れる（一度使用したスプーンは缶に戻さない）。

7 中身が完全に溶けるまで静かに混ぜ、泡を立てないように溶かす。

8 できあがり量の目盛りまで湯を入れる。

9

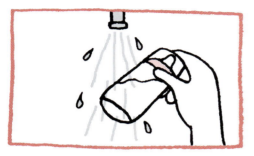

流水が乳首の部分にかからないように気をつけ、底を中心に冷やす。

10

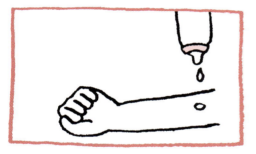

腕の内側に少量のミルクを垂らして、授乳に適した温度になっているか確認する。適温は、生温かく（30〜40℃）感じる。

11 調乳したら、すぐに飲ませる。

12 調乳後、ただちに飲ませるのが望ましいが、寝てしまったなどで、やむを得ず直後に飲まなかった場合は、調乳直後ただちに5℃以下の冷蔵庫で保存する（5℃以下に冷蔵保存することで、有害細菌の増殖の防止や、増殖の速度を遅らせることができる）。

13 溶かした後2時間以内に使用しなかったミルクや飲み残したミルクは廃棄する。

14 再加熱する場合は、15分以上加熱しない（長時間再加熱することにより、有害細菌の増殖に理想的な温度になるため）。

3月／職員教育

調乳従事者等の衛生管理点検表（例）

年　月　日（　）

園長	責任者

調乳者 氏名

1	健康診断・細菌検査の結果に異常はない。	
2	調乳従事者の健康（体調不良・下痢・嘔吐の者はいない）。	
3	調乳従事者に下痢はない。	
4	調乳従事者に嘔吐はない。	
5	調乳従事者の家族の健康（体調不良・下痢・嘔吐の者はいない）。	
6	爪は短く切っている。	
7	指輪やマニュキュアをしていない。	
8	手指や顔面に化膿痕がない。	
9	手洗い・アルコール消毒を適切な時期に適切な方法で行っている。	
10	調乳用エプロン・三角巾は清潔な物を着用している。	
11	頭髪は、清潔に束ねており、三角巾に入っている。	
12	トイレ内には、調乳用・保育用エプロンと三角巾を外してしている。	

【特記】

【対応、改善した点】

職員教育／3月

乳首・哺乳瓶の消毒方法

　ミルクの授乳で使用した乳首・哺乳瓶と、冷凍母乳の授乳で使用した乳首・哺乳瓶は、同じ容器の中では洗いません。母乳は血液成分と同じ扱いとし、別個の消毒が必要です（P221⑤「冷凍母乳で使用した哺乳瓶の取り扱い」参照）。
　哺乳瓶を取り扱う人や調乳を行う人は、看護職、保育士、栄養士、調理師など保育園によってさまざまですから、手順の周知は徹底しましょう。

① 消毒の手順

1. 調乳室に入るときは帽子や三角巾を着用（頭髪を覆う）し、必ず手を石けんでていねいに洗った後、清潔なエプロンを着る。
2. 使用した哺乳瓶は、中性洗剤と清潔な哺乳瓶洗い用ブラシなどを使用し、瓶の内側と外側をミルクが残らないように洗う。
3. 乳首は、乳首用ブラシを使用して同様に洗う。また空気孔が詰まっていないか確認する。
　粉ミルクの計量に使用したスプーンも洗剤で洗う。
4. 洗剤で洗った哺乳瓶と乳首、スプーンは、十分に流水ですすぐ。
5. 哺乳瓶と乳首、計量に使用したスプーンを消毒する。

●煮沸消毒
　哺乳瓶は10分間、乳首・スプーンは3～5分間、沸騰したお湯で煮沸する。

●薬液消毒
　次亜塩素酸ナトリウム溶液による消毒。哺乳瓶専用の消毒液が販売されているので、指示通りの濃度と時間を守り、気泡が入らないように指示通りの時間つけてから、流水で洗う。

●哺乳瓶専用殺菌庫
　哺乳瓶を洗剤できれいに洗浄後、哺乳瓶専用殺菌庫で消毒し、保管している保育園もある。

●食器用温風殺菌庫
　保育園の食器を消毒する殺菌庫で消毒する。ノロウイルス対策を考え85℃以上に設定する。

　※電子レンジ消毒　発火や破裂・やけどの恐れから、電子レンジの取扱い説明書が調理以外には使用しないと変更になりました。哺乳瓶メーカーも電子レンジ消毒は不可に変更し始めました。詳しくは哺乳瓶メーカーにご確認ください。

6．哺乳瓶の保管

　哺乳瓶殺菌庫や温風殺菌庫は、消毒した状態のまま保管ができるが、煮沸、電子レンジ、薬液消毒は水滴が十分に切れるようにして、ふた付きの清潔な容器に入れて保管する。冷蔵庫で保管している保育園もある。

　乾燥した哺乳瓶であれば、乾燥した乳首とキャップを完全に組み立てておけば、瓶の内側や乳首の汚染を防ぐことができる。

　調乳用のエプロン、帽子や三角巾は、毎回交換することが理想ですが、一日ごとに交換する保育園もあります。その場合は、不潔にならないように注意して保管する必要があります。清潔に保管できるように統一した取扱いを決めておきます。

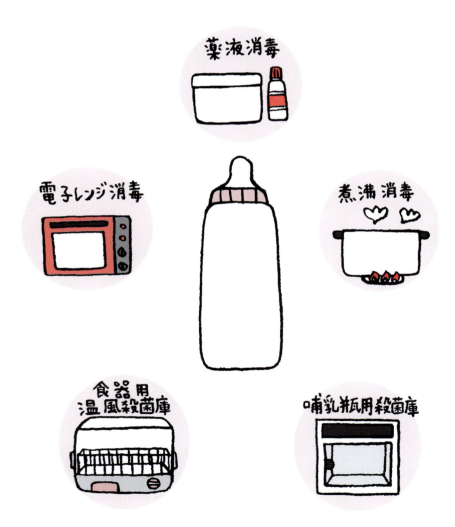

職員等の予防接種歴と感染症罹患歴の把握

　園児だけでなく、職員や園児と関わる実習生などから予防接種歴を聴取し、感染症の流行を予防します。予防接種歴の聴取では、母子健康手帳などで確認し、あいまいな場合は、抗体検査を受けるか、ワクチン接種を勧奨することが望まれます。近年、大学生の麻疹の流行や、成人の百日咳、おたふくかぜ、また、20～40歳代男性を中心とした風疹の流行もあります。保育園にも影響する感染症情報に注意が必要です。

　職員や実習生などの予防接種歴、感染症罹患歴を把握するときに、配慮すべきことがあります。それは、B型肝炎キャリアであることは、個人情報として保護されるべきである、ということです。開示された場合には、本人と相談のうえで園長、園医と相談して対応します。

■職員等の予防接種歴と感染症罹患歴

氏名　　　　　　　　　　

種類	予防接種		罹患	
	実施年または年齢	未接種	罹患年または年齢	無
麻疹				
風疹				
水痘				
おたふくかぜ				
BCG				
ジフテリア				
百日咳				
破傷風				
ポリオ				
日本脳炎				
B型肝炎				
インフルエンザ				
新型コロナワクチン				

（記入年月日　　　年　　月　　日）

参考：国立感染症研究所　成人用予防接種記録手帳
　　　日本小児保健協会　予防接種・感染症委員会『医療・福祉・保育・教育に関わる実習学生のための予防接種の考え方（第1版）』

資料

新採用職員オリエンテーション　プリント例

保育園に就職して、子どもの健康と保育にかかわる仲間に、看護職として
知っているべきことを伝えたい、という思いで保健部会でグループワークをしました。
そのまとめのプリントをもとに、一部改変したものです。

①乳児保育〈小児の生理〉

②注意したい病気

③保健衛生について

感染症対策について

からだのしくみ

新採用職員オリエンテーション プリント例①

●乳児保育〈小児の生理〉

★生理的特徴

- 日々生理的機能の変化や発達が著しい。
  - → 成人と比較して、生理的機能が未熟であり、未発達であるため、成長が早い。
- 呼吸数（30～35回/分）や、脈拍数（120～140回/分）が多い。
  - → 成長を維持するために代謝機能が更新している。
- 体温が高い。
  - → 新陳代謝が盛んなため、成人より高いが、体温の調節機能が不十分なため、体温が不安定であり、環境温度にも左右される。一日の中でも変動がある。
  - しかし、37.5度以上は、何らかの原因があると考えるべきである。
- 発汗が多い。
  - → 体重1kg当たりの皮膚の面積が大きく、毛穴の数は成人と変わらないため、発汗が多く、水分が蒸発しやすい。脱水になりやすく、重症化しやすい。

★睡眠リズム

　新生児の睡眠リズムは、およそ3時間ごとの多相性の睡眠です。生後、昼は明るく夜間睡眠中は暗くすることで、夜間ぐっすり寝るようになります。生後9ヶ月頃から1・2歳頃までは、午前と午後の昼間の睡眠と夜間の睡眠の3相性になり、その後昼間の睡眠は1回に減り2相性となります。5歳頃には、昼間の睡眠もなくなり、夜間睡眠のみの単相性へ移行します。

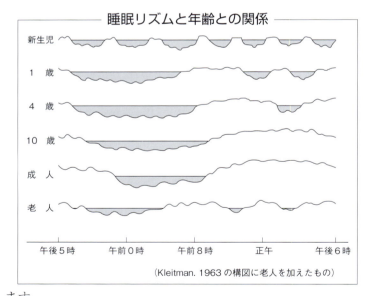

睡眠リズムと年齢との関係

（Kleitman. 1963 の構図に老人を加えたもの）

★睡眠時間

年齢	新生児	4ヵ月	6～8ヵ月
時間	16～17	14～16	13～14

全国社会福祉協議会「新・保育保健の基礎知識」(2023年4月27日 初版)

★神経系

　出生直後からの脳の発達は、ほかの臓器より盛んで、脳の重量も1歳の頃には出生時の2倍になり、3歳の頃には、成人の約9割になる。大脳の各領域の細胞は3歳までに、ほぼ成人と同様の像になる。
　乳児保育が、子どもの人格形成に果たす役割は大変大きい。

★腎機能

　乳児の1回の排尿量は比較的少ないが、排尿回数は多い。成長に伴い、尿排泄調節ができるようになり、排尿回数は減少する。
・一日の尿量は生活環境の違いや個人差があるが、乳児期で300～500mℓ程度。
・飲んだらすぐに排泄。　→　濃縮機能は成人の1/2（2歳位で成人並み）
・生後2～3ケ月までは、腎機能が未熟なため、母乳や育児ミルク以外の濃厚なたんぱく質などを与えると、糸球体での濾過作用や尿細管での水・ナトリウムなどの再吸収が困難。

★消化・吸収

・乳児の口腔は、哺乳に適するようにできている。
・新生児の胃の形は円形であり、徐々にとっくり型になるが、成人のように長靴型ではない。
・噴門部括約筋の未発達
・胃容量は極めて小さいが、胃容量以上の授乳をする。

｝咳などの少しの刺激や体動で、嘔吐を誘発されやすい。

・胃液中の蛋白消化酵素（ペプシン等）の分泌が、乳児期には特に少ない。そのため、乳児期に与える蛋白質は消化されやすい形態であるとともに、その1日量も一定の範囲を超えないように配慮する必要がある。
・離乳食の基本は、消化・吸収の生理的な特徴に加え、咀嚼や嚥下機能の発達を考慮し、進めなければならない。
・便の性状・色・臭気などは、母乳育児と育児用ミルク児とに違いがある。（近年、育児用ミルクの開発が行われており、ほぼ変わらなくなってきている。）1日5回くらい排便をしていた新生児から月齢が大きくなると、回数が減る。

★水分代謝

　新生児のからだの各臓器に占める水分量は、体重の約80％。成長するにつれて減少

し、1歳以降から成人は約60%が水分で構成されている。乳児は不感蒸泄や尿量も多いため、一日の水分必要量が多い。摂取量（哺乳困難など）が減少したり、排泄量（下痢、嘔吐、熱中症など）が多くなると、容易に脱水を起こしやすい。

　乳児保育においては、水分の管理が生命の保持のために大変重要な課題になる。水分は十分に、かつこまめに与えなければならない。

★免疫

　出生時には、胎盤と通じて母体からの免疫グロブリンIgGが、子どもに移行している。乳児の感染防止に役立っているが、生後3～4ヵ月ごろには、最低になるといわれている。母乳（初乳）には、IgAという免疫グロブリンが含まれているが、生後間もない頃だけである。そのため、乳児は感染症（風邪も感染症）にかかりやすい。予防接種を受けることや、風邪などの予防接種のない感染症にかかることによって、自分で免疫を作っていく。子どもが、風邪をひくなどの病気をすることは、大切なことでもある。

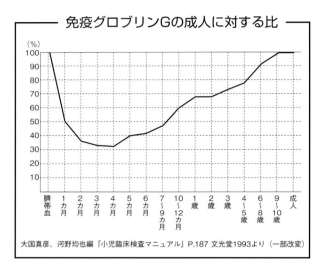

大国真彦、河野均也編『小児臨床検査マニュアル』P.187 文光堂1993より（一部改変）

★環境調節

　体温調節中枢の機能が発達途上にあるので、環境温度の影響を受けやすい。養育環境の温度調節に留意しなければならない。換気は、感染予防の面からも重要なため、十分な換気を行う。30分に1回以上、数分間程度、二方向の窓を全開にするほか、換気扇や扇風機、サーキュレーター等を活用し効果的な対策となるようにする。二酸化炭素濃度測定器（CO2センサー）において概ね1,000ppm以下を維持すること。

・夏の室温　　26～28℃　　冷房の使用は、外気との差を5℃以内にする。
・冬の室温　　20～23℃　　湿度は60%をめやすに、加湿をする。
　例）汗ばんでいる　　　　→　暑い
　　　着せすぎや気温上昇時　→　体温上昇

新採用職員オリエンテーション プリント例②

●〈注意したい病気・予防接種一覧表・感染症一覧表〉

★抵抗力が弱い→病気にかかりやすい
予防接種を計画的に受けるようにおすすめします。

★熱性けいれん
- 生後6ヵ月～5歳に多く、なかでも1～2歳に多発する。
- 体温が38～39度を超える頃に起こりやすく、全身性のけいれんでほとんどは2～3分で消失する。繰り返して起こしやすい。
- 顔を横に向けて揺り動かさない。刺激を加えるとけいれんが続くことがある。

> けいれんの続く時間を測定し、5分以上続く場合は救急車を呼ぶ。

★腸重積症
（回腸が結腸の中にめり込んで、しめつけられるケースが多く、腸が腐ってしまう病気）
症状—腹痛、嘔吐、粘血便
- 2歳以下、5～10ヵ月児に多い。比較的男児に多い。太って発育のよさそうな子どもに多発している。原因は不明。かぜをひいたりして腸管の運動に変化が起こったときによく起こる。
- 発病から24時間以内なら、注腸法で治ることがほとんど。時間がたって重症になると手術が必要になったり、手遅れになったりすることがある。
できるだけ早く受診を。

★感染性胃腸炎（ノロ・ロタ・アデノウイルスなど原因のウイルスは多数ある）
ウイルス性胃腸炎ともいう。
- ノロウイルスは主に秋から冬に、ロタウイルスは冬から春先にかけて多発する。潜伏期間はいずれも平均1～3日。症状は下痢・嘔吐・軽度の発熱。ロタウイルスは白色～淡黄色の便が5～6日位続き、乳児にとってノロウイルスよりも症状は重い。
ノロウイルスは24～48時間で治癒することが多く、いずれも糞口感染。
ロタウイルスは、ワクチン（定期接種）がある。

★中耳炎
- 子どもが原因不明の熱を出したら、中耳炎を疑えといわれるくらい子どもに多い病気。
- 耳管が未発達で太く短く水平になっているので、鼻や喉から吸い込まれた細菌やウイルスが耳管を伝わって中耳に侵入しやすいために起こる。

> かぜをひいて、なかなか止まらない鼻水は注意。

★そけいヘルニア

　腸などが、そけい部にはみ出す病気で、股の付け根、陰のう、大陰唇がふくらんだり引っ込んだりする。
　100人に2人位。　男＞女、2：1
・出ても自然にふくらみが消えたり、あるいは手で押すと簡単に引っ込む、などの場合はほとんど痛みがない。様子を見ていても大丈夫。
・一方、ふくらみを押しても元に戻らない、痛がって火がついたように泣く、顔色が悪い、冷や汗が出る、吐く、ふくらみが普段に比べて大きく、触ると固い、ふくらみが暗赤色になる、などの場合は嵌頓ヘルニアを疑ってすぐに受診。手で押して元に戻してもらうなどの処置が必要。
・1歳までには、30％は自然に治る。
・1歳を過ぎた場合は手術の適応である。

★SIDS（乳幼児突然死症候群）

「それまでの健康状態および既往歴からその死亡が予測できず、死亡状況調査および解剖検査によってもその原因が同定されない、原則として1歳未満の児に突然の死をもたらした症候群」（平成17年4月18日　厚生労働省）
・死亡する子どものほとんどは1歳未満児。とくに生後1ヵ月から6ヵ月が最も多い。
　令和4年には47名の乳幼児がSIDSで亡くなっており、乳児期の死亡原因としては第4位。
・寝かせるときは仰向けにする。
　睡眠時チェック表を活用し、各保育園の対応策を確認する。
・保育園での発生は、預かった初日が多く、次がその後の1週間。次にその後の1ヵ月間。
・保護者には、「寝かせるときは仰向けにする」「母乳栄養にする」といった個別の指示ではなく、育児環境がSIDSの発生頻度に影響する事実を指導する。
※寝かせるときは仰向けにする
※喫煙はしない
※母乳栄養を勧める
※赤ちゃんを一人にしない
※あたため過ぎない
その他の窒息事故予防のために
※ベッドに寝かせ、柵は常に上げておきましょう
※敷布団・マットレスは、固めのものを。掛布団は、軽いものを使いましょう。
※口や鼻を覆ったり、首に巻き付いたりするものは置かないようにしましょう。
参考：こども家庭庁「SIDS予防強化月間リーフレット」

★予防接種

1. 予防接種スケジュールを確認する
2. 保護者に対する予防接種のすすめ
    - ＊低年齢の子どもたちが、濃厚接触しながら長時間一緒に生活をしている
    - ＊病気と予防接種の有効性安全性についての情報提供
    - ＊未接種者への個別の接種勧奨
3. 接種歴の把握　園児と職員
4. 制度の変更等、最新の情報を入手して対応ができるように努める。

★感染症について

主な感染症一覧は、こども家庭庁発行の
『保育所における感染症対策ガイドライン』を参照

1. 職員は毎日園内の感染症発生状況を把握する。
2. 感染症発生時の対応は、各自の園の感染症マニュアルを参照。

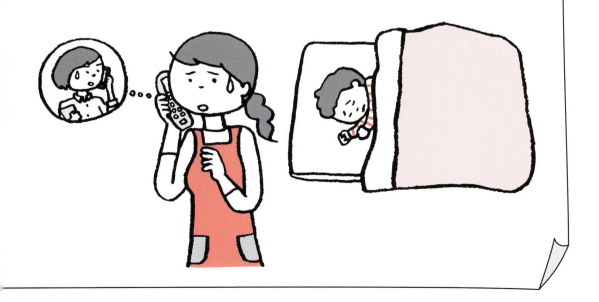

資料

新採用職員オリエンテーション プリント例③

●保健衛生について

1 保育者自身の健康管理について

- 保育者自身の体調がよくなければよい保育はできない点に留意し、自分自身で健康管理をきちんとするように心がけましょう。体調が悪いときには、早めに受診をしましょう。
- 予防接種歴の確認をして、用紙に記入し提出してください。麻疹・風疹が不確実なときは、医療機関で抗体を調べるか、ワクチンを接種してください。

2 園児への健康教育について

各園の保健目標を入れる。
(○○保育園の例)

むし歯予防　0、1歳児クラス　お茶を飲む。
　　　　　　2歳児クラス　　　お茶を飲む。ブクブクうがい。
　　　　　　3歳児クラス　　　7月に歯みがき指導。歯みがき開始。その後続行。
　　　　　　4、5歳児クラス　6月に歯みがき指導あり。
薄着で過ごそう。基本は、肌着＋半袖＋半ズボン＋ベスト・トレーナーです。
手洗いの徹底　食事前、排便後、外遊び後、動物を触った後などは必ず石けんを使用し、流水にて手洗いをします。
　　　　　　　5月に、3歳児クラス手洗い指導あり。

3 健康の基本は

生活リズムの確立と、基本的生活習慣（食事、睡眠、排泄、着脱衣、清潔）の自立です。無理なく自然に習慣づくように支援していきましょう。

4 毎日の子どもの健康観察について

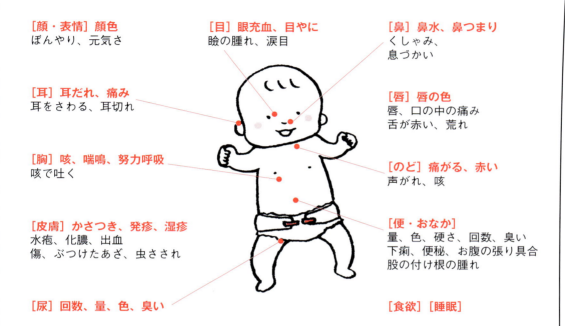

[顔・表情] 顔色
ぼんやり、元気さ

[目] 眼充血、目やに
瞼の腫れ、涙目

[鼻] 鼻水、鼻つまり
くしゃみ、
息づかい

[耳] 耳だれ、痛み
耳をさわる、耳切れ

[唇] 唇の色
唇、口の中の痛み
舌が赤い、荒れ

[胸] 咳、喘鳴、努力呼吸
咳で吐く

[のど] 痛がる、赤い
声がれ、咳

[皮膚] かさつき、発疹、湿疹
水疱、化膿、出血
傷、ぶつけたあざ、虫さされ

[便・おなか]
量、色、硬さ、回数、臭い
下痢、便秘、お腹の張り具合
股の付け根の腫れ

[尿] 回数、量、色、臭い

[食欲] [睡眠]

※体温→日頃の平熱を把握しておきましょう。
※下痢便や赤、白、黒い色の便等、→おかしいと思った便は流さずに看護職に見せてください。

5 応急処置について

・頭部打撲　まず冷やします。15〜20分位。
・すり傷　水道水できれいに洗います。出血があれば救急絆創膏を貼ります。
・切り傷　圧迫止血します。
　唇を切ったときは5分ほど圧迫して止血します。
・噛み傷　洗ってから冷やします。
・骨折　患部を動かさずに固定して看護職または園長に連絡をください。
・けいれん　顔を横に向けて（嘔吐時の誤嚥防止）、眼の動き、けいれんの様子、時間の観察をしっかりします。5分以上のけいれんや、おさまってもまたすぐ起こす場合は救急車を呼びます。大声をかけたり、揺り動かしたりは刺激になるのでしません。
・肘内障　急に手を強くひいたりしたときに起こります。手がダラーンとして動かせない場合は、看護職または園長に連絡をください。

6 感染症予防について

※食事介助前、排泄介助後、おむつ交換後、外遊び後等、石けんで手洗いし感染の予防に努めてください。
※排便時のおむつ交換は、使い捨ての手袋を使用します。交換後は石けんで手洗いの後、アルコールで手指を消毒します。アルコールは手をよく拭いて乾いた状態で使用します。
※嘔吐処理時は、感染を広げないための、処理用の物品が入ったバケツがあります。マスク・使い捨て手袋・使い捨てエプロンを使用して処理します。
※血液は素手で触りません（自分への感染症予防のため）。
※感染症の流行に応じて、必要時にはユニバーサルマスクをお願いします。

7 食物アレルギーについて

アレルギー児への配膳は、間違いのないよう十分な対策をとって注意してください。
アレルギーのない子も（特に０歳児）アレルギーの症状の出現に注意が必要です。
※食物アレルギーの症状
・蕁麻疹、発赤疹、かゆみ、口唇の腫れ、喘鳴、呼吸困難など
・口唇の腫れ、喘鳴、チアノーゼ（唇、爪が紫色になること）の出現時は急いで病院を受診します。気管支の浮腫の可能性があります。
もたもたしていると、命にかかわる危険性があります。

8 消毒液について

次亜塩素酸ナトリウム0.02％（200ppm）液
次亜塩素酸ナトリウム0.1％（1000ppm）液　（ノロ・ロタウイルス等）
●次亜塩素酸ナトリウム0.05％（500ppm）液　（新型コロナウイルス）
アルコール　手指の消毒（原液70～80％のもの）

予防接種の確認

園児、職員だけでなく、実習生にも予防接種歴を聴取し、感染症対策をしましょう。

資料

■職員等の予防接種歴と感染症罹患歴

氏名 _____

種類	予防接種		罹患	
	実施年または年齢	未接種	罹患年または年齢	無
麻疹				
風疹				
水痘				
おたふくかぜ				
BCG				
ジフテリア				
百日咳				
破傷風				
ポリオ				
日本脳炎				
B型肝炎				
インフルエンザ				
新型コロナワクチン				

（記入年月日　　　年　　月　　日）

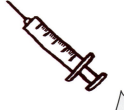

感染症対策について

1 感染症対策において配慮すべき保育園の特徴

　保育園は予防接種をまだ受けられない0歳児や、障害や慢性疾患を持った子どもも集団で過ごしているため、感染症に罹患すると重症化することもあります。下記のように感染症の発症が起こりやすい場所であるということを理解し、適切な感染症対策をとることが求められます。

　職員は、子どもたちが健やかな発育・発達ができるように、日々の健康観察とその対応を熟知し、また、安全で清潔な生活環境の場を整える必要があります。

　感染症対策を実施するにあたっては、保育園全体で保健計画に基づき見通しをもって取り組みます。感染症委員会（看護職、保育士、栄養士）を組織して活動している保育園もあります。また日頃から園医に、子どもの様子を報告したり、相談したり保育園の状況を伝えておくと、いざというときに、助言を得て早期に対応できます。

1）生後43日から就学前までの子どもたちが過ごす場所である
・抵抗力が弱く、心身の機能が未熟である　（感染症にかかると重症化しやすい）。
・抗体を獲得していないため、感染症にかかりやすい。
・自分で予防策（手洗い、うがい、マスクの着用）などが十分に行えない年齢である（感染症が流行しやすい）。
・長時間保育により、互いに接触が多い（感染する危険性が高い）。
・おむつ替え、排便介助、食事が日々行われている（経口感染）。

2）一年を通しさまざまな感染症の発症があり、集団感染がおこりやすい
・長時間、集団で過ごすため、よりかかりやすい環境にある。
・潜伏期間中も保育をすることや保育中に発症するなど、気づいたときはすでに多数の園児との接触後であることが多い。
・症状が回復し、医師の登園許可を得た後でも、ウイルスを長く排出する感染症もある。対策が不十分であると、流行が長引くことがある。

3）妊娠中の保護者・職員への配慮が必要
　妊娠中の保護者が多い環境であり、妊娠初期に風しん、水痘、伝染性紅斑などに罹患すると、胎児に影響する可能性がある。園内で発生した場合、掲示をして注意喚起をする必要がある。

4）さまざまな人たちとの交流がある
　地域子育て支援（一時保育、園庭開放など）で、多くの人の出入りがある。さらに実習生、職場体験、ボランティアなど、さまざまな人が園児と接触をする。

5）新興感染症が発生した場合の役割
　新興感染症が発生した場合、学校等は休校の措置が取られることがあっても、保育園は社会機能を維持する仕事を持つ保護者の就労支援の役割が求められる。そのため、新興感染症対策を実施し、保育する子ども達や職員を守らなければならない。

2 「保育所における感染症対策ガイドライン」の活用

「保育所における感染症対策ガイドライン（2018年改訂版）」（厚生労働省）を活用して、感染症対策に取り組みます。各保育園の施設や現状にあった方法で、基本を踏まえたマニュアルを作成し、実施していくことが大切です。看護職未配置園では保健担当保育士を決めて保健活動をすすめることが必要です。

なお、上記ガイドラインは2021年に一部改訂され新型コロナウイルス感染症の感染防止策や消毒方法が明記されました。

3 看護職として

- 看護職は、毎日一人ひとりの子どもと職員の健康状態を把握し、職員間で情報共有し、感染症の早期発見・早期対応に努め、蔓延を予防する。
- 感染症の発生時は、全職員に情報と対策を伝える。保護者には感染者の個人情報を保護したうえで、園内の発生状況を掲示等で速やかにお知らせし、健康観察を依頼する。感染症が発生すると、うわさやいわゆる犯人捜しが起きたり、感染者への差別や偏見などが起きたりすることがある。感染症の正しい情報発信に努める。同時に感染者への思いやりの気持ちを育み、感染防止への意識が高まるよう支援する。
- 関係機関と連携をとり、対応する。
  園医との連携…症状や保育が可能かなどの疑問点を相談する。
  自治体保育課・保健所との連携…集団感染や流行が続くときなどに報告し、指導を受ける。
- 一人職種のため、日頃から園医や地域の専門家の意見を聞く、研修等を通して新しい知識を得る、感染症研究所のホームページを確認するなど情報の収集に努める。
- 感染予防のための注意喚起が子どもたちに差別的な印象を与えないように配慮する。
- 日頃から職員への感染症・健康について指導を行う。

4 感染症対策の実際

1）感染予防対策

●**毎日の子どもの健康状態と欠席理由の把握**

感染症発生時は、クラス単位や全園の発生数を把握することで、感染症の発生状況や予防策を講じることができる。

●**予防接種歴と感染症罹患状況の把握**

クラス単位毎に一覧表を作成する。ワクチン接種児・未接種児の状況が、一目でわかるようにしておくと、対応しやすい。

●知識の提供
　感染症の知識を、日頃から職員・保護者にわかりやすく伝え、理解を促す。保育園のしおり、掲示物、保健だより、口頭での指導等を利用する。
●情報の提供
　発生した場合は、速やかに掲示して情報を提供する。

> 掲示内容　　○月○日　　○○組に１名　○○○が発生しています。
> 　　　　　　潜伏期間
> 　　　　　　感染経路
> 　　　　　　症状や注意すること
> 　　　　　　登園許可書が必要です。等

　麻疹・病原性大腸菌O157・結核等、緊急の場合は、掲示とともに臨時の園だより（保健だより）を配布し、欠席者には電話連絡等で知らせます。
●状況の把握
　感染者の家族の健康状態の把握、地域の感染症状況を知ることも大切である。保護者に、家庭内、近隣の小学校などの感染症情報の提供をお願いしておくとよい。
●職員の健康管理
　職員が家族内感染や市中感染を受けることもあり、職員から園児へと感染を広げる例もあるので、職員は各自の健康状態に注意する。
　職員の健康診断は、一年以内ごとに一回行うことが労働安全衛生法に義務づけられている。食中毒予防に、毎月職員の検便を実施（全職員もしくは対象職員）し、管理する。また、職員が感染源にならないよう、職員自らが健康管理をし、体調が悪いときは、早めの受診を心がけることや、日ごろから園長に症状を報告しやすい環境をつくることも大切である。
●妊婦への注意喚起
　胎児に影響を与える可能性のある感染症発生時は、掲示して注意喚起をする。
●罹患した保護者の対応
　保護者が感染症に罹患しているときの送迎は、控えてもらうが、やむを得ない場合は園内には入らないように送迎してもらう。
●血液媒介感染について
　保育園では鼻出血やけがなど血液に触れる機会が多い。血液・体液の取り扱いについて知識を習得する必要がある。
　参考：『保育の場において血液を介して感染する病気を防止するためのガイドライン』
　　　　2014年（H26年）３月発行

2）感染予防マニュアルの作成・実施

①各園ごとに感染症予防マニュアルを作成し、実施する（トイレ・保育室内・おもちゃ等の衛生管理）。
②感染を断つため、保育のなかで手洗い・うがいの励行を職員・園児にうながす。手洗い・うがいがきちんとできるよう、計画を立て、健康教育をおこなう。
③感染源となる嘔吐物や下痢便処理の手技の徹底を図る。
・おむつ交換は清潔区域（食事の場所、調理・調乳室）と交差しない場所でおこなう。
・下痢便の処理は、保育室を避けるのが望ましい。
・排便時のおむつ交換は、使い捨て手袋を使用して行う。
・嘔吐や下痢で汚染した衣類等は、感染予防のため保育園内では洗わず、家庭での消毒を依頼する（消毒方法を記載した用紙を添付する）。
・職員全員が正しい手技でおこなえるよう、採用時オリエンテーションや年度はじめ、流行期の前などに指導をする。
④早寝・早起き、バランスのよい食事、外遊びをたくさん取り入れるなど、体力の増進を図る。保護者にも保健だより等で伝え、協力をお願いする。
⑤職員が感染源になったり、媒介者とならないように注意する。

3）発生時、拡大防止

①感染症の疑いがある場合
・疑いのある子は別室で保育し、状況によりお迎えを依頼する。
・該当クラスの健康状態の把握を、より注意して行う。
②感染症が発生した場合、二次感染防止に努める。
・なるべくそのクラス単位での保育を行う。合同保育をしない。
・潜伏期間を考慮し、特に注意して子どもたちの健康状態を把握する。
③感染状況を把握し、拡大防止に努める。
・発生状況の把握と記録をする。
毎日、どのくらい発生（職員も含む）しているのか、集中しているクラスはないかなど、園全体の感染状況を確認し、記録をとる。
・園児、職員の健康状態（症状の有無や病院を受診したかなど）について、毎日、状況を把握する。
・受診した場合、感染症との診断がされたら、保育園へ「必ず報告」してもらうように保護者に依頼をしておく。
④集団感染や流行が続く場合
●管轄の保育課・保健所に連絡し、指導を受け、対策を立てる。
　同じ症状の園児が1割以上（感染性胃腸炎、インフルエンザ、新型コロナウイルス感染症については一週間に10名以上）発生した場合には、保育課・保健所に報告する（地域により違うため管轄の自治体の指示に従う）。
　調査に来園した場合、保健所は発生状況の確認、感染源や感染経路の推定、衛生管

理状況の確認をおこなう。保育園は、感染拡大を防止するための感染予防対策の相談や助言を受け、それを基に、さらに予防対策を立てます。

＊麻しん、病原性大腸菌O157、結核の感染者の報告は1名から。発生時、患者氏名・性別・年齢・住所・家族構成、診断機関名・発生状況・発病前の登園状況などを、報告。

●園医に連絡報告し、指示を受ける。日ごろから園医と連携をとっておく。

＊麻しん発生の場合は、即日に園医に報告し、指示を受ける。

　接触3日以内　→　麻しんワクチンの予防接種（対象9ヵ月以降の児）を受けると、予防できる可能性がある。

　接触後4日以上6日以内　→　筋注用ガンマグロブリンをすることで、発病を抑えられる可能性がある。ただし、血液製剤であるため使用には慎重を要する。

　参考：国立感染症研究所感染症情報センター『保育園・幼稚園・学校等における麻しん対応ガイドライン　第二刷』
　　idsc.nih.go.jp/disease/measles/guideline/school_ver2.pdf

⑤全職員に発生状況を周知するとともに、対応の徹底を図り、感染拡大の防止をおこなう。

⑥保護者に情報を提供し、二次感染の予防について、協力を依頼する。

　・園だより・掲示板・保健だより等で情報を随時提供する。

　・有症状者に対して、受診や休園の依頼をする。

⑦保健所が終息と判断するまでは、連携し対応する。

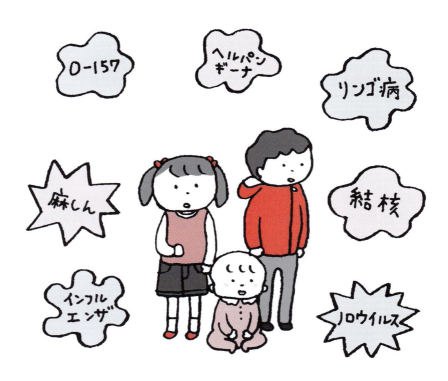

参考資料

「保育所における感染症対策ガイドライン（2018年改訂版）」より
看護師等の役割と責務

> イ）看護師等の役割と責務
>
> 保育所保育指針（平成29年厚生労働省告示第117号）では、保育所に看護師が配置されている場合には、その専門性を生かした対応を図ることとされています。看護師には、子どもや職員の健康管理及び保健計画を策定すること、保育における保健面での評価を行うこと、保護者からの情報を得ながら子どもの健康状態を観察評価すること、疾病等の発生時には救急的な処置等の対応を行うことが求められます。また、子ども・保護者・職員への健康教育や保健指導を積極的に行い、保健意識の向上に努めるとともに、保護者への連絡や助言等を行うことが求められます。保育所において子どもの感染症対策を実施するに当たっては、嘱託医、地域の医療・保健機関等と連携した対応を図る必要がありますが、この際に保育所の看護師がその専門性を活かして、嘱託医や地域の専門家等の意見、学術的な最新の知識を職員や保護者に正しく、かつわかりやすく伝え、保護者を含めた保育所全体の共通認識にすることが重要です。感染症が保育所内や地域内で発生した場合には、看護師には、保護者に予防方法や看護方法に関する情報提供や助言を行い、発症した子どもの回復に向けて支援を行うことが求められます。また、感染のまん延を防ぐために、保護者に対して、登園のめやすの重要性を知らせ、守ってもらうよう説明することが求められます。

参考

こども家庭庁『保育所における感染症対策ガイドライン（2018年改訂版）（2023（令和5）年10月一部改訂）』
日本保育保健協議会『保育保健における感染症の手引き2018年改定版』

4）感染症罹患後の登園のめやすについて

「保育所における感染症ガイドライン」を参照に、医師が記入する「意見書」と、医師の許可後保護者が記入する「登園届」を準備する。保護者には入園時の「保育園のしおり」を参照してもらうか、保健だよりに掲載、あるいは口頭で説明して、登園時に提出を依頼する。

★医師が記入することが考えられる感染症

病名	感染しやすい期間（※）	登園のめやす
麻しん（はしか）	発症1日前から発しん出現後の4日後まで	解熱後3日を経過していること
インフルエンザ	症状が有る期間（発症前24時間から発病後3日程度までが最も感染力が強い）	発症した後5日経過し、かつ解熱した後2日経過していること（乳幼児にあっては、3日経過していること）
新型コロナウイルス感染症	発症後5日間	発症した後5日を経過し、かつ症状が軽快した後1日を経過すること ※無症状の感染者の場合は、検体採取日を0日目として、5日を経過すること
風しん	発しん出現の7日前から7日後くらい	発しんが消失していること
水痘（水ぼうそう）	発しん出現1～2日前から痂皮（かさぶた）形成まで	すべての発しんが痂皮（かさぶた）化していること
流行性耳下腺炎（おたふくかぜ）	発症3日前から耳下腺腫脹後4日	耳下腺、顎下腺、舌下腺の腫脹が発現してから5日経過し、かつ全身状態が良好になっていること
結核	－	医師により感染の恐れがないと認められていること
咽頭結膜熱（プール熱）	発熱、充血等の症状が出現した数日間	発熱、充血等の主な症状が消失した後2日経過していること
流行性角結膜炎	充血、目やに等の症状が出現した数日間	結膜炎の症状が消失していること
百日咳	抗菌薬を服用しない場合、咳出現後3週間を経過するまで	特有の咳が消失していること又は適正な抗菌性物質製剤による5日間の治療が終了していること
腸管出血性大腸菌感染症（O157、O26、O111等）	－	医師により感染のおそれがないと認められていること。（無症状病原体保有者の場合、トイレでの排泄習慣が確立している5歳以上の小児については出席停止の必要はなく、また、5歳未満の子どもについては、2回以上連続で便から菌が検出されなければ登園可能である。）
急性出血性結膜炎	－	医師により感染の恐れがないと認められていること
侵襲性髄膜炎菌感染症（髄膜炎菌性髄膜炎）	－	医師により感染の恐れがないと認められていること

※感染しやすい期間を明確に提示できない感染症については（－）としている。

★医師の診断を受け、保護者が記入することが考えられる感染症
（登園のめやすは、子どもの全身状態が良好であることが基準となります）

病名	感染しやすい期間	登園のめやす
溶連菌感染症	適切な抗菌薬治療を開始する前と開始後1日間	抗菌薬内服後24～48時間が経過していること
マイコプラズマ肺炎	適切な抗菌薬治療を開始する前と開始後数日間	発熱や激しい咳が治まっていること
手足口病	手足や口腔内に水疱・潰瘍が発症した数日間	発熱や口腔内の水疱・潰瘍の影響がなく、普段の食事がとれること
伝染性紅斑（りんご病）	発しん出現前の1週間	全身状態が良いこと
ウイルス性胃腸炎（ノロウイルス、ロタウイルス、アデノウイルス等）	症状のある間と、症状消失後1週間（量は減少していくが数週間ウイルスを排出しているので注意が必要）	嘔吐、下痢等の症状が治まり、普段の食事がとれること
ヘルパンギーナ	急性期の数日間（便の中に1か月程度ウイルスを排出しているので注意が必要）	発熱や口腔内の水疱・潰瘍の影響がなく、普段の食事がとれること
RSウイルス感染症	呼吸症状のある間	呼吸器症状が消失し、全身状態が良いこと
帯状疱しん	水疱を形成している間	すべての発しんが痂皮（かさぶた）化していること
突発性発しん	－	解熱し機嫌が良く全身状態が良いこと

※感染しやすい期間を明確に提示できない感染症については（－）としている。

★場合によっては、医師の診断や治療が必要な感染症（登園届けは必要としない）

病名	感染しやすい期間	登園のめやす
伝染性膿痂しん	湿潤な発しんがある間	皮しんが乾燥しているか、湿潤部位が覆える程度のものであること（皮しん・痂皮が湿潤している間は接触による感染力が認められる）
伝染性軟属腫（水いぼ）		掻きこわし傷から、滲出液が出ているときは被覆すること
頭ジラミ症	発症から駆除開始数日間	駆除を開始していること

★その他
　原因不明の発熱、咳、嘔吐、下痢、発しんなどの症状のあるときは、医師の診察を受けてもらい状況に応じて判断する。

★とびひ
　意見書、登園届が不要な感染症になっているが、園によっては、顔や頭などの湿潤部位が広範囲で衣類や包帯などで覆えないような場合、園長と看護職と保護者で話し合い、自宅安静をお願いする園もあります。

5 感染症サーベイランス

　感染症サーベイランスとは、保育園内での感染症の発生（症状・人数・クラス等）の経過を集計し記録することです。園内の状況を把握することで、掲示やほけんだよりなどを使って保護者や職員へ注意喚起し感染症のまん延を予防することができます。

　国立感染症研究所感染症疫学センターで開発され現在は学校保健会が運営する「学校欠席者・感染症情報システム」をご紹介します。加入は自治体単位となります。自治体単位で保育園や幼稚園から高校まで加入することで、地域での感染症の流行状況が中学校区単位でリアルタイムの把握ができます。また、園医や保健所・保育担当課・教育委員会なども情報共有が可能となります。

参考：日本学校保健会ポータルサイト『学校等欠席者・感染症情報システム』

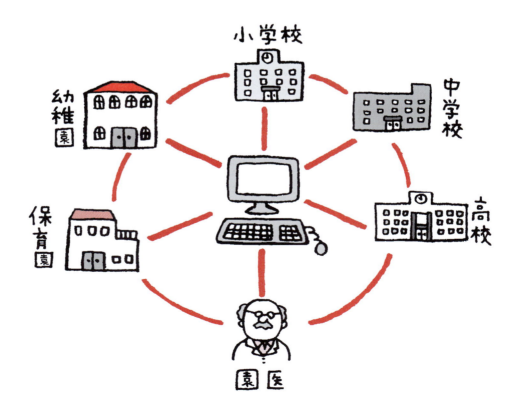

6 月別の配慮点

4月	新入園児が加わることで、突発的に感染症が発症することがあるので、注意する。 感染予防の基本を全職員で確認する。 特に新入職員・パート職員には、十分に理解をしてもらう。 ・園内の衛生管理について（方法・道具・消毒薬の濃度） ・おむつ交換の手技（方法・おむつ交換台の清掃など） ・嘔吐や下痢時の対応（道具の確認、汚染処理のシュミレーション） ・血液の取り扱いについて（鼻出血、けがのときなど素手で触らない） 新入園児・在園児の健康状態、予防接種歴・既往歴の把握。 全園児・職員の予防接種歴、既往歴の一覧表を作成する（クラス別）。 手洗い・うがい、咳エチケット等、年齢に合わせて、指導計画をたてる。 保健だよりで、計画的に予防接種を受けていくよう勧める。
5月	ぎょう虫卵検査実施については地域の特性から必要に応じて実施する。陽性者がいた場合、保育室内の衛生管理の徹底を図る。 プール前までに、陽性者は駆除ができたか、確認する。
6月	プールの衛生管理（掃除・消毒）について、職員と確認する。 保護者に、プール時の体調管理の依頼、プールの可否についてのお知らせと掲示。 とびひ対応の確認 食中毒（特にO157）の注意。　　　　　　　　　　　職員と確認。 カビの対応について。エアコンのフィルター等清掃　　保護者には、 カビのついた食事用エプロン・タオル等の、交換依頼。　保健だよりを利用。
7月	夏に流行しやすい疾患について 夏かぜ、手足口病、ヘルパンギーナ、などの周知と早期発見
10月	インフルエンザ予防接種の勧め　→　職員・保護者へ啓蒙 　　園児だけではなく、保護者自身の接種も勧める。 　　10～11月中に受けるよう勧める。
11月	インフルエンザ対策　→　職員・保護者へ啓蒙 嘔吐・下痢時の登園について、保護者に具体的に掲示して協力を求める。 職員→嘔吐・下痢時の対応（道具の確認、汚染処理のシュミレーション）を確認。
12月～2月	インフルエンザの流行に備えて　　園児・職員の健康状態に注意する。 　　　　　　　　　　　　　　　　園児・職員用マスクの準備
3月	1年間のまとめをして、来年度に役立てる。 出欠席数、病欠理由、感染症罹患状況、対策に対する反省など。 新入園児対応　→　入園説明会などで、体調管理や予防接種、下痢・嘔吐時に汚れた衣類の扱い、有症事故等の対応について説明する

資料

からだのしくみ

　平成10年ごろ、先輩看護職がからだの模型をつくり、子どもたちに、「私たちのからだの中はこんなふうにできているよ。大切にしようね」とお話していました。ある日の保健部会で実演をしてくれました。

　大人でも「からだのしくみ」のお話を聞くことは、新鮮で楽しく、また「なるほど」と感心するものです。ぜひ健康教育の中に取り入れてみましょう。下記に伝え方の例を記しました。

1 「からだのしくみについて」（5歳児対象～就学に向けて含む）

●目標
自分たちのからだのつくりを知る。
元気なからだを作るにはどうしたらよいか知る。
世界にひとつしかない自分のからだ、同じように友達のからだも世界に一つ、大切にする。（お友達を、蹴ったりたたいたりして、傷つけてはいけない）

●参考資料
『ゆうちゃんのからだずかん』　世界文化社
『ふしぎがわかる　しぜん図鑑　ひとのからだ』　フレーベル館

●人体模型（手作り）
紙粘土で作製した、脳、心臓　　布で作製した、胃から肛門までの消化管

2 内容

① からだのなかには、206個の骨があるよ（『ゆうちゃんのからだずかん』使用）
・背骨が1本通っていて、まっすぐ立てるように支えているよ
・大事な脳は、とても硬いあたまの骨で守られ、心臓、肺などは、鳥かごのような骨の中で守られているよ
・太い骨のなか（骨盤や太ももの骨）では、血液も作られるよ

② 脳は、司令塔！（作製した脳を見せる）
・脳は、豆腐のように柔らかいから、高いところから落ちて、頭をぶつけると大変！
・一度壊れると、元には戻りません。
・脳は、考えたり、覚えたり、からだに命令を出します。
・傷つくと、見たり、聞いたり、話したり、走ったり、歩いたりができなくなってしまうかもしれません。だから、とっても大事なものです。
・先生の話をしっかり聞いたり、本をたくさん読んだりして、脳をたくさん使ってください。
・脳は使えば使うほど、いろんなことを覚えてくれるので、次に何かしたいときにヒ

ントを引き出せ、いっぱいアイデアがわいてきます。そのためには本をたくさん読んで、脳の中にためておいてね。

❸ 走ったとき胸の中でドキドキしているのは心臓です。（作製した心臓を見せる）
・膨らんだり縮んだりして、血液を全身にまわすポンプの役目です。
・大きさは自分の握りこぶしくらいだよ。
・心臓は、血液をからだ中に送ります。
・血液は、酸素や栄養をはこび、悪い菌が入ってきたときには、やっつけてくれるよ。

❹ 息を吸ったとき胸の中でふくらむのは肺だよ。（『ゆうちゃんのからだずかん』）
・肺は、ふわふわの柔らかい袋で、空気がいっぱいはいっているよ。
・ここで酸素を取り入れます。口と鼻をずっと閉じていると、苦しくなるよね。肺に酸素がいかないからだよ。

❺ 消化管は長いよ。（作製した胃から肛門までの消化管）
・食べ物は、口から、食道→胃→小腸→大腸を通り、最後はうんちになって外に出ます。
・胃は、食べ物を消化液と混ぜてドロドロにします。
・小腸は、栄養を吸い取ります（約6ｍ）。
・大腸は、水分を吸い取って、うんちを作ります（約1ｍ）。
・食べてから一日ぐらいで、うんちになり外に出るよ。

❻ 元気なからだを作るためには
　皆さんが、何気なく送っていた毎日の生活には、こんな意味がありました。

朝食	しっかり食べると、集中してたくさん遊べたね。頭も働くので、いろいろ工夫したりもできるよ。うんちが出るとおなかがすっきりして、一日、気分がいいね。 朝食を食べると、いいことづくしだね。毎日朝食を作ってくれたお家の人に感謝だね。朝食は元気の源。好き嫌いしないで、何でも食べようね。嫌いなものも、まずは挑戦してみてね。
外遊び	暑いときも寒いときも、毎日、たくさんお外で遊んだね。皮膚も骨も丈夫になったね。 からだをたくさん動かすと、筋肉も発達して、丈夫なからだになります。
歯みがき	上手にみがけるようになったかな？ 大人の歯は、もうはえかわらないから、大切にしてね。 歯が丈夫だと、何でも食べられ、からだもじょうぶになるよ。
お風呂	暑いときは、シャワーが気持ちよかったね。汗やバイ菌を流して、病気から守りました。今度は自分で守ってね。いやだって言わないで、毎日おふろに入ってからだをきれいにしてね。 早起き、早寝、できていますか？

学校に行く1時間前には起きてね。ぎりぎりだと食べられないよ。

❼ いのちのつながり

　みんなは小学生になりますね。赤ちゃんのときから保育園に通っていたお友だちもいますね。大きくなりました。ここまで育ててくれた、お家の人や先生に、感謝しようね。

　今日はからだのつくりのお話をしましたが、みんなの、ひとりひとりのからだは世界にたったひとつです。同じ人は、絶対にいません。そして、昔々のずっと昔から、命がつながっています。だから、とても大切なひとりひとりの自分です。同じように、お友だちのからだも、世界にたったひとつです。同じようにとってもたいせつなものです。だから、人を傷つけてはいけません。自分のからだは、自分でしっかり守っていってください。しっかり食べて、からだを丈夫にし、病気に負けないからだを作っていってくださいね。

写真:「先輩保育園看護職作製の手づくりのからだの模型」

胃腸

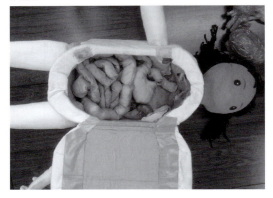

肺・心臓

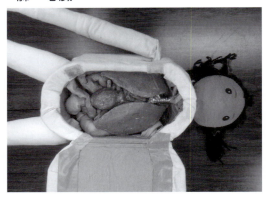

腎臓・肝臓

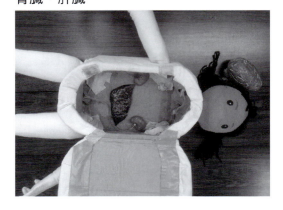

資料

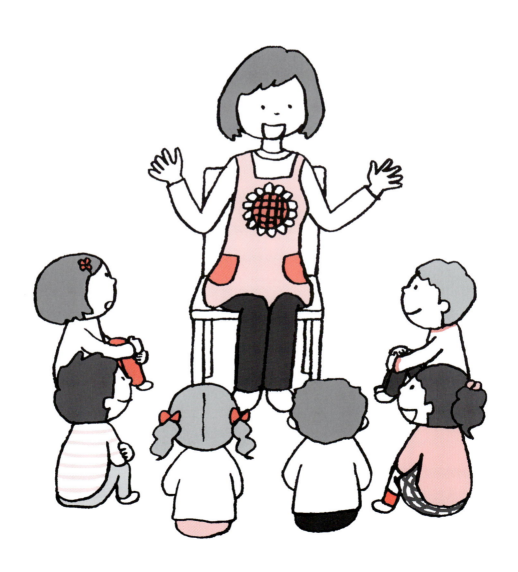

資料

これまで・これからの保健活動
～保育園看護職の現状と保健活動の課題～

宮崎博子
(1982年4月～2012年3月みたか小鳥の森保育園の看護師として勤務
現在、子育てひろばの保健相談を担当)

　東京都において0歳児保育が本格的に実施されたのは1968年からです。「東京都零歳児保育指定保育所実施要綱」が出され、保健師・看護師の配置が制度化されました。
　1980年に発足した東京都社会福祉協議会保育部会保育士会保健部会（現・一般社団法人東京保育士会保健部会。以後保健部会と記す）ですが、発足して間もなく所属する保育士会（当時の名称は「保母の会」）創立30周年記念事業の一環として『保育園の保健活動』の出版が決まりました（1986年3月1日第1刷全国社会福祉協議会発行）。私の勤務する保育園が1982年開園でしたが、当時はまだ保健部会の出席者も少ない中で、総出でこの事業に取り組みました。当時の保健師・看護師は今ほとんどの方が退職、退会されています。当時から今までの活動を知る者としてこれまでのこと、またこれから求められる保健活動等について記しておきたいと思います。

公立保育所に初めて保健師配置　～先駆者の保健活動から～

　保健師や看護師が公営保育所に配置されたのは、1956年東京都三鷹市立保育所に、生後3ヵ月児の保育実施にあたって保健師を配置したのが最初でした。保健部会最初の出版である『保育園の保健活動』執筆にあたり、私は三鷹市や武蔵野市などで働いた経験のある大先輩の保健師・看護師から当時の様子を聞かせてもらいました。
　三鷹市は市単独財源で保健師、栄養士を配置していました。1966年から三鷹市の保育園で保健師として働いていた西沢智子さん（1984年取材当時園長）は「最初の仕事は便所掃除だった。当時は職員数も少なく、0歳児10人に保母1人だったのがやっと0歳児5人対保母1人に移った時代だったから、保母はそこまで手が回らなかった」と話しておられました。また当時は消化器系の伝染病（現在の感染症）が多く、トイレも水洗ではない時代です。おむつの洗い方、トイレの使用方法に至るまで職員や母親に指導していたそうです。トラコーマなどの子も多く、眼科医と相談して担当の2つの園を1日2往復して点眼して回ったとのことでした。その他の保健活動では、「当時は予防接種を保育園で実施していたので、その準備と実施、保健ノートの整理のほか、病気で休んだ子どもの家庭訪問も積極的に行い保健指導していた」そうです。
　1952年から武蔵野赤十字保育園に看護師として勤務した河西政子さん（1984年取材当時園長）は「当時は今のように栄養知識が普及していなかったから、健康状態も悪く、夏にはオデキが治らなくて、その治療をし、具合が悪くて休んでいる子どもには嘱託医とともに往診した」、「保育園はみな主食持参の給食だった（東京都は1971年から主食も出すよう改善した）から園で出す副食の内容に気を配り、安くて栄養がある献立を作った」等々、当時の保健師・看護師たちの懸命な保健活動をうかがうことができました。

乳児保育の広がりと一般化　～東京都から国段階へ～

　保育園増設と乳児保育の広がりに伴い、保健師・看護師（以後、看護師等と記す）の配置も徐々に進んできました。1968年に「東京都零歳児保育指定保育所実施要綱」が出され、都道府県段階では東京都が初めて公営民営を問わず「０歳児指定保育所」に看護師等を保育士定員外に配置しました。その後、国段階では1969年に乳児指定保育所の職員配置の基準として「保母のほか、保健婦または看護婦一人を置き、保母、これらの職員の定数は、保母及び保健婦または看護婦一人を含めて乳児３人につき一人であること」と定められました。国段階では今に至るまで保育園における看護師等の配置は「保育士定数内」のままです。

　1977年に乳児保育指定制度ができ、その「乳児保育事業実施要綱」によると、０歳児が９人以上いる保育園には看護師等を１人配置すること、０歳児が６人以上９人未満の保育所では任意配置等となっています。

　1998年、乳児保育指定保育所制度が廃止され、「乳児保育の一般化」で、すべての保育所で乳児の保育が実施できるようになりました。これに伴い、東京都においても保育所設置認可等事務取扱要綱の改正がなされ、それまで明記されていた職員配置基準の保健師・看護師の部分が削除されました。

保育所保育指針改定と保健活動の進展

　看護師等の配置と保健活動で大きな転機となったのが、2008年です。

　厚生労働省は全認可私立保育所に看護師等の配置の予算要求を提出し、結果として「自園の体調不良児対応」として予算配分が成されました。

　2008年３月、保育所保育指針の改定にあたって出された「保育所における質向上のためのアクションプログラム」の主要事項の一つに「子どもの健康及び安全の確保」があります。それには「保健・衛生面の対応の明確化、看護師等の専門的職員の確保の推進」がうたわれ、実施期間は2008年からの５年間となりました。しかし、国の財政的な裏付けがないため、看護師等の配置は全国の認可保育所の３割に留まっていました（日本保育協会「保育所の環境整備に関する調査研究―保育所の人的環境としての看護師等の配置―」2009年）。ただ、乳児が６人以上いる都区部・指定都市の保育園では、看護師等の配置は６割を超えていました。

　2022年10月１日の社会福祉施設等調査の概況（厚生労働省）によると、全国の保育所等（幼保連携型認定こども園、保育所型認定こども園、保育所）30,358施設に従事する看護師等は13,535人（常勤換算）です。１施設１人の配置（多くの施設が１人配置）とすると45％の保育所に看護師等が従事していると思われます。全国的にも看護師等の配置が少しずつ進んできました。

看護師等の役割の明確化

　保育所保育指針には「看護師等が配置されている場合には、その専門性を生かした

対応を図ること」という表現が数ケ所あります。保育所保育指針解説書には看護師等の役割として、従来の乳児保育での役割以外に、子どもや職員の健康管理、保健計画の策定と評価、健康状態の把握から対応、健康教育、疾病異常やけがの処置と保育士指導、発育・発達状態の把握と評価、家庭への連絡等が記されています。

　この保育所保育指針「第5章健康及び安全」は、その後2018年の新保育所保育指針「第3章健康及び安全」に引き継がれています。子どもの健康及び安全を守るためには、看護師等の配置促進とともに、看護師等が真に専門性を発揮できるよう業務分担と連携体制等の整備が求められます。

保健衛生面の対応の明確化と看護師等の役割と責務

　看護師等の全園配置が実現していない一方で、先述のアクションプログラムの一つである「保健衛生面の対応の明確化」については大きく進んできました。2009年8月には厚労省から「保育所における感染症対策ガイドライン」が出されました。この年はたまたま春から新型インフルエンザA/H1N1の世界的大流行があり、保育園は乳幼児施設として、また保護者の就労支援施設として、独自の感染症対策が求められました。私も参加して全国保育園保健師看護師連絡会の冊子『保育現場のための新型インフルエンザ対応の手引き』が急きょ発行され、保育士会でも研修会を開き、マニュアルを作成しながら対応しました。こうした経験を通して保育園での独自対応の重要性の認知が進みました。2012年11月には最新の知見を加味した「保育所における感染症対策ガイドライン」の改訂版が出され、そこには看護師等の役割と責務が明記されました。

　2018年3月、同ガイドラインが再度改定されました。前回版に引き続き、「看護師等がその専門性を活かして、嘱託医や地域の専門家等の意見、学術的な最新の知識を職員や保護者に正しく、かつわかりやすく伝え、保護者を含めた保育所全体の共通認識にすること」等、その役割と責務が記されています。こうした保育園における感染症への取り組みの進展は、現在も続いている新型コロナウイルス感染症対策を考える上で基本として活用されています。

「保育所におけるアレルギー対応ガイドライン」は2011年3月に出されました。特に食物アレルギーの緊急時の対応については、2012年12月、調布市の小学校での食物アレルギーによる死亡事故から、大きな関心がもたれています。保育園児は学童に比べて食物アレルギーのリスクがより高く、保育園には、離乳食から幼児食など年齢に応じた細かい食事対応が求められます。食物アレルギーを有する児は、東京都の保育施設等2014年調査で全体の80.5％に在籍し、施設内での発症も多く（19％）、その6割が初めての発症であり、誤食も34％ありました（日本小児アレルギー学会誌31巻2017 2号「東京都の保育施設等におけるアレルギー疾患の状況」）。食物アレルギーの10％程度がアナフィラキシーショックを起こす危険があるといわれていることからも、保育園での対応の周知が求められるところです。

　同ガイドラインは2019年4月改訂版が出されました。看護師等の役割として、嘱託医や子どものかかりつけ医など「医療関係者等の意見やアレルギー疾患の治療に関する最新の知見を、施設内の他の職員や保護者に正しく、かつ、わかりやすく伝え、保

護者を含めた保育所全体の共通認識としていくことが重要」と記されています。

衛生環境・空間

　保育所の設置にあたっては、児童福祉施設最低基準にもとづき、必要な人員を配置し、設備を備えることとなっています。しかし、子ども1人あたりの空間などの施設設備基準は、1948年に制定されてからほとんど改正が行われていません。全国社会福祉協議会「機能面に着目した保育所の環境・空間にかかる調査研究事業総合報告書」（2009年3月）によると、「限られた保育室の中で、食事をするかたわらで後片付けをしながら掃除・布団を敷いていくといった、衛生面からも、一人ひとりの子どもの主体性にも影響を与えるような情景もありました」と指摘されるなど、現状の保育園の空間は決して十分とは言えません。

　保健衛生の面では、例えば医務室（保健室）は6割の保育園が事務室などと兼用となっています（兼用59.2%、専用38.3%）。インフルエンザや感染性胃腸炎など流行時の隔離や体調不良児の安静保持の点からも、単に体調不良の子どもが寝るだけの場所でなく、保護者の迎えまでの間、子どもが安全に快適に過ごすための遊具やスペースが必要です。また、感染予防のためにはベッドのほか、トイレ、おむつ交換の設備、手洗い場所の設置が必要です。

子ども・子育て支援新制度の実施から

　就学前の子どもに対する教育・保育については、満3歳からの子どもに対して4時間を標準とした教育を行う学校である幼稚園と、保護者の就労などの事情により保育を必要とする0歳からの子どもを対象に1日原則8時間の保育を行う児童福祉施設である保育所により行われてきました。2006年に「就学前の子どもに関する教育、保育等の総合的な提供の推進に関する法律」が制定され、認定こども園制度が始まりました。その後、2012年に同法の一部改正が行われ、2015年4月から子ども・子育て支援制度とともに施行されました。

　子ども・子育て支援制度には、教育・保育施設（認定こども園、幼稚園及び保育所）を対象とする施設型給付・委託費に加えて、市町村による認可事業（地域型保育事業）として、児童福祉法に位置づけた上で、地域型保育給付の対象とし小規模保育（定員6人以上19人以下）家庭的保育（定員5人以下）、居宅訪問型保育、事業所内保育があります。

　拡大する保育需要に対する対応として、従来の国の基準を満たした「認可保育所」だけでなく、保育士資格者の少ない家庭的保育事業などを「地域型保育」として進めようとしています。また国が決めていた保育所の最低基準は2012年4月から都道府県等が条例で定めることになりました（児童福祉法45条）。待機児童数が多い自治体での基準緩和が認められる中、地域によって保育の「質」に差が生じないか危惧されます。

設備の基準緩和

資料

　保育所の設備の基準については児童福祉法第４５条に「都道府県は、児童福祉施設の設備及び運営について、条例で基準を定めなければならない。この場合において、その基準は、児童の身体的、精神的及び社会的な発達のために必要な生活水準を確保するものでなければならない。」とし、都道府県が条例を定めるにあたっては「従業者及びその員数」「居室の床面積その他の設備」に関しては「厚生労働省令で定める基準に従い定めるもの」としています。

　国の基準では「乳児又は満２歳に満たない幼児を入所させる保育所には、乳児室又はほふく室、医務室、調理室及び便所を設けること」とし、面積については、乳児室（1.65㎡／人）・ほふく室（3.3㎡／人）としています。

　東京都など長年乳児保育をしている自治体では、乳児室・ほふく室を合わせた広さ（約５㎡／人）を０歳児室の基準としているところもありますが、全国的には０歳・１歳とも3.3㎡／人のところも多くあります。０歳児室が3.3㎡／人では個別の乳児用ベッドを置くのは困難です。さらに、厚生労働大臣の指定地域における居室面積の特例では、２歳未満児2.5㎡／人です。ただ東京都では国の基準以上を維持している区市も多く、子どもの健康・安全面から今後も維持していくことが求められます。

東京都の看護師等の配置状況

　児童福祉施設の設備及び運営に関する基準によると、「保育所には保育士、嘱託医及び調理員を置かなければならない（ただし、調理業務の全部を委託する施設にあっては、調理員を置かないことができる）」となっています。看護師等については配置の規定はないが、1998年の附則で、「乳児４人以上を入所させる保育所では看護師等を１人、保育士とみなすことができる」としています。

　東京都では1968年から独自に、乳児９人以上保育している保育所では公私を問わず看護師等１人を保育士定数以外に配置してきた経過があります。この乳児指定保育所制度は1998年になくなりましたが、それ以降も運営費への上乗せ等が維持され、看護師等の配置が続けています。保育所の設備及び運営に関する都道府県などの条例や運用状況（2014年12月調査分　厚生労働省）をみると、看護師等の配置については、東京都内では豊島区が「０歳児定員６人以上の施設に対し看護師・助産師・保健師を配置」とし、北区では「運用では看護師については０歳児定員が６人以上の園は非常勤職員以上・９名以上の園については常勤を原則とする」としています。三鷹市は「公立の保育園には栄養士、保健師等を配置、私立については保健担当を置くよう努め、置いた場合は上乗せあり」とし、私立についても従来どおり配置されています。

保育児童の低年齢化と健康・安全の確保・質向上に向けて

　育児休業制度が普及し保育所等には１歳からの入所希望が増えています。１・２歳の全児童数に対し2023年４月の保育所等の利用率は57.8％に達しました（2023年９月１日こども家庭庁）。０歳児の保育所利用率は17.0％で、３歳未満児（０～２歳）全体での保育所等利用率は44.6％になります。こうした状況を踏まえて、先の保育所保育指針の改訂では特に乳児保育の記載内容が充実し、保健及び安全の記載も見直され

ました。
　また、この間「保育所における感染症対策ガイドライン」(2018年3月改訂版)、「保育所におけるアレルギー対応ガイドライン」(2019年4月改訂版)、「保育所における食の提供ガイドライン」(2012年3月)、「保育の場において血液を介して感染する病気を予防するためのガイドライン」(2014年3月)、「教育・保育施設等における事故防止及び事故発生時の対応のためのガイドライン」(2016年3月) など、保育における健康・安全面での対応の明確化が図られてきました。こうしたガイドラインを保育現場で保健計画に活かし、全職員・保護者の共通認識にしていくためには、看護師等の活用とその配置促進がさらに求められます。

(2024年3月5日記)

資料

東京保育士会（旧東社協保育士会）保健部会の主な活動

1980年6月13日	第1回の保健部会　25名の参加で最初の保健部会開催　保育計画や保健だより、プールの消毒や歯科検診など情報交換
1986年3月	『保育園の保健活動』第1刷発行（全国社会福祉協議会）
1988年	保育園での保健業務充実のためアンケート調査（東京都の公立・民間保育所の看護師の業務内容を把握）をし日本小児保健学会にて発表
1989年12月	『保健活動マニュアル』発行（東京都社会福祉協議会）
1990年	日本小児保健学会にて「保育園でのアレルギー除去食の取り組みについて」発表
1990年1月	第2回全国保育園保健研究大会にて「個人健康記録について」発表
1991年	日本保育園保健学会（札幌）にて「カウプ指数18以上の実態調査と保健指導について」発表　全国保母会研究大会（兵庫）にて第2報「保育園における乳幼児期の肥満について」発表
1992年	日本小児保健学会にて「保育園における肥満児と保健指導について」発表
1995年6月	『保育の中の保健指導』発行（筒井書房）
1996年	健康教育のパネルシアター（以下4点）を監修（有限会社アイ企画）

　『ムッシバンをやっつけろ』（むし歯予防）
　『いたずら魔女のとおせんぼ』（栄養指導）
　『おなかのいたくなったゆうた』（手を洗おう）
　『ヒューヒューとゼーゼーにきをつけろ』（かぜ予防）

『ムッシバンをやっつけろ』（むし歯予防）

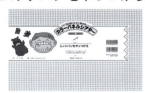

甘いものを食べ過ぎた後、
歯をみがかなかったひろしくんの
お口の中には歯のバイ菌がいっぱい！
虫歯のしくみと歯みがきの大切さをやさしく説明します。
歯みがき指導のポイント解説付きです。

月下和恵〔作〕
うつろあきこ〔絵〕
東社協保育士会保健部会〔監修〕
販売：有限会社アイ企画
　　　　〒161-0033　東京都新宿区下落合4-4-3山本ビル3F　TEL:0120-008-486

1997年3月	腸管出血性大腸菌O157感染症への園での対応についてアンケート調査実施

1998年1月	第9回保育園保健研究大会にて「腸管出血性大腸菌O157の対応について」発表
2000年1月	保健部会20周年記念事業として『保育園で今すぐ役立つ保健のしごと』発行
2001年7月〜8月	延長保育における補食について調査
2002年	第8回日本保育園保健学会にて「延長保育における補食について」発表・「保育と保健」第9巻第1号に研究論文として掲載
2003年4月1日〜2005年3月31日の2年間	園児の中耳炎の罹患状況について調査
2005年1〜3月と2006年6月	「看護職の勤務状況・業務内容・充実感や不安感について」アンケート調査を実施
2006年9月	第12回日本保育園保健学会にて「保育園看護職の業務実態調査 - アンケート結果より」発表。「保育と保健」第14巻第1号に「東京都私立保育園看護職の業務実態調査」研究論文として掲載
2007年1月	第18回全国保育園保健研究大会にて「子どもの中耳炎（中耳炎の実態調査と予防について）」発表
2008年4月1日〜7月31日の4ヵ月間	「保育中の体調不良と怪我への看護職の対応調査」実施
2009年1月	第20回全国保育園保健研究大会にて「保育中の体調不良と怪我への看護職の対応調査」第1報を発表
2009年10月	第15回日本保育園保健学会にて「保育中の体調不良と怪我への看護職の対応調査」第2報を発表
2009年11月	保育園の保健活動や看護職業務などについて、厚生労働省雇用均等・児童家庭局保育課と懇談。以後毎年、懇談を続けている
2011年7〜9月	タイムスタディによる保育園看護師の業務現状調査実施
2012年10月	第18回日本保育園保健学会にて「タイムスタディによる保育園看護師の業務現状調査」発表
2014年4月	『やるべきことがすぐわかる 今日から役立つ 保育園の保健のしごと』刊行
2015年7月	「保育と保健」第21巻・第2号に「タイムスタディによる保育園看護師業務の現状調査」特集レポート論文として掲載
2019年4月	『超実践！ CD-ROM付き「明日から」すぐに使える 保育園の健康教育』刊行
2020年4月〜2023年3月	新型コロナウイルス感染症対策のため、オンライン会議システムを用いて情報交換及び講義会を行う
2023年4月	オンラインまたは対面で、活動を行う

索引

【あ】
足の把握反射 …… 28
頭 …… 206
頭ジラミ …… 118、249
　──の駆除方法 …… 120
アナフィラキシー …… 57
　──緊急時の備え …… 62
アナフィラキシーショック …… 61
アレルギー …… 24、26

【い】
一年の総括 …… 187
インフルエンザ …… 41、171、248
　──具体的な予防方法 …… 172

【う】
うがい …… 94
薄着 …… 42
うつぶせ寝 …… 48
うんち …… 128

【え】
エピペン（アドレナリン自己注射薬）
　…… 61、62、67、148
園外保育・運動会 …… 151
園外保育・お泊り保育 …… 99
　──に持参する救急バッグ …… 100
園児の予防接種歴・既往歴 …… 26

【お】
応急処置 …… 215、216
嘔吐（食事中） …… 170
汚物処理の物品 …… 168
おむつ交換（下痢便時） …… 169

おもちゃの汚染 …… 169

【か】
カウプ指数 …… 28、29
かぜ予防 …… 162
カミカミ期（歯ぐき食べ期） …… 29
からだのしくみ、はたらき …… 252
感染性胃腸炎 …… 168、235、249

【き】
逆寝返り …… 28
嗅覚 …… 207
給食従事者の検便 …… 53
救命講習 …… 139
救急時の受診に持参するもの …… 32
救急車の呼び方 …… 32
　──救急車要請時の役割分担 …… 32
救急箱 …… 31
救急バッグ …… 31
吸綴反射 …… 28
切り傷 …… 215
胸囲の計測（2歳未満・2歳以上） …… 39
緊急時個別対応票 …… 71、72

【く】
クーイング …… 28
薬の管理 …… 45、148
　──の連絡票 …… 150

【け】
けいれん …… 73
けが（就学にむけて） …… 180
けが・事故（緊急時） …… 31
　──受診時に持参するもの …… 32

──の応急処置	180、215
──の事後処理	33
血液	212
結核健康診断	53
健康記録表	26
健康診断（内科）	79
原始反射	28

【こ】

咬合吸啜	28
口角	28
口唇	28
──のけが	216
咬傷	216
誤食の予防対策例	63
骨折・捻挫	215
子ども（0歳児）の感染症と予防接種	41
子どもの健康観察	43
子どもの症状を見るポイント	23
子どもの皮膚とバリア機能	166

【さ】

災害対策	143
細菌検査に関する関係法令と条文	56
サルモネラ菌	159
散歩時の事故	30
──発生時の対応	30
散歩用バッグ	31

【し】

飼育動物の衛生管理	159
視覚	206
歯科健康診断	88
紫外線	113
事故・散歩時	30
緊急時の対応	31

事故報告書	34
──（教育・保育施設等）	36
自尊心	210
集団保育による感染症	41
気管支喘息	122
──乳幼児の喘息の特徴	122
──の予防	124
瞬目反射	28
小学校との連携（就学にむけて）	183
情緒の安定	27
職員健康診断	51
職員等の予防接種歴と感染症罹患歴	229
食事の事故予防	46
食中毒	90
食物アレルギー	24、57、240
──の症状	58
──緊急時個別対応票	71、72
触覚	207
視力	28
──測定	152
──測定方法	153
──眼科への受診を勧める場合	154
しもやけ	167
新人オリエンテーション	232、235、238
身体計測	38
──の評価	40
身長の計測（2歳未満・2歳以上）	38
新入園児の健康診査	185
新入園児を迎える準備	185

【す】

水痘	24、248
睡眠時のチェック	49
──方法	49
スキンケア（夏）	96
──秋・冬	166

砂場の衛生管理 …………………… 161
擦り傷 ………………………………… 215
ズリバイ ……………………………… 29

【せ】
生活リズム ……………………… 44、130
　　──の五つの定点 ……………… 45
　　──就学にむけて ……………… 181
咳エチケット ………………………… 164
0歳児の発達 ……………………… 28、29
0歳児の病気 ………………………… 42
0歳児の沐浴 ………………………… 97

【そ】
創傷処置 ……………………………… 217
咀嚼能力 ……………………………… 28

【た】
ダイアップ座薬 ……………………… 148
体重 …………………………………… 24
　　──の計測（2歳未満・2歳以上）… 38
大脳 …………………………………… 28
高バイ ………………………………… 29

【ち】
チュチュ期（舌飲み期） …………… 28
中耳炎 ……………………… 24、86、235
肘内障（ちゅうないしょう） ……… 215
聴覚 …………………………… 28、206
調乳 …………………………………… 223
　　──従事者の衛生管理点検表 … 226

【つ】
つかまり立ち ………………………… 29
つたい歩き …………………………… 29

【て】
手足口病 …………………………… 41、249
手足の打撲 …………………………… 215
手洗い ………………………………… 80
手洗いの大切さ ……………………… 163
低身長 ………………………………… 40
手の把握反射 ………………………… 28

【と】
トイレの使い方（2〜5歳児）…… 84、85
　　──就学にむけて（和式）…… 182
頭囲の計測（2歳未満・2歳以上）… 39
頭部打撲 ……………………………… 215
トキソプラズマ ……………………… 159
とびひ ………………… 96、98、116、251

【な】
喃語 …………………………………… 28

【に】
入園時健康調査表 …………………… 24
乳首（にゅうしゅ）・哺乳瓶の消毒 … 227
乳幼児突然死症候群（SIDS）…… 47、236
乳幼児の事故 ………………………… 43
乳幼児の皮膚 ………………………… 96

【ね】
寝返り ………………………………… 28
熱性けいれん …………… 73、74、75、235
熱中症 ………………………………… 101
　　──の予防 ………………………… 111
　　──が疑われるときの対応 …… 112
年間保健計画 ………………………… 194
年間安全計画 ………………………… 198

【の】

脳 …………………………………… 204、206

【は】
歯 ……………………………………………… 28
　──の脱臼・歯折 ……………………… 216
パーセンタイル曲線 ……………………… 40
パート・アルバイトに対する健康診断 … 53
パクパクゴックン期（口唇食べ期） …… 28
はしか（麻疹） ……………………… 24、248
鼻のかみ方 …………………………… 83、175
　──のイラスト ………………… 176、177
歯みがき指導（3〜5歳児） ……………… 92
早寝・早起き ………………………… 44、181

【ひ】
鼻出血 …………………………………… 216
日々の健康観察 …………………………… 22
非対称性頸緊張反射 ……………………… 28
引っかき傷 ……………………………… 215
ひとり立ち ………………………………… 29

【ふ】
風しん ………………………………… 24、248
不審者対応 ……………………………… 145
プール熱 ………………………………… 109
プールの水質・衛生管理 ………………… 106
　──消毒方法 ………………………… 107
プールのお約束 ………………………… 102
プール前の耳鼻科健康診断・眼科健康診断
　……………………………………………… 86
プール・水遊び ………………………… 104
プライバシーの保護 ……………………… 54

【へ】
ヘルパンギーナ ……………… 41、109、249
便の細菌検査 ……………………………… 56

【ほ】
保育園の環境衛生管理 …………………… 76
　──消毒薬の種類と用途 ……………… 76
　──園内外の環境整備 ………………… 77
　──保育室内の湿度管理 ………… 77、174
保育園の感染症対策 …………………… 242
　──ガイドライン …………………… 243
防災・災害時対応 ……………………… 143
保健だより ……………………………… 130
母子健康手帳 ……………………………… 26

【み】
味覚 ……………………………………… 206
水いぼ ………………………… 109、117、249
耳 ………………………………………… 202

【む】
むし歯予防 ………………………………… 92
虫刺され ………………………………… 115
　──蚊 ………………………………… 115
　──ハチ ……………………………… 116

【め】
目 ………………………………………… 155
目に入った砂 …………………………… 216
目の刺傷 ………………………………… 216

【も】
モロー反射 ………………………………… 28
モグモグ期（舌食べ期） ………………… 29

【や】
やけど …………………………………… 179

【よ】
幼児への性教育 ………………………… 209

予防接種歴・感染症罹患歴・既往歴
　——園児 ……………………… 24、25
　——職員 ……………………… 229、241

【れ】
冷凍母乳 …………………………… 219
冷房 ………………………………… 114

【A】
AED …………………………… 69、142

【B】
B型肝炎 ………………………… 212、229
　——キャリア …………………… 213
BMI …………………………………… 40

【D】
DPD法 ……………………………… 108

【S】
SIDS（乳幼児突然死症候群）……… 47、236

【R】
RSウイルス感染症 ……………… 41、249

東京保育士会保健部会のご案内

　令和4年社会福祉施設等調査の概況結果[1]によりますと、全国の認可保育園・幼保連携型認定こども園・保育所型認定こども園における看護職の配置率は44.5％でした。過去10年で看護職の配置は2倍となり、今後も増加が予測されます。一方で、保育園に配置されている看護職の人数は、全国規模の調査[2]によると1人が86.5％、2人が8.8％、3人以上が1.6％の結果でした。保育園の看護職は、ほとんどが1人配置です。さらに、私立保育園の看護職は、地域の保育園看護職との連絡会等の情報交換の場が少ないのが現状です。

　保育園内で看護職として対応に困ったときや相談する医療職が身近にいないときは、保健部会に出席してみませんか？　日々の保健活動で生じた疑問を、情報交換を通して一緒に解決しましょう。他の保育園看護職や経験豊富な先輩保育園看護職から具体的なアドバイスを得ることができます。

　私たち保健部会は、主に東京の私立保育園の看護職が毎月1回集まり、情報交換とグループワークを中心に活動しています。また、年2回の講演会や施設見学も企画・運営しています。その他にもグループワークを通じて教材を作成したり、アンケート調査等をまとめて研究発表等も行い、保育園看護職としての自己研鑽の場となっています。

《保健部会の開催のご案内》
日　　時：毎月第2金曜日14:00～16:00　（8月はお休みです）
場　　所：事務局にお問い合わせください
参加費：東京保育士会会員無料／未会員　参加ごと2000円
部　　費：別途かかる場合がございます。詳しくは事務局へお問い合わせください。

【お問い合わせ　東京保育士会事務局】
171-0031　東京都豊島区目白3-13-20 DAIGOビル304　（JR目白駅下車徒歩5分）
TEL　03(3953)8214　　　Fax　03(3953)8279　　　受付時間：9:30～18:00
e-mail　　hoikushikai@rio.odn.ne.jp
ホームページ　　　https://www.hoikushikai.com/

参考文献
1) 厚生労働省：令和4年社会福祉施設等調査の概況　結果の概要1 施設の状況
　　https://www.mhlw.go.jp/toukei/saikin/hw/fukushi/21/dl/kekka-kihonhyou01.pdf
2) 社会福祉法人　日本保育協会：保育所の環境整備に関する調査研究報告書 ‐
　　平成21年度　保育所の人的環境としての看護師等の配置－
　　http://www.nippo.or.jp/research/pdfs/2009_05/2009_05.pdf

『保育園の保健のしごと』編集委員会

木原　恵子	杉並区	杉並さゆり保育園
小笠原洋子	杉並区	杉並ゆりかご保育園
須藤佐知子	文京学院大学（元エンゼル保育園）	
渡邉　久美	和洋女子大学（元桃が丘さゆり保育園）	
宮前　尚子	大田区	丸子ベビー保育園
梶　咲子	府中市	このめ保育園

編集顧問

羽室　俊子	元星の子保育園　保健師	
宮崎　博子	一般社団法人全国保育園保健師看護師連絡会　理事	
堺　眞由美	杉並区	元上水保育園

改訂版
やるべきことがすぐわかる
今日から役立つ
保育園の保健のしごと
―――――――――――――――――

2018年4月15日　初版第1刷発行
2024年7月1日　　　第8刷発行

編者／『保育園の保健のしごと』編集委員会

イラスト／江田ななえ

発行人　小山朝史
発行所　株式会社赤ちゃんとママ社
　　　　〒160-0003　東京都新宿区四谷本塩町14-1
　　　　TEL：03-5367-6595（編集）
　　　　TEL：03-5367-6592（販売）
　　　　www.akamama.co.jp
　　　　振替：00160-8-43882
印刷／製本　シナノ書籍印刷株式会社

Printed in japan2018
乱丁・落丁はお取り替えいたします。無断転載・複写を禁じます。

ISBN978-4-87014-134-6　C3047

赤ちゃんとママ社の本

超実践！CD-ROM付き

「明日から」すぐに使える
『保育園の健康教育』

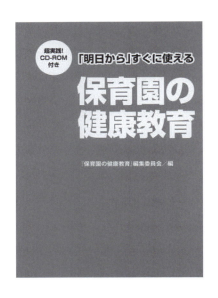

『保育園の健康教育』
B5判／208ページ
本体価格2,500円＋税
『保育園の健康教育』編集委員会／編

"心をつかむ"健康教育ができます。

健康教育の項目に、それぞれ「対象」「目的」「ねらい」「必要物品」「指導案」「指導のすすめ方やアドバイス」を掲載。パネル用イラスト、紙芝居、かるた、保健だよりなどはCD-ROMに収録されているため、すぐに保健指導ができます！

保育園の行事や生活にそった4月はじまり。この1冊で健康教育に必要なことがそろいます。

東京保育士会保健部会
（旧東社協保育士会保健部会）

『保育園の保健のしごと』編集委員会のメンバーが所属している。保育園に勤務する看護職の情報交換やグループワーク、講演会等、看護職の自己研鑽の場として1980年に発足。保育園の保健業務や保健活動について調査し、学会発表も行っている。健康教育のためのパネルシアター監修のほか、著書に『保育園の保健活動』（全国社会福祉協議会）、『保健活動マニュアル』（東京都社会福祉協議会）、『保育の中の保健指導』（筒井書房）などがある。

お問合せ先：株式会社赤ちゃんとママ社　TEL 03-5367-6592（販売）　http://shop.akamama.co.jp（通販ショップ イクジストモール）